挺起中医的脊梁

——"废医验药"正危害中医

曹东义　主编

中医古籍出版社

图书在版编目（CIP）数据

挺起中医的脊梁："废医验药"正危害中医/曹东义主编．–北京：中医古籍出版社，2012.9

ISBN 978–7–5152–0249–5

Ⅰ.①挺… Ⅱ.①曹… Ⅲ.①中医学 Ⅳ.①R2

中国版本图书馆 CIP 数据核字（2012）第 166723 号

挺起中医的脊梁
　　——"废医验药"正危害中医

曹东义　主编

责任编辑　孙志波
封面设计　韩博玥
出版发行　中医古籍出版社
社　　址　北京东直门内南小街 16 号（100700）
印　　刷　三河市华东印刷有限公司
开　　本　710mm×1000mm　1/16
印　　张　18.125
字　　数　308 千字
版　　次　2012 年 9 月第 1 版　2012 年 9 月第 1 次印刷
印　　数　0001～3000 册
书　　号　ISBN 978–7–5152–0249–5
定　　价　29.00 元

《挺起中医的脊梁》编委会

主　编　曹东义

副主编　毛嘉陵　北京中医药大学中医药文化传播中心主任
　　　　　张其成　北京中医药大学教授、博导
　　　　　彭　坚　湖南中医药大学教授、硕导
　　　　　马　华　山西医科大学教授、硕导
　　　　　杜惠兰　河北医科大学中西医结合学院教授、博导
　　　　　朱　嵘　中华中医药学会中医继续教育分会副会长
　　　　　周天寒　重庆主任中医师　重庆市中医药学会会长
　　　　　杨国汉　重庆第三军医大学大坪医院教授
　　　　　金世明　广东省中医药学会秘书长
　　　　　高丹枫　北京中医药学会秘书长
　　　　　武　智　河北省中医药学会秘书长
　　　　　朱桂祯　吉林省中医药学会秘书长
　　　　　卓启忠　齐鲁石化中心医院副院长
　　　　　刘世峰　重庆副主任中医师
　　　　　曹晓芸　河北医科大学第三医院医师
　　　　　白　洁　河北省药品检验所药师
　　　　　杨　倩　河北省中医院主任中医师
　　　　　石艺杰　河北省中医药研究院

编　委　朱胜君　河北省中医药研究院主治医师
　　　　　刘理想　中国中医科学院博士
　　　　　王　丽　吉林省中医药研究院博士

序　言

清朝著名医学家徐大椿说："医随国运。"中医伴随着国家命运的兴衰，艰难地走过了一百多年，随着汉字顺畅地进入计算机技术的突破，世界各地"孔子学院"的建立，岁寒三友之一的中医，也迎来了一个新的发展时期。

在趴在地上看世界的时代里，中医学尽管不乏治疗疾病的良方妙药，也不乏使用这些技术的优秀中医，但是，却每况愈下，逐渐衰落，建国初期几乎到了难以为继的地步，关键的因素是评价中医的标准出现了错误。

党的中医政策得到落实之后，中医学术得到比较完整的保存，甚至在某些领域创造了世界性的奇迹，比如中医治疗乙脑、腺病毒肺炎、流行性出血热、甲肝合并乙肝、SARS、艾滋病、宫外孕、急腹症，以及针刺麻醉、防治太空病等，都展现了中医学优秀的特质。并且，在西医搭建的平台上，中医表现得更加优秀。一个中西医并重、团结合作的大好局面，充分说明了我国卫生体制在当今世界具有得天独厚的优势，可以比较好地解决人民大众的看病难、看病贵问题。中医学善于解决复杂问题的方法论优势，治未病、养生保健的丰富措施，可以为世界人民的健康长寿保驾护航。

中医学五千余年，枝繁叶茂，硕果累累，尽管也有花开花落、残枝败叶的季节，但是年复一年不断增长的年轮，说明其行的是"生而能成的大道"，是不断茁壮"肯定之肯定"的发展道路。中医学对于人体的认识，不是结构决定功能的"构成论"，而是整体生成论、自然生成论，所以格外看重精、气、神对于人体生命状态的重要性；它丰富的治疗手段，也是多元并举整体调节的，而不是单一靶点的化学成分对抗。中医成熟地运用了模型方法、黑箱信息调节，通过"模糊集合"把握人体动态的清晰。中医药是中华民族贡献给世界的独特医学体系，蕴含着中华民族的大智慧。

有人不了解中医药的理论技术、历史贡献、现实作用与未来价值，竟然提出"废医验药"的错误主张，要取消中医实行了几千年的指导理论，用定性定量分析的化学药品标准"检验中药"，不断地在各种场合、各种刊物上大肆兜售，蒙蔽了不明真相的广大民众，甚至按照西方的标准宣扬中医药必然被消灭，或者搞硬性网络签名取消中医药，其危害是非常明显的。

为了系统批驳到处泛滥的"废医验药论"，分析其危害，把中西医知识告诉大众，使他们正确认识医学，正确认识中医药，我们出版这本书。

由于水平有限，不当之处，请广大读者批评指正。

曹东义

2011 年 7 月 12 日

内 容 提 要

"废医验药"是一套错误理论的纲领。

具体地说，它主张取消中医的传统理论，用化学分析"检验中药"，把中药当作单味化学药来要求，造成大部分中药不能按照传统正常使用。提出这个论断的方舟子，没有弄清楚什么是科学，就认定中医不是科学的。他认为科学诞生于16世纪的欧洲，科学与中国无缘，中医不属于科学，勉强可以属于文化。他认为，科学的药品，只能是成分明确的化学药品，而不可能是成分复杂的中药，中药所含的复杂成分有很多是危害人们健康的东西，必须严加检验，大力限制，而不能像中医那样按照传统使用。他的这些观点流传很广，严重违背《宪法》发展中医药的精神，危害中西医并重的卫生方针，也损害广大民众的切身利益，不利于我国建设创新型国家。

本书从什么是科学的概念出发，探索科学的起源、中国古代科学的历史、中医与科学的关系。对于西医微观研究的进展进行了概括性的介绍，同时阐述了生命调节过程的复杂性，还原论科学的局限性，新兴系统科学对于生命复杂性的揭示。在这样的基础上，系统介绍中医对于人体生命、健康、疾病、诊治、方药的独特认识与实践方法。中医这些独特的认识，构成了中医学的完整体系，与西医知识体系明显不同。在科学原理上，中医学的大部分成就，落在还原论的目光之外，集中体现了中华民族的大智慧，是中华民族原创的医学体系，也是正在走向世界的一大发明，体现着解决群众看病难、看病贵的国家软实力。

通过本书系统的介绍，为人们正确认识中医，澄清是非，防止有人用科学作借口危害中医事业，为中医学健康发展，提供了坚实的理论依据。

"废医验药"是为消灭中医指导理论，用化学分析"检验中药"进而取消中药的主张，严重违背《宪法》发展中医药的精神，危害中西医并重的卫生方针，也损害广大民众的切身利益，不利于我国建设创新型国家。这是一个流传很广、危害很大的错误主张。因此，需要细致分析其错误根源，让人民大众正确认识医学，正确认识中医，弘扬传统文化，发展中医学术。该书学贯中西，有理有据，资料翔实，内容丰富，是认识中医必备参考书。可供广大中医人士、中医药院校师生及中医爱好者学习参考。

目　　录

引言 不能回避的问题

中西医并重是中国卫生体制的特色，也是《宪法》精神的体现，关系到人民大众的健康选择。"废医验药论"既危害中医药事业，也损害民众的切身利益，需要深入分析其错误，指出其危害，把正确的道理告诉大众。这是一件既重要又严肃的事情，也是医务、科技工作者的责任所在。

随着西方科学与西医的传入，一百多年以来，中医一直处于被审视的目光之下，中西医不断交流，与时俱进。中医学者也一直在努力改变自身，试图证明中医的科学性。经过从王清任《医林改错》，到张锡纯《衷中参西》，再到中西医汇通、中医科学化、中西医结合、中医现代化等一系列的努力与奋斗，中医学并没有像希望的那样发生质的变化，即使想把中医"西化"的人，也无法将其西化，可以说"中医依然还是那个中医"。由此，一些对中医了解不深的人，提出来"废医存药"、"告别中医中药"、"废医验药"的错误论点。这些主张由于持论偏颇，理所当然地遭到了猛烈的抨击。但是，很多人并没有把中医学的优秀特质说清楚。

《北京人在纽约》的主题歌"千万次地问"唱得好：千万里（年），我（们）一直追随着你，可是你并不在意。你不像在我梦里，在梦里（治疗疾病）你是我的唯一（选择），（社会的发展，改变了周围的一切）我已经变得不再是我（课本里学的都是科学和英语，中医的语言我很陌生），而你却依然是你（生命离不开疾病，面对中医的时候，听到的依然是阴阳五行、脏腑经络、气血津液、邪正斗争）！你总是问我爱不爱你（是否选择中医）？我一遍一遍地问自己：你（与西医相比）到底好在哪里？

一百多年以来，由于中医改变不大，而西医却发生了很多巨大的变化，已经不再是那个刚刚登陆中国的西医了。很多人不了解，现在西医许多观念也在逐渐发生变化，有的观点在某种意义上说是向中医原理的回归。比如西医原来依靠器官解剖，说明人体的生理病理现象，但是细胞生物学的诞生，就发现了肺的非呼吸功能、心的非循环功能、肾的非泌尿功能、胃肠道有很多内分泌功能，因此，细胞生物学判定靠器官解剖，将人体归类为某几个系统的理论，有难以自圆其说的缺陷。每一个器官功能的维持，都必须依靠全身各个器官的协助。中医说的"五脏六腑皆能令人咳，非独肺也"得到了部分的证明。分子生物学的建立，把"细胞形态差异决定细胞功能不同"的理论推翻了，全身所有的细胞（除了成熟的红细胞与生殖细胞），细胞核都一样，每个不同细胞核里 DNA 的基因既不多也不少，结构决定功能的学说走不下去了。因此，分子生物学走向了蛋白组学、基因组学，向着中医学多元并存、整体和谐的学术特征进一步靠拢。"每一个体细胞核，都可以克隆出一个完整生命"，把只有多能干细胞、定向干细胞可以分化，而分化完全的体细胞不再可分化的旧观念彻底革除了，中医全息诊疗的眼诊五轮学说、舌诊摸脉，也不能说毫无道理。生命自组织理论的建立，为中医学扶正固本、注重自身平衡的理论，找到了更为强大的科学理论支撑。复杂性科学、系统论的深入研究，使中医辨证论治、复合组方的治疗思想，比单一靶点的化学药物更显优势。如果仍然用器官解剖看中医，用机械唯物论的观点衡量中医，其论点就显得格外狭隘。然而。持狭隘科学主义观点看中医的言论，仍然严重影响着很多人对中医的态度，这极为不利于我国的卫生事业发展，有害于国家自主创新战略的实施。我们不能回避他们的拷问，也必须回答中医学为何不能取消、如何优秀。

反对中医，以批判中医为己任的所谓学者时有耳闻，张功耀、方舟子就是非常典型的代表。2007 年出版的《捍卫中医》一书，对于张功耀发表《告别中医中药》、发动网络签名取消中医的错误言行，进行了分析与批评。对方舟子的错误言行，将在本书里加以分析、批评。方舟子是一个学习生物化学的人，不是科学巨匠，也不是医学大家。我们没有见到他在生物化学的专业领域里有多少成就，却经常见到他以狭隘、错误的理论为根据评价中医，在各种公开刊物上发表攻击中医的错误言论。

他在网络里，标新立异，模仿旧时《雨丝》杂志，汇聚大量攻击中医的文章，混淆视听，误导民众。尤其错误的是，他以"立此存照·中医骗子"为栏目，以有人假冒中医名誉的事件嫁祸中医，是非常错误之举。因为中医是受害者，他的栏目应该叫"打着中医旗号的骗子"，而不可像鲁迅当年所犯的错误那样，把中医误称为骗子。对于这个问题，我们后边还会展开来说。

对于攻击中医的错误，如果听之任之就会造成巨大的社会危害。然而，方舟子不仅不知道自己错在哪里，甚至 2007 年还公开出版了《批评中医》

的"专著"，在错误的道路上越走越远。我们不得不做一次消防队员，跟着他这个放火的来灭火。

其实，对于中医，不是不能批评，也不是中医必须拒绝批评，关键是要用正确的标准来批评，要客观公正地评价中医。不能把一些人妄议中医的言论，作为评价中医的标准。

恩格斯在《反杜林论·序言》中说："这部著作绝不是什么'内心冲动'的结果。恰恰相反，三年前，当杜林先生作为社会主义的行家兼改革家突然向当代挑战的时候，我在德国的友人再三向我请求，要我在当时的社会民主党中央机关报《人民国家报》上批判性地阐明这一新的社会主义理论。他们认为，为了不在如此年轻的、不久才最终统一起来的党内造成派别分裂和混乱局面的新的可能，这样做是完全必要的。他们比我能更好地判断德国的情况，所以我理应相信他们。此外，还可以看到，这个新改宗者受到了一部分社会主义出版物的热忱欢迎，诚然，这种热忱只是对杜林先生的善良愿望所作的表示，但同时也使人看出这一部分党的出版物的善良愿望：它们正是估计到杜林的善良愿望，才不加考虑地接受了杜林的学说。还有些人已经打算以通俗的形式在工人中散布这种学说。最后，杜林先生及其小宗派采用各种大吹大擂和阴谋的手法，迫使《人民国家报》对这种如此野心勃勃的新学说明确表态。虽然如此，我还是在过了一年才下决心放下其他工作，着手来啃这一个酸果。这是一只一上口就不得不把它啃完的果子；它不仅很酸，而且很大。这种新的社会主义理论是以某种新哲学体系的最终实际成果的形式出现的。因此，必须联系这个体系来研究这一理论，同时研究这一体系本身：必须跟着杜林先生进入一个广阔的领域，在这个领域中，他谈到了所有可能涉及的东西，而且还不止这些东西。这样就产生了一系列的论文，它们从1877年初开始陆续发表在《人民国家报》的续刊——莱比锡的《前进报》上，现汇集成书。"

尽管方舟子们不是杜林，我们也不是恩格斯，但是，方舟子等人在医学和中医问题上，发表了一系列的主张，什么"科学成就健康"、"废医验药"等等，不仅已经形成了"体系"，而且对于一般民众的误导，远比杜林对于社会主义理论的曲解更严重。因此，我们也必须向恩格斯学习，"放下其他工作"，尽力消除他的不良影响。在医学、科学、中医、西医的广阔领域里，同他辩论，与他争鸣，指出他的谬误，尽可能地以现代语言，说清中医药科学性的原理所在。

　　恩格斯说："对象本身的性质，迫使批判不得不详尽，这样的详尽是同这一对象的学术内容即同杜林著作的学术内容极不相称的。但是，批判之所以这样详尽，还有另外两种情况可作为理由。一方面，这样做使我在这本书所涉及到的很不相同的领域中，有可能正面阐发我对这些在现时具有较为普遍的科学意义或实践意义的争论问题的见解。这在每一章里都可以看到，而且这本书的目的并不是以另一个体系去同杜林先生的'体系'相对立，可是希望读者也不要忽略我所提出的各种见解之间的内在联系。我现在已有充分的证据，表明我在这方面的工作不是完全没有成效的。另一方面，'创造体系的'杜林先生在当代德国并不是个别的现象。近来，天体演化学、一般自然哲学、政治学、经济学等等的体系如雨后春笋出现在德国。最不起眼的哲学博士，甚至大学生，动辄就要创造一个完整的'体系'。正如在现代国家里假定每一个公民对于他所要表决的一切问题都具有判断能力一样，正如在经济学中假定每一个消费者对于他要买来供日用的所有商品都是真正的内行一样——现今在科学上据说也要作这样的假定。所谓科学自由，就是人们可以撰写他们所没有学过的一切，而且这被冒充为唯一的严格科学的方法。杜林先生正是这种放肆的伪科学的最典型的代表之一，这种伪科学现在在德国到处流行，并把一切淹没在它的高超的胡说的喧嚷声中。"

　　恩格斯运用"伪科学"严厉批判那些不懂科学，却冒充科学的人；方舟子等人却拿着"伪科学"的大棍子，到处追打中医，要用"清君侧"的方法把中医驱除出历史舞台，把中国中西医并存的卫生体制，变成只有西医、没有中医的独角戏。这不是好玩的闹剧，而是一场严肃的政治斗争。

　　中医与西医长期共存，和谐发展，是我国卫生体制的"一体两翼"，中医是一个依法履行职责的行业，它的从业人员从事的是治病救人的高尚职业，按照《执业医师法》的规定："全社会应当尊重医师。医师依法履行职责，受法律保护。"也就是说，中医问题，首先是政治问题，然后才是学术问题。中医学是既古老又充满活力的学科，是中华民族传统文化的优秀代表，是正在走向世界的独特知识体系。中医药工作者肩负着继承与发展的历史使命，是我国"中西医并重"卫生体制不可或缺的重要力量，他们依照《中华人民共和国执业医师法》履行职责的行为，不容肆意诟病。

　　方舟子提出"废医验药"的错误主张，并多次公开推销这种错误言论，别人批评他，他竟然不以为耻，反以为荣。为了说清楚他的错误立场、方法、观点，有必要写一部专著，严肃地批评他的错误，以正视听。

第一章　科学被误解的悲哀

科学本来是在反对宗教束缚的斗争之中挣脱出来的，理性认识世界的学问，也是不断发展的方法论、知识体系和科学精神的总体体现。科学本身不是一个具体的法人，它没有代言人，不允许有人如方舟子者，自诩为科学的化身，把科学异化为宗教，实行"一神崇拜"；甚至以狭隘的"科学主义"为是非标准，"尊王攘夷"攘外安内地替科学"清君侧"，到处乱扣"伪科学"的帽子，把科学俗化为一个打击异己的棍子，这严重地损害了科学的清誉，也违背了科学精神，不能不引起人们的警觉。

没有弄清科学究竟是什么

方舟子在《科学是什么》一文中，绕来绕去并没有说清科学是什么，却宣扬说"科学是件好东西，凡事给贴上科学的标签就仿佛身价百倍"。他说科学是从西方来的，"但是在'赛先生'进入中国，并逐渐被公认为好东西、成为正确和真理的化身之后，中医就也要来沾科学的光了。"

这段话有两点严重的错误：其一，"科学是件好东西"一说，是对于科学的严重误解和亵渎。科学不能被庸俗为"好东西"，它是人们探索未知领域的研究方法、知识体系和奋斗精神的总和。假如科学是"正确和真理的化身"，是可以利用的"好东西"，也就把科学变成了让人们顶礼膜拜的宗教。有的人把科学当棍子使用，实行"顺我者昌，逆我者亡"的科学霸权主义。"科学霸权主义"实行唯我独尊，凡是被认为不科学的东西，都要统统打倒；凡是异己者敢于说自己合乎科学，就把它们归属于"伪科学"范畴，以便经常地为"科学大帝"清君侧。其实，世界上除了科学之外，还有很多的"好东西"，文化、艺术、技术，甚至宗教也是可以合理地存在的，完全没有必要到处拿着科学的显微镜、放大镜到处寻找异己、排挤异己、消灭异己，实行"唯一科学教"。其二，多年以来中医不但没有"沾科学的光"，反而被狭隘的科学主义者百般诋毁、反复扫荡。但是，由于狭隘科学主义的能力有限，并没有推倒、打败根基深厚的中医。相反，随着科学研究的深入，新近出现的系统科学、复杂性科学，在中医学里找到了最为典型的力证，正在努力地从中医那里寻找智慧，探索为什么在那么早的时候，中医学就可以解决很多复杂性问题，它的方法论有多少可以转化为具有现代科学普适性的原理。在2007年暑期、寒假里，北京大学哲学与现代科学研究中心两次举办"中医的复兴与复杂性科学研讨"会议。其论文集，由《首都师范大学学报》出版了增刊，其中既有钱学森先生对于中医的论述，也有北大赵光武教授、冯国瑞教授，人民大学苗东升教授等对于中医科学性的认识。

方舟子说："尽管科学哲学界对如何判定一个理论体系是否科学有所争议，存在不同的判定标准，但是这不等于说我们就无法区分科学与非科学体系。这些标准是从被公认为科学的学科的特征归纳、总结出来的。不管采用哪一套标准，例如理论的自恰性、可检验性、可证伪性、可重复性、可测量性等等来衡量，都可以判定中医体系不是一个科学的体系。这个结论丝毫也不应该让人感到惊讶，因为科学的判定标准是根据现代科学制定的，而科学在文艺复兴时期的西方诞生之前，中医体系就已基本定型了，很显然不可能是一个科学体系。实际上除了中国，没有哪个国家的科学界把中医或任何其他民族传统医学当成科学看待。"

方舟子在论述之中，把西方文艺复兴之前的东西，都归为"非科学"的。这不仅落入了"中国古代无科学"民族虚无主义的旧窠臼，也连累了他自己十分推崇的欧洲，因为按照方舟子的说法，文艺复兴之前的欧洲同样"古代无科学"。这样一来，就孤立了科学，使科学成为了一个没有基础的"空穴来风"，这不符合历史事实。

1888年，达尔文曾给科学下过一个定义："科学就是整理事实，从中发现规律，作出结论。"达尔文的定义指出了科学的内涵，即事实与规律。科学要发现人所未知的事实，并以此为依据，实事求是，而不是脱离现实的纯思维的空想。至于规律，则是指客观事物之间内在的本质的必然联系。

下面是"百度"搜集的关于科学一词几种常见的定义，其中并没有关于以文艺复兴为分水岭，把科学界定为现代才有、古代没有的定义。

《辞海》1979年版："科学是关于自然界、社会和思维的知识体系，它是适应人们生产斗争和阶级斗争的需要而产生和发展的，它是人们实践经验的结晶。"

《辞海》1999年版："科学：运用范畴、定理、定律等思维形式反映现实世界各种现象的本质的规律的知识体系。"

法国《百科全书》：“科学首先不同于常识，科学通过分类，以寻求事物之中的条理。此外，科学通过揭示支配事物的规律，以求说明事物。”

前苏联《大百科全书》：“科学是人类活动的一个范畴，它的职能是总结关于客观世界的知识，并使之系统化。‘科学’这个概念本身不仅包括获得新知识的活动，而且还包括这个活动的结果。”

《现代科学技术概论》：“可以简单地说，科学是如实反映客观事物固有规律的系统知识。”

可见，判定是否属于科学，不是以时代早晚进行界定的，而是其是否为系统的知识体系。当然，科学一词的出现，是近代才有的，它只是一个概念诞生的早晚，不是科学作为一个知识体系出现的标志。那么，作为词语的“科学”一词，何时在中国出现的呢？

1997 年，樊洪业先生在《科学》杂志创刊 100 年之际，撰文介绍《“科学”概念与〈科学〉杂志》，其中说：“‘科学’这个词，在中文中诞生，至今刚满百岁，这 100 年中，它愈走愈红火，成为当今社会传媒中出现频度最高的用语之一。本文考察《科学》杂志与‘科学’概念传播的关系，以为其百岁之贺。”①

在一百年的发展历程之中，“科学”最早被翻译成“格致”，也就是通过推求原理，达到获取知识的学术活动。“格致”是“格物致知”的略称，来源甚古，已有几千年。但是，古代的“格致”偏重于强调人体自身的修养，而不重对于外在自然界的研究，与自然知识的“科学”含义有所不同。但是，在人们还没有来得及“界定”科学的概念的时候，随着西方自然科学在我国的广泛传播，就有了“格致西学”的名称。樊先生说：“1897 年以前，中文中还没有‘科学’这个词。清政府在 20 世纪初制定的学堂章程中规定，‘格致科’包含数、理、化、天、地、生各门。直到清政府被推翻后，蔡元培执掌民国政府教育部时，宣布在学校中废除‘经学科’，在语词上与经学有直接历史渊源的‘格致’一词也由此废止。学校中的‘格致科’则仿日本的说法，变成了‘理科’。”

樊先生说，日本在幕府和明治维新初期，也是吸收中国文化而使用“格致”、“格物”或“穷理”这类概念的，用以指称科学技术。1874 年，赴荷兰留学回国的西周时懋，在《明六杂志》上发表文章介绍西方文化时，

---

① 樊洪业．“科学”概念与《科学》杂志［J］．科学，1997，49（6）：7－9.

最先把 science 译为"科学"。为什么这样呢？因为他很推崇法国的实证主义哲学创始人孔德（A. Comte，1798～1857），孔德按"实证性水平"对各门知识进行分类，排出了天文学、物理学、化学、生物学、社会学的次序。受此影响，西周就把 science 理解为"分科之学"，于是译为"科学"。

分科之学，是人类在一定阶段关于世界的知识，按照分门别类之后的简单概括。一位著名学者说过，世界是一个整体，关于世界的知识也应该是一个整体，由于人们认识的局限性，不得不分为各个分科之学。中国古代非常推崇"通学"，仰观天文，俯察地理，中知人事，是古人的追求。以现代发展的目光来看，整体必须包容部分，通学可以包容科学。关于世界的知识是一个整体，用不同的方法进行研究，才产生了分科研究的科学。

由维新运动发端而实施的，是学习日本的教育制度，科学教育取代了儒学教育。1901 年以后，"科学"一词已多次出现在严复、梁启超、蔡元培、鲁迅的文章和译著中，表明了它在 20 世纪初已为先进的知识界所接受。此外，也出现了用其冠名的机构和刊物。1901 年，虞辉祖、钟观光等人看到新兴的理化教学急需某些简单的实验教具，为此创立了"上海科学仪器公司"。他们接着又于 1903 年创办了《科学世界》杂志，向社会普及科学知识。

用"拿来主义"方法引进的"科学"概念，我们并没有很好地弄明白它的确切含义，很多人就把"科学"当作神灵一样崇拜起来。五四时期高举着"赛先生（科学）"、"德先生（民主）"的大旗，开始了一场新文化的运动，其积极意义人所共知，其过激言行的负面影响，至今仍然存在，尤其是对传统文化和中医的认识是极为不正确的①。对于"科学"的正确认识，现在仍然没有完成。

李侠先生发表于《科学技术与辩证法》2004 年第 6 期的文章《简析科学、科学主义与反科学主义》说："什么是科学？这是一个很不好回答的问题，从词源学的角度上说，science 一词来自于拉丁文 scientia，这个词在拉丁文中的意思是知识，因而科学在我们日常的理解中就包含着知识的内涵。在古希腊语中没有相应的词，只有一个与此相联系的词（episteme），这个词从词源学上说就是来源于一个意指坚固性和稳定性的词根。对此，哲学家卡西尔认为：科学的进程导向一种稳定的平衡，导向我们的知觉和思想世界

---

① 曹东义，著. 回归中医·捍卫中医·关注中医［M］. 北京：中国中医药出版社，2007.

的稳定化和巩固化。由于现代意义上的科学是一个很晚近的事情，按照西方学者的传统的观点，现代意义上的科学始于16世纪（哲学家怀特海的一本著作《科学与近代世界》，把16世纪作为近代科学的起源），而科学一词获得现代的意义更是很晚近的事情。"

我国著名的科学史家席泽宗院士，曾经考查了"科学"一词的来源。他在"天地生人讲座"的一次报告中说，据他研究，"科学"一词最早来源于拉丁文 scientia，是知识的意思。后来，日本人在翻译时译成：科学是分科之学，哲学是综合之学。我国是沿用日本人的翻译。1970年出版的《现代高级英汉双解辞典》对 Science（科学）一词的解释中，确有 arranged（分类）的意思。直到现在，我国有的词典对科学一词的解释，如权威性的《现代汉语词典》（商务印书馆1996年版）对"科学"的释义是："反映自然、社会、思维等的客观规律的分科的知识体系。"仍然明显地带有"分科的"含意。《辞海》对于"科学"的界定与此相似，也是三大知识。说明我国科技界与世界科技界的认识相似，"科学"就是系统知识。

科学是知识，因此就有"知识就是力量"、"科学技术是第一生产力"的说法。张功耀《被误读为先前阔的古代科技史》说："中国古代无科技。"[①] 既然科学是知识，我国古代没有知识吗？没有知识的中华文明，还能叫文明吗？在我国古代，虽然没有字面上的"科学"一词。但是，我国古代关于知识的记载，对于知识的追求，那是不可否定的。《礼记·大学》说："致知在格物，物格而后知至。知至而后意诚，意诚而后心正。心正而后身修，身修而后家齐。家齐而后国治，国治而后天下平。自天子以至于庶人，壹是皆以修身为本。"可见，修身齐家治国平天下，都必须先格物致知，有了知识才能有好的作为。"学而优则仕"的规则，从一个侧面说明管理水平的科学化，是需要知识为基础的。

有学者指出，对于知识的追求，中国的"格物"一词与古希腊拉丁文的"知识"一词两者含意是一致的，都比目前对"科学"一词的解释要来得准确。因为反映客观规律的知识体系，不能仅限于分科的，不可将反映综合性的客观规律知识，排斥在科学之外。

事实上，现今的西方科学，也已发展了宇宙学、地球系统科学等一些综合性科学，至于新兴的各种交叉科学正在雨后春笋地发展成长。可见，不论

---

① 张功耀．被误读为"先前阔"的中国古代科技史——兼论"李约瑟难题"的推理前提问题［J］．自然辩证法通讯，2004，26（5）：97—102．

是分科的，还是交叉的、综合的和整体的，只要它们确系属于各自客观规律的反映，都应归属于科学的范畴之内。并且，中国古代的"格物"的含意——穷究事物的原理，比之古希腊的"知识"更为准确而深刻。由此可见，中国古代对科学的理解，比之古希腊和近代西方都要准确、全面。由于中国的格物，长于整体观察，导致中国古代科学技术曾经领先世界千余年；但在近代的分科研究方面，落后于西方科学。在复杂性科学崛起的今天，中国传统的八卦、五行学说，由于很好地构建了人与自然的和谐模型，为人们解决复杂问题提供了可资借鉴的方法①。

因此，科学是建立在实践基础上，经过实践检验和严密逻辑论证的，关于客观世界各种事物的本质及运动规律的知识体系。

莫把科学异化为宗教审判

所谓"科学"既然是对客观世界规律性认识的知识体系，那么人类科学的历史也就很长久了。

方舟子说："现代科学的源头来自古希腊的自然哲学，是在欧洲文艺复兴时期诞生、发展起来，然后向全世界传播的。古代中国也有灿烂的文明，某些技术发明甚至长期领先西方，但是为什么科学没有在中国诞生呢？这个问题是英国科技史学家李约瑟提出的，被称为'李约瑟问题'。"

方舟子这段话，乍看上去好像是一段学舌，没有什么问题，其实不然。这是一个抽象肯定、具体否定的做法，其想说的就是科学是西方发明的，与中国无缘。"李约瑟难题"的表述，在方舟子引文里也有一些走样、变味。假如李约瑟说"科学没有在中国诞生"，他怎么会写《中国科学技术史》？难道李约瑟写的是五四之后"赛先生"来到中国后的科技史吗？显然不是。李约瑟先生认为中国古代有科学，而且很值得去写。

关注这个问题，也需要我们展开论述，才能说得清楚。

1964年李约瑟写了一篇文章《东西方的科学与社会》，他在这篇文章一开始就说："大约在1938年，我开始酝酿写一部系统的、客观的、权威性的专著，以论述中国文化的科学史、科学思想史、技术史及医学史。当时我注意到的重要问题是：为什么近代科学只在欧洲文明中发展，而未在中国

---

① 曹东义. 五行、八卦与四元素学说探析 [J]. 中华医史杂志，2006，36 (4)：239－242.

（或印度）文明中成长？"

1976 年，美国经济学家肯尼思·博尔丁，把李约瑟的"问题"称之为"李约瑟难题"。当然，早在李约瑟之前，就有很多人提出与李约瑟难题类似的问题，但是没有他的影响大。

据一项初步统计，从 1980 年以来，国内关于"李约瑟难题"的讨论已发表论文不下 260 余篇，出版著作达 30 余种。参与讨论者，既有研究中国历史与文化的学者，也有科技界、经济界、教育界等方面的人士。几乎可以说，凡是关心中国的前途和未来的人，都对这个问题抱有或多或少的兴趣。

"李约瑟难题"或称"李约瑟问题"（Needham Problem，或 Needham Question）、"李约瑟之谜"（Needham Puzzle）、"李约瑟命题"（Needham Thesis）等等，所有这些名目都译自于英文。其一般表述是：为什么在公元前 2 世纪至公元 16 世纪之间，在将人类的自然知识应用于实用目的方面，中国较之西方更为有效？或者，为什么近代科学，关于自然界假说的数学化及其相关的先进技术，只是辉煌而短暂地兴起于伽利略时代的欧洲？

李约瑟的问题是深刻的，自然会引起人们广泛的关注。

为了促进大陆的科学社会史的研究，促进内外史研究的结合，也为了总结历史经验，为科学技术现代化服务，1982 年 10 月 16 日至 22 日，中国科学院《自然辩证法通讯》杂志社在四川成都召开了"中国近代科学落后原因"学术讨论会。会上宣读并交流学术论文近 50 篇，到会代表 74 人。会后，选出其中论文 24 篇，集成文集。

我国学界常常把"李约瑟难题"理解为对于"中国近代科学为什么落后"这一历史现象的探索。把李约瑟对于中国的"表扬"，当作应该检讨的"难题"，这是在那个刚刚改革开放时期的一种特殊现象。

对于李约瑟先生的问题，我们也可以换一个角度这样问：为什么欧洲经历了一千多年的"中世纪黑暗"？难道中国从古至今科技一直领先于世界才是应该的和必然的吗？欧洲文艺复兴也不是凭空产生的，而是有深厚的历史文化背景的。

古希腊、古罗马时期，曾经创造了很辉煌的古代文明，也有过长久的衰落。

古希腊的地理范围，除了现在的希腊半岛外，还包括整个爱琴海区域和北面的马其顿和色雷斯、亚平宁半岛和小亚细亚等地。

现在，让我们探索一下西方文明的发展，以及科学是怎样诞生的，从中我们可以看到金属文明时代的到来，是古希腊、古罗马文明兴起的基础，但是他们并没有像同时期的中国古代那样，产生阴阳、五行学说。因为，阴阳学说可以出现在石器时代，而五行学说只能出现于金属文明形成之后的时代。

在公元前16世纪至公元前11世纪间的爱琴海地区，孕育了灿烂的克里特文明和迈锡尼文明。因为对这一时期的了解主要来自《荷马史诗》，所以又称"荷马时代"。在荷马时代末期，铁器得到推广，取代了青铜器；海上贸易也重新发达，新的城邦国家纷纷建立。公元前五六世纪，特别是希波战争以后，经济生活高度繁荣，产生了光辉灿烂的希腊文化，对后世有深远的影响。古希腊人在文学、戏剧、雕塑、建筑、哲学等诸多方面有很深的造诣。这一文明遗产在古希腊灭亡后，被古罗马人破坏性地延续下去，从而成为整个西方文明的精神源泉。

迈锡尼文明时期，希腊人在意大利南部和中部沿海地带纵横航行，随后进入了一个停滞的时期。迫于在西方贸易线路上与腓尼基人的竞争，他们建立了新的贸易基地，接着在公元前8世纪使殖民地得到全面发展。他们最初在意大利的匹兹库萨（在那不勒斯湾的伊斯基尔岛）建立殖民地，之后又把势力稍微地向北推进到西西里岛的库米大陆以及意大利南部沿海地区。

公元前10世纪至公元前7世纪，意大利半岛处于一个多民族、多元文化交织的时期。"古意大利人"是其中最重要的一族。大概在公元前1000年的铜器时代，他们穿越北部和东部的阿尔卑斯山和亚得里亚海到达意大利，并残暴地迫使许多当地土著部落迁徙他乡。他们起初过着游牧生活，但已经具有制作铜器、使用马匹和带轮子的大车的技能。抵达意大利之后，他们形成了以农耕为基础的生活方式。这种生活方式成为随后几个世纪其子孙后代的主要生活方式，直至罗马文明的衰落。"古意大利人"是由几个民族构成的，包括萨宾人、翁布里亚人和拉丁人。

公元前9世纪和公元前8世纪，意大利半岛上出现了两个新民族：埃特鲁斯坎人和希腊人。埃特鲁斯坎人居住在独立的、强大的城邦中，城邦之间通常结成联盟。这些城邦最初由一个君主统治，后来变成通过议会和选举出的官员施行统治的寡头政治。埃特鲁斯坎人本来是农耕部族，拥有组织严密的军队，他们用这些军队来统治周边民族，同时他们也喜欢经营商业和从事手工业。托斯卡纳和北部的拉丁姆地区应该是埃特鲁斯坎人最早的定居地。一小部分拉丁人在这片领土的南端生息繁衍，在那里最终建立了罗马城。

古希腊最著名的数学家有：丢番图，被誉为代数学鼻祖；阿波罗尼奥斯，圆锥曲线的研究；欧几里德，著有《几何原本》，奠下了以后欧洲数学的基础；毕达哥拉斯学派，发现多个定理，包括勾股定理，并发现无理数；阿基米德，带动几何发展，善用穷举法、趋近观念（十分接近现代的微积分）。

古典希腊哲学，或称早期希腊哲学集中在辩论与质询上。在很多方面，它同时为现代科学与现代哲学铺设了道路。西方哲学的历史从古希腊开始，特别是一群通称为前苏格拉底时期的哲学家。

早期希腊哲学家提出了各种"宇宙论"，与中国古代文明的元典里关于世界本原的认识与猜想有所不同，比如"《易》有太极"、"道生一"、"天地之大德曰生"等。他们所提出的问题，主要有：

一切事物从哪来？它到底是由什么制造的？我们如何解释大量事物组成的本质？为什么我们能用单一数学来描述它们？而这些问题，在《圣经》成为真理的代名词之后，在"创世纪"里都由上帝来完成，谁也不许怀疑了，这就步入了禁锢思想的那个"黑暗的中世纪"。

苏格拉底之前的哲学家，拒绝用传统的神话解释他们所见的现象，而赞同更理性的解释。他们主张依靠推论和观察，来阐明围绕他们周围的真实自然界，而且他们把论点突出出来，告诉他人。他们的争议已经被历史淹没了，只有一些片断出现在后世的哲学家和史学家的著作的引用里。

在古希腊曾经盛行过许多"元素学说"，比如希腊神话说阿波罗每天驾马车载着太阳由东向西跑，但许多希腊哲学家，并不满意这种说法，他们试图以自然的道理来解释复杂的宇宙现象。

泰利斯（Thales of Miletus，前639～前544）是希腊史上第一位哲学家。他由推理及观察认为：水可以结成固体，也会蒸发成气体而消失在空中，而且许多生物都在水中活动，它们也许就是由水产生的，所以，水必定是构成宇宙的本质。但泰利斯认为他的结论并非就是真理，并告诉学生："这是我的看法，我的想法，你们要努力改进我的教导。"这正是希腊哲学迷人的地方：提出学说，接受批评和改进。

泰利斯教育出一位勇于批评的学生亚纳西曼（Anaximes）。亚纳西曼认为，人和动物都要呼吸空气才能活，而人死后肉体在空气中消失不见，只剩灵魂；火是稀薄的空气，水是浓缩的空气，水再浓缩就结冰，再浓缩就成石头。所以，空气才是构成自然的基本元素。另一些哲学家则以另一套推理，认为火才是自然的本质。

各种元素说被古希腊哲人提出讨论，于是有一个多才多艺的哲人兼医生恩培多克（Empedocles of Agrigetum，前495~前435）综合各家之说，继承了伊奥尼亚学派关于宇宙本原的学说，把水、火、气综合在一起，再加上第四种元素"土"，作为"万物之根"，即万物的本原。他认为，由实际观察，空气、水、火、土并不能互相转换，自然物质是由这四种元素，配以热、干、湿、冷等四种性质所组成的。

恩培多克勒告诉人们，观察生树枝在火炉中燃烧的情形，树枝在燃烧时发热，喷出火焰，证明在它的里面含有"火"；烟囱顶部逸出烟雾证明它里面含有"气"；燃烧着的生树枝两端会鼓泡并嘶嘶作响，这就是"水"；灰烬具有重量、不可再燃烧性和干燥性，它被命名为"土"。将世界上所有的物体用燃烧方法进行分析，都会从中解析到这四种"元素"。因此，他认为自然界是由土、水、气、火四元素构成的，这种观点就被认为是得到了普遍性的证明。

恩培多克将它推论到医学，认为人体也有相关的四种体液与这四元素和四性质互相配合，可以说是"四体液说"的雏形。

他认为，从这四种元素中产生出过去、现在和未来一切存在的东西：树木、男人、女人、兽类、鸟类、鱼类和神灵。

这四种元素本身不变，在万物中存在着，它们按不同的比例互相混合而形成了各种不同性质的事物。例如，肌肉由四种元素等量混合而成，神经由火和土与双倍的水混合而成等等。在这个时候，四种元素聚集而成一个存在物；在另一个时候，这个存在物又分解为四种元素。宇宙万物处在这种结合和分解的不断变化之中。他试图以此解决事物的"一"和"多"即统一性和多样性的问题，解决"变"和"不变"的矛盾。这比先辈们的思想前进了一步。

很显然，四元素学说属于构成论，倾向于具体结构，容易走向实证和解剖，也容易由哲学走向科学，比如原子、物质是古希腊的哲学概念，后来都成了实证科学的基本概念；中医的五行学说属于关系论，容易说明事物之间动态变化的复杂关系，而不是具体形质，所以不容易派生解剖实证的思想，关于这一点，我们在后边还要展开论述。

苏格拉底（Socrates，前470~前399）是一位雅典哲学家，他开创了"伦理哲学"，使古希腊哲学从单纯研究自然转向研究人类本身，成为西方哲学传统中最重要的偶像。他采用的"诘问式"教育方法，对西方的思维方式有极为重要的贡献。

柏拉图（Plato，前427～前347）是一个非常有影响力的古典希腊哲学家，受教于苏格拉底，并教导了亚里士多德。他最著名的作品《理想国》（The Republic）描绘了他幻想的"完美"国家。他也写了《律法》和许多苏格拉底的对话录。他认为通过直觉（感观）所获得的知识，总是会留下困惑和不纯的观点，而且对所谓"沉思的心灵能从世界中获得'真实'的知识"感到不满，认为只有灵魂能掌握知识的结构、事物的真实本质，我们看到的世界仅仅是一个充满瑕疵的拷贝。因此，人们把柏拉图视为一个唯心主义者和理性主义者。

亚里士多德（Aristotle，前384～前322）与柏拉图一起，被称为对西方思维方式产生重要影响力的两人。亚里士多德更重视从感观获得知识，包括了物理学、形而上学、伦理学、政治学、论灵魂和很多其他的作品。

在西方哲学的世界观、人体观的指导下，诞生了西方古代的医学思想。

希波克拉底（Hippocrates，约前460～前377）与他身后的盖伦（Calen，129～199）都重视解剖与实证研究，在历史条件的限制下，不得已做了许多大胆的猜想。

希波克拉底在《古代医学论》里说："我们必须坚信，每一种病症都是由一种特殊的东西引起，当这种东西转化为其他结合物时，病症便消失了。""我们必须知道，疼痛是什么，为什么会疼痛，以及人体的何种构成受到损伤。""我希望，这种精确的真相在一切举例中显示出来。""我认为，了解什么病是因功能而生，什么病是因结构而生，也是必要的。我所说的'功能'大致是指体液的强度和力度，而'结构'是指人体内待发现的形态，其中有空的、凹的、渐宽的、渐窄的，有的是膨隆的，有的是圆而硬的，有的是宽而悬吊的，有的是平展的，有的是长的，有质地紧密的，有质地松散而多肉的，有似海绵多孔的。那么，哪一种结构最有利于从人体其他部位吸取体液并吸住它们呢？是中空而膨大的、圆而硬的，还是渐渐凹陷的？我主张最适宜的构造是宽广、中空而且渐细的。人们应该知道这一完全不封闭的东西能看到。"①

从上述引文之中，我们不难看到希波克拉底是很重视结构问题的，为将

---

① 赵洪钧，武鹏，翻译. 希波克拉底文集（第1版）[M]. 合肥：安徽科学技术出版社，1990：12－15.

来的生理病理解剖研究奠定了基础。盖伦写作《论解剖过程》《论身体各部器官功能》两书。他们在人体解剖的基础上研究生理功能，在方法论上是完全一致的，这与此后在文艺复兴时期崛起的实证医学，也是一脉相承的。

由于时代的限制，技术方法的制约，希波克拉底和盖伦的论述都进行了大胆的猜测，当然，其中的错误也随处可见，现在看来已经粗疏不堪，必须予以废除。如希氏说："海绵状多孔的器官如脾脏、肺和乳房，随时准备吸干紧挨它们的东西。""肝脏紧密而宽大，当肠胀气增加，受阻而变得较硬时，就会持续猛烈地对抗气机。但肝脏抵抗而不退让。"①

希氏说："人通过口鼻吸入的气，先进入脑，而后大部分进入腹中，一部分进入肺和血管。由血管通道，空气靠这些器官布散全身各部。进入肚子的那一部分空气将肚子变凉，但没有更多的用途；而进入肺和血管的空气是有用的。当空气进入脑和体腔时，人便清醒，肢体便运动。故血管被黏液阻断，空气不能源源通过时，患者便出现不语和无知觉。""空气在小血管内变凉，而后再由这些管道呼出。因为呼吸不能停下来，总是吸入、呼出地运动。任何部位一旦因故停止了呼吸，便会发生瘫痪。""黏液质的父母，生下黏液质的孩子；胆液质的父母，生下胆液质的孩子；痨病的父母，生下痨病的孩子；坏脾气的父母，生下坏脾气的孩子。""总之，患者的一切症状都是由于性冷的黏液流进血管，使热血变凉而停滞。"②

现在看来，希波克拉底对人疾病成因的解释并不准确，但他提出的人体气质类型，却一直沿用至今。那时，尸体解剖为宗教与习俗所禁止，希波克拉底勇敢地冲破禁令，秘密进行了人体解剖，获得了许多关于人体结构的知识。在他最著名的外科著作《头颅创伤》中，详细描绘了头颅损伤和裂缝等病例，提出了施行手术的方法。其中关于手术的记载非常精细，所用语言也非常确切，足以证明这是他亲身实践的经验总结。

中医自扁鹊和《黄帝内经》奠基以来，以及开创辨证论治的张仲景，追求的都是在不解剖器官的生态条件下"尽见五脏癥结"，依据的都是古人关于气、阴阳、五行思维方式指导下的理论推求，几千年来只有不断完善的演进，也没有改弦更辙的革命性变化。

从学科奠基的年代看，中医与西医十分接近；而在地域上，在思维方式上却是截然不同的。尽管古代西医也有四元素学说、四体液学说、冷热干

---

① 赵洪钧，武鹏，翻译. 希波克拉底文集（第1版）[M]. 合肥：安徽科学技术出版社，1990：15，115－117.

湿，好像西医也与中医一样擅长理论推求，不重实证解剖。其实不然，土水气火，虽然与金木水火土的"五行学说"字面上十分接近，好像只差一个金，但是其用意却是完全不同的，是不同的世界观。关于这一点，我在后边还要展开论述。

中医与西医碰在一起，是人类近代社会发生的事情。到目前为止，它们之间的交融与渗透，也没有能够完全同化、吸纳对方，却依然沿着其固有的惯性，双轨制地向前飞奔、演化。

现在，让我们回到前边的话题，说说为什么西方出现了"中世纪黑暗"。

古罗马对西方文明最重要的贡献之一就是其完备的法律体系，包括市民法（仅适用于罗马公民）、自然法（适用于所有人）和国家关系法（用于调节罗马人与其他民族之间的关系）。从公元 2～6 世纪，罗马法经历了一个不断补充和完善的过程，至公元 534 年在东罗马帝国国王查士丁尼的主持下编撰完成并颁布施行，后人称之为《民法大全》。该法典对西方文明的影响被认为仅次于《圣经》，其基本思想和原则已融入西方乃至世界各国的法律中。

我们现在仍可从《民法大全》里，领略到罗马法的博大精深，比如对证据、公正、思想自由和契约精神的肯定。

其中规定，任何人在缺席时不得被判罪。不得基于怀疑而惩罚任何人，"与其判处无罪之人，不如容许罪犯逃脱惩罚。"

任何人不能仅因为思想而受惩罚。提供证据的责任在陈述事实的一方，而非否认事实的一方。判刑时必须始终考虑罪犯的年龄与涉世不深。武力威胁与自愿的同意背道而驰，而后者乃诚实契约之根基；容许任何此类行为都是悖逆道德的。

世代相传的习俗应受到尊重和服从，不得轻视，但其有效性不应凌驾于理性或法律之上。拷问用于查明犯罪真相，但不应作为首选方式。因此，首先应当求助于证据；如果当事人涉嫌犯罪，则可以通过拷问迫使他供出同谋与罪行。拷问不得施加于 14 岁以下的未成年人。

古罗马这种对于自由精神十分尊重的情况，随着罗马帝国的衰亡而不复存在了，逐渐步入了一个"中世纪黑暗时期"。

"中世纪黑暗时代"这个词，是由 14 世纪意大利文艺复兴人文主义学者彼特拉克提出来的。他把欧洲历史分为两个阶段：一是古罗马与古希腊时期；二是"黑暗时期"。他周游欧洲，重新发掘和出版经典的拉丁和希腊著作，志在重新恢复罗马古典的拉丁语言、艺术和文化，对自公元410年罗马沦陷以来的变化与所发生的事情，认为不值得研究。人文主义者们也相信，总有一天罗马帝国会再次兴起，重新恢复古典文化的纯洁性。14世纪末与15世纪初，人文主义者们认为一个现代时期（Modern Age）已经开始了。在16与17世纪基督教新教徒的宗教改革中，新教徒们也把天主教的腐败写进这段历史中。17与18世纪启蒙运动中的康德和伏尔泰的作品中，进行了更深刻的揭露与批判。

在"中世纪黑暗"过程中，相伴出现的"宗教审判所"，具有典型意义。"宗教审判所"是13～19世纪天主教会侦察和审判异端的机构。又译为"罗马宗教裁判所"、审判伽利略（1633）异端裁判所、宗教法庭。它旨在镇压一切反教会、反封建的异端，以及有异端思想或同情异端的人。它认为《圣经》具有法律效力，怀疑、反对《圣经》的观点，就属于"异端"，应该加以禁止。因此，它对于人们的思想、科学、文化意识进行禁锢，形成了近代科技史上很多有名的历史事件。

宗教裁判所是从13世纪上半叶开始建立的。教皇英诺森三世为镇压法国南部阿尔比派异端，曾建立教会的侦察和审判机构，是为宗教裁判所的发端。霍诺里乌斯三世继任教皇后，于1220年通令西欧各国教会建立宗教裁判所。教皇格列高利九世又重申设置机构的重要，并任命由其直接控制的托钵僧为裁判官，要求各主教予以协助。于是宗教裁判所在西欧天主教国家普遍成立。

僧侣裁判官主要由多明我派修士担任，也有少数方济各派僧团成员。最初裁判官巡回侦审，后来建立地区性的常设裁判所。裁判官掌握对本地区异端的搜查、审讯和判决大权。主教和世俗政权有协作、支持的责任，但无制约、干预的权力。

"异端"包括不同于罗马正统教派的言行和思想。不少反封建斗士、进步思想家、科学家、民间魔师、术士皆为裁判所打击迫害的对象。

"异端罪"的侦审秘密进行。控告人与见证人姓名保密。罪犯、恶棍乃至儿童，皆可作见证人。一经被控，绝难幸免。为被告作证、辩护者，有被指控为异端的可能，因此无人敢为。被告如认罪并检举同伙，处理从宽。苦行、斋戒、离乡朝圣、在公开宗教仪式中受鞭打、胸前或身后缝缀黄色十字架受群众凌辱等，皆属轻罚。对不认罪、不悔过者，刑讯逼供，从严定罪，处以徒刑或死刑。死刑多为火刑，交由世俗当局执行。对被判死刑、徒刑者，财产没收归教会和世俗政权分享，或由政府全部占有。没收异端财产而获得利益，是世俗政权积极支持宗教裁判所的原因之一，从而造成滥肆搜捕、定罪，株连扩大的恶果。

学者指出，在天主教国家里，除英国和北欧国家外，先后皆有宗教裁判所活动。西班牙宗教裁判所历时较久，凶残恐怖较著，不仅用来镇压异端，并用来迫害阿拉伯人和犹太人。1483～1820 年间，受迫害者达 30 余万人，其中三分之一被判处火刑。16 世纪中叶，教皇在罗马建立最高异端裁判所。十八九世纪，西欧各国宗教裁判所先后被撤销。1908 年教皇庇护十世把罗马最高裁判所改为圣职部，主要职能是监视和处罚参加进步活动的教徒，查禁各种进步书刊，革除教徒的教籍和罢免神职人员等。

漫长的中世纪是欧洲最黑暗的时期，教会和反动封建政权勾结在一起，残酷镇压一切进步力量，整个欧洲像是一个无形的思想监狱。宗教审判所却成了血腥地制裁和处决异教徒的场所。凡是它认为是异端思想和行为的，宗教审判所统统都要管。揭露教会黑暗和反对封建统治的人，甚至一些进步的思想家和科学家，也会受到它的黑手迫害。从坐牢抄家流放到火刑，什么手段都用。仅 1438 年，受迫害的人就有近 10 万人，足见其残忍和残酷！

被宗教审判所迫害致死的著名科学家之中，最早发现肺循环的西班牙医学家塞尔维特（1511～1553），因为批判盖伦的解剖错误和神学权威而被处以火刑。

比利时的解剖学家维萨留斯（1514～1564），他出版的《人体的构造》也因为指出了盖伦解剖的错误而被判处死刑。

著名的天文学家哥白尼，1473 年 2 月 19 日出生于波兰维斯杜拉河畔的托伦市的一个富裕家庭。他的父亲是个当议员的富商，他有一个哥哥和两个姐姐。哥白尼 10 岁的时候，他的父亲死了，他被送到舅舅务卡施大主教家中抚养。务卡施是一个人文主义者，与当时的知识界、革命家来往极为密切。1491 年，18 岁的哥白尼按照舅父的安排，到克拉科夫大学去学习天文和数学。在那个"科学成了神学的婢女"的年代，许多学说都被歪曲和阉割了，被用来为封建统治服务。托勒密的"地心说"就被教会的天堂、地狱学说所利用，成为不可质疑的教条。

1496 年，23 岁的哥白尼为了取得出国的路费和长期留学的生活费用，他再次接受他舅父的安排，决定一辈子担任教会的职务。在 1496 年秋天，哥白尼披上僧袍，来到文艺复兴的策源地意大利，在博洛尼亚大学和帕多瓦大学攻读法律、医学和神学。

博洛尼亚大学的天文学家德·诺瓦拉（de Novara，1454～1540）对哥白尼影响极大，在他那里学到了天文观测技术以及希腊的天文学理论。后来在费拉拉大学获宗教法博士学位。哥白尼作为一名医生，由于医术高明而被人们誉名为"神医"。哥白尼成年的大部分时间是在费劳恩译格大教堂任职当一名教士。哥白尼并不是一位职业天文学家，他的成名巨著是在业余时间完成的。

在意大利期间，哥白尼就熟悉了希腊哲学家阿里斯塔克斯（公元前3世纪）的学说，确信地球和其他行星都围绕太阳运转这个"日心说"是正确的。他大约在40岁时开始在朋友中散发一份简短的手稿，初步阐述了他自己有关"日心说"的看法。哥白尼经过长年的观察和计算终于完成了他的伟大著作《天体运行论》（De revolutionibus orbium coelestium）。他在《天体运行论》中观测计算所得数值的精确度是惊人的。

1533年，哥白尼60岁的时候，他在罗马做了一系列的讲演，提出了"日心说"的要点，由于教会没有预测到这种学说对于《圣经》的挑战性，所以他并未遭到当时那个教皇的反对。但是哥白尼却害怕教会会反对，甚至在他的书完稿后，还是迟迟不敢发表。直到他70岁时才终于决定将它出版。1543年5月24日他去世的那一天，才收到出版商寄来的这部书。在书中他正确地论述了地球绕其轴心运转；月亮绕地球运转；地球和其他所有行星都绕太阳运转的事实。但是他也和前人一样严重低估了太阳系的规模。他认为星体运行的轨道是一系列的同心圆，这当然是错误的。他的学说里的数学运算很复杂也很不准确。但是他的书立即引起了极大的关注，驱使一些其他天文学家对行星运动作更为准确的观察，其中最著名的是丹麦伟大的天文学家泰寿·勃莱荷，开普勒就是根据泰寿积累的观察资料，最终推导出了星体运行的正确规律。

显然哥白尼的学说是人类对宇宙认识的革命，它使人们的整个世界观都发生了重大变化。他动摇了《圣经》关于天堂、人间、地狱说法的"地心说"，上帝的权威性受到了前所未有的挑战。确认地球不是宇宙的中心，而是行星之一，从而掀起了一场天文学上根本性的革命，是人类探求客观真理道路上的里程碑。哥白尼的伟大成就，不仅铺平了通向近代天文学的道路，而且开创了整个自然界科学向前迈进的新时代。从哥白尼时代起，脱离教会束缚的自然科学和哲学开始获得飞跃的发展。

哥白尼的书启发了伽利略和开普勒，他俩又成了牛顿的主要前辈，他们的发现才使牛顿有能力确定运动定律和万有引力定律。可见，科学的诞生也不是空穴来风，而是不断继承前人成果、不断创新的一个结果。《天体运行论》是当代天文学的起点——当然也是现代科学的起点。

哥白尼自始至终都是一个虔诚的天主教徒，但是他用科学的观察否定了天主教会关于天堂地狱的旧思想，他在《天体之运行·导言》里说："如果真有一种科学能够使人心灵高贵，脱离时间的污秽，这种科学一定是天文学。因为人类果真见到天主管理下的宇宙所有的庄严秩序时，必然会感到一种动力促使人趋向于规范的生活，去实行各种道德，可以从万物中看出来造物主确实是真美善之源。"思想家罗素也高度评价哥白尼的贡献，他在《西方哲学史》中说："哥白尼是一位波兰教士，抱着真纯无瑕的正统信仰……他的正统信仰很真诚，他不认为他的学说与《圣经》相抵触。"

哥白尼是幸运的，但是宗教势力对于科学精神的反感和迫害，落到了传播他的科学成就的布鲁诺身上，使他成了为科学而殉难的一个代表性人物。

布鲁诺（1548～1600）是文艺复兴时期意大利天文学家、哲学家。他出生于意大利那不勒斯附近的诺拉城的一个普通农民家庭。布鲁诺家境贫寒，10岁就进了修道院，15岁成为修道士。但是，在修道院中他刻苦自学，读了大量书籍，成为知识渊博的学者，特别是读了哥白尼的《天体运行论》之后，更激起了他为科学真理而献身的热情。当时正是文艺复兴时期，提倡人文主义，人文主义者主张以"人性"反对"神性"，用"人权"反对"神权"。他们提出"我是人，人的一切特性我是无所不有"的口号。他们以人为中心，歌颂人的智慧和力量，赞美人性的完美与崇高，反对宗教的专横统治和封建等级制度，主张个性解放和平等自由，要求现世幸福和人间欢乐，提倡科学文化知识。所以，人文主义的理念，其重点是"人"，是"人"的本能的发挥，是"人"追求真、善、美的动力。

布鲁诺性格倔强，善于独立思考，敢于对天文学和哲学发表自己独特的见解。他写过一篇题为《诺亚方舟》的文章，不但猛烈地抨击了固守《圣经》教条的学者们，而且无情地讥讽了罗马教廷和古代权威亚里士多德。他的这些行动，立刻遭到宗教卫士们的围攻，罗马教皇还公开宣布他是"异端分子"，派专人监视他的活动。

1576年，28岁的布鲁诺毅然扔掉袈裟，逃出了修道院，前往罗马、威尼斯等地，开始了长期的流亡生活。因为遭到教廷通缉，布鲁诺不得不在1578 年离开意大利，先后流亡瑞士、法国、英国、捷克斯洛伐克、奥地利、匈牙利等国，长达 13 年之久。布鲁诺每到一个地方，经常出去作报告、写文章，还时常地出席一些大学的辩论会，用他的笔和舌毫无畏惧地积极颂扬哥白尼学说，无情地抨击官方经院哲学的陈腐教条，反对托勒密的"地心说"。1583 年，布鲁诺来到伦敦，在这里度过了两年多比较安静的时期，他的哲学著作《论原因、本原和统一》以及《论无限的宇宙和多世界》就是在伦敦写成并于 1584 年出版的。

他写道："要是因为感官不能理解也不能看到一个事物，就否认了它的存在，那么必然也要否定他自己的存在。"他声称如果有神的话，自然界本身就是神，不相信世上有什么"造物主"。

他在《论无限的宇宙和多世界》里，不但系统阐述和赞扬了哥白尼的"日心说"，而且大胆地提出了他的宇宙无限的思想。他说："无数的世界在无穷无尽的宇宙的广阔胸怀中产生、发展、灭亡，又重新产生……宇宙中有无数绕着自己的太阳运转的地球，就像那些绕着我们的太阳运转的行星一样。"在布鲁诺看来，宇宙是无限大的，也是物质的；宇宙中无数的恒星都是类似太阳那样的巨大而炽热的天体，太阳不过是一个行星系的中心，不是整个宇宙的中心。布鲁诺甚至还预言，生命不但存在于地球，也可能存在于我们还观察不到的遥远的行星上。他所描述的与无数太阳系并存的无限宇宙图景，差不多三百年后才得到科学界的公认。

在天主教会的眼里，布鲁诺的学说是极端有害的"异端"和十恶不赦的敌人。他们施展狡诈的阴谋诡计，以收买布鲁诺的朋友，将布鲁诺诱骗回国，并于公元 1592 年 5 月 23 日在意大利的威尼斯逮捕了他，把他囚禁在宗教裁判所的监狱里，次年 2 月布鲁诺被押解到罗马，接连不断的审讯和折磨竟达 8 年之久！布鲁诺始终没有屈服。

布鲁诺在监狱里，宗教裁判所对他威胁利诱，软硬兼施，妄图迫使他就范，公开声明改变自己的观点。但是布鲁诺没有屈服。他自勉说："如果愚昧无知者的法庭吓唬你，企图消灭你珍贵的事业，你一定要坚贞不屈，不要失掉勇气，甚至也不要退步。"他始终坚信真理一定会战胜邪恶，有一次审讯的时候，主教规劝布鲁诺："只要你公开表示认罪和忏悔，不但可以免除对你的火刑，还可以在罗马教廷中给你安排一个令人羡慕的高位。"布鲁诺嗤之以鼻，大声呼喊："收起你们这一套吧！我没有罪，也根本没有做过需要忏悔的事情！"主教露出了凶相，狂怒地吼道："你坚持异端邪说，执迷不悟，等待你的就是火刑！"布鲁诺镇定自若地说："在真理面前，我半步也不会退让！"罗马教廷把布鲁诺看作顽固不化的魔鬼，决定对他处以极刑。当布鲁诺听完判决以后，冷冷地刽子手们说："你们宣读判词，比我听到判词还要恐惧！"

1600年2月17日，52岁的布鲁诺被押赴罗马鲜花广场，捆绑在火刑柱上。临刑前，罗马教廷还奢望布鲁诺屈服，最后一次对他劝降："只要你忏悔，马上可以免刑。"布鲁诺视死如归，大义凛然地回答说："我宁愿做烈士而牺牲！"在被火焰和浓烟包围着的时候，布鲁诺还在发表最后的演说："火并不能把我征服，未来的世界会了解我，知道我的价值。"红衣主教们担心布鲁诺当众扫了自己的威风，用钳子夹住他的舌头，不让讲话。教会甚至害怕人们抢走他的骨灰来纪念他，匆匆忙忙把他的骨灰连同泥土一起抛撒在台伯河中。几年之后，人们不顾教廷势力的威胁和阻挠，在烧死布鲁诺的地方树起了一座布鲁诺纪念碑，使他的英名万世流芳。但是，宗教迫害科学的事件并没有因此而停止，公元1619年罗马天主教会议决定将《天体运动论》列为禁书，不准宣传哥白尼的学说。

但是科学的脚步并没有因为教会的禁锢而停止，1609年，伽利略创制了天文望远镜（后被称为伽利略望远镜），并用来观测天体，他发现了月球表面的凹凸不平，并亲手绘制了第一幅月面图。1610年1月7日，伽利略发现了木星的四颗卫星，为哥白尼学说找到了确凿的证据。借助于望远镜，伽利略还先后发现了土星光环、太阳黑子、太阳的自转、金星和水星的盈亏现象、月球的周日，以及银河是由无数恒星组成等等。这些发现开辟了天文学的新时代。

1564年2月15日，伽利略出生在意大利西海岸比萨城一个破落的贵族之家。据说他的祖先是佛罗伦萨很有名望的医生，但是到了他的父亲伽利略·凡山杜这一代，家境日渐败落。伽利略最初进了佛伦勃罗萨修道院的学校，他专心学习哲学和宗教，很想将来当一个献身教会的传教士。但是他父亲凡山杜听到这个情况后，立即把儿子带回家，他劝说伽利略去学医。17岁那年，伽利略进了著名的比萨大学，成了医科学生。比萨大学是所古老的大学，学校图书馆藏书丰富，这很合伽利略的心意，但是伽利略对医学并没有多大兴趣，他很少上课，一上课就对教授们教课的内容提出这样那样的疑问，使教授们难于回答，在教授们的眼里，伽利略是个很不招人喜欢的坏学生。不过，伽利略的兴趣不在医学，他孜孜不倦地学习数学、物理学等自然科学，并且以怀疑的眼光看待那些自古以来被人们奉为经典的学说。

伽利略对于世界充满了好奇，他通过观看教堂吊灯的摆动，研究了摆动的运动规律，也发现了摆动与心跳之间的关系，研制出脉搏计；通过测定物体在水中的重量发现，物体投入水中减轻的重量，刚好等于它排开的水的重量。在这个重大发现的基础上，伽利略发明了一种比重秤，可以很方便地测定各种合金的比重。一千多年之前，中国汉末曹冲称象的故事，我们传为美谈很久，却没有像伽利略那样开发出"比重称"，这件事情不知道李约瑟先生感慨没有？

1589 年夏天，25 岁的伽利略，在盖特保图侯爵的推荐下，获得了比萨大学数学和科学教授的职位。不久，伽利略进行了自由落体实验，他在比萨斜塔上扔下的铁球，不仅证明了不同重量的物体由同一高度下落时速度是相同的，更重要的是，这个大胆的结论推翻了亚里士多德的权威结论。在那些思想保守、头脑僵化的人眼里，这个举动无异于挖了他们的祖坟，亚里士多德的信徒们与伽利略开始势不两立了。在比萨大学呆了一个学期，伽利略又失去了职位。

伽利略再一次求助于盖特保图侯爵，他把伽利略推荐给帕多瓦大学，1592 年，28 岁的伽利略被任命为帕多瓦大学的数学、科学和天文学教授。

伽利略在帕多瓦大学工作的 18 年间，最初把主要精力放在他一直感兴趣的力学研究方面，他发现了物理上重要的现象——物体运动的惯性；做过有名的斜面实验，总结了物体下落的距离与所经过的时间之间的数量关系；他还研究了炮弹的运动，奠定了抛物线理论的基础；他第一个明确提出了加速度的概念：他为了测量病人发热时体温的升高，在 1593 年发明了第一支空气温度计。

1609 年 6 月，伽利略听到一个消息，说是荷兰有个眼镜商人利帕希在一偶尔的发现中，用一种镜片看见了远处肉眼看不见的东西。伽利略非常高兴，急忙跑进他的实验室。他找来纸和鹅管笔，开始画出一张又一张透镜成像的示意图。伽利略由镜管这个提示受到启发，看来镜管能够放大物体的秘密在于选择怎样的透镜，特别是凸透镜和凹透镜如何搭配。他找来有关透镜的资料，不停地进行计算。整整一个通宵，伽利略终于明白，把凸透镜和凹透镜放在一个适当的距离，就像那个荷兰人看见的那样，遥远的肉眼看不见的物体经过放大也能看清了。他一连干了好几天，磨制出一对对凸透镜和凹透镜，然后又制作了一个精巧的可以滑动的双层金属管。伽利略小心翼翼地把一片大一点的凸透镜安在管子的一端，另一端安上一片小一点的凹透镜，然后把管子对着窗外。当他从凹透镜的一端望去时，奇迹出现了，那远处的教堂仿佛近在眼前，可以清晰地看见钟楼上的十字架，甚至连一只在十字架上落脚的鸽子也看得非常逼真。伽利略发明的望远镜，经过不断改进，放大率提高到 30 倍以上，能把实物放大 1000 倍。现在，他犹如有了千里眼，可以窥探宇宙的秘密了。

过去，人们一直以为月亮是个光滑的天体，像太阳一样自身发光。但是伽利略透过望远镜发现，月亮和我们生存的地球一样，有高峻的山脉，也有低凹的洼地（当时伽利略称它是"海"）。他还从月亮上亮的和暗的部分的移动，发现了月亮自身并不能发光，月亮的光是通过太阳得来的。伽利略又把望远镜对准横贯天穹的银河，以前人们一直认为银河是地球上的水蒸气凝成的白雾，亚里士多德就是这样认为的。伽利略决定用望远镜检验这一说法是否正确。他用望远镜对准夜空中雾蒙蒙的光带，不禁大吃一惊，原来那根本不是云雾，而是千千万万颗星星聚集一起。伽利略还观察了天空中的斑斑云彩——即通常所说的星团，发现星团也是很多星体聚集一起，像猎户座、金牛座的星团都是如此。他还发现了木星周围环绕着它运动的卫星，还计算了它们的运行周期。伽利略还用望远镜观察到太阳的黑子，他通过黑子的移动现象推断，太阳也是在转动的。一个又一个振奋人心的发现，促使伽利略动笔写一本最新的天文学发现的书，他要向全世界公布他的观测结果。

1610 年 3 月，伽利略的著作《星际使者》在威尼斯出版，立即在欧洲引起轰动。但是，他没有想到，望远镜揭开的宇宙的秘密大大触怒了很多人，一场可怕的厄运即将降临在这位杰出的科学家的头上。

1615 年冬天，伽利略的名字上了罗马宗教裁判所的黑名单，他被传讯到罗马来接受对他的审讯。教会推崇古希腊天文学家托勒密的"地球是宇宙中心"的学说，因为在神学家看来，太阳是围绕地球运转的，因为上帝创造太阳的目的，就是要照亮地球，施恩于人类。这是永恒不变、颠扑不破的真理。为了维护这个荒谬的理论，天主教会的宗教裁判所不惜用恐怖的暴力对付一切敢于提出异议的人们。1327 年，意大利天文学家采科·达斯科里活活被烧死，他的罪名只不过说了地球是球状，在另一个半球上也有人类居住，却因违背《圣经》的教义惨遭迫害。1600 年 2 月 17 日，意大利哲学家布鲁诺，在罗马百花广场被活活烧死，也是因为他到处宣传了哥白尼的学说，动摇了"地球中心说"。1616 年 2 月，宗教裁判所宣布，不许伽利略再宣传哥白尼的学说，无论是讲课或写作，都不得再把哥白尼学说说成是真理。他如果敢于反抗，下场绝不会比布鲁诺更好。在教会的威胁下，伽利略被迫作了放弃哥白尼学说的声明。他怀着极其痛苦的心情回到佛罗伦萨，在沉默中度过了好些年。

经过长久的酝酿构思，用了 5 年多的时间，伽利略另一部伟大的著作《关于两种世界体系的对话》，在 1632 年 2 月出版。该书以三个人对话的形式，以充分的论据和大量无可争辩的事实，客观地讨论托勒密的"地心说"与哥白尼的"日心说"，谁是谁非的问题。这本书有力地批判了亚里士多德和托勒密的错误理论，科学地论证哥白尼的"地动说"，宣告了宗教神学的彻底破产。

科学和神学不可调和的斗争爆发了。1632 年 8 月，罗马宗教裁判所下令禁止这本书出售，并且由罗马教皇指名组织一个专门委员会对这本书进行审查。到了 10 月，宗教裁判所要 69 岁的伽利略去罗马接受审讯。这时，他已经病魔缠身，行动不便，许多关心他的人到处为他说情，但是罗马教皇恼怒地说："除非证明他不能行动，否则在必要时就给他带上手铐押来罗马！"1633 年初，伽利略抱病来到罗马。他一到罗马便失去了自由，被关进了宗教裁判所的牢狱，并且不准任何人和他接触。在罗马宗教裁判所充满血腥和恐怖的法庭上，真理遭到谬误的否决，科学受到神权的审判。那些满脸杀机的教会法官们，用火刑威胁伽利略放弃自己的信仰，否则他们就要对他处以极刑。年迈多病的伽利略绝望了，在审讯和刑法的折磨下，伽利略被迫在法庭上当众表示忏悔，同意放弃哥白尼学说，并且在判决书上签了字。

根据资料介绍，伽利略的晚年是非常悲惨的。这位开拓了人类的眼界，揭开了宇宙秘密的科学家，1637 年双目完全失明，陷入无边的黑暗之中。他唯一的亲人——小女儿玛俐亚先他离开人间，这给他的打击是很大的。但是，即使这样，伽利略仍旧没有失去探索真理的勇气。1638 年，他的一部《关于两门新科学的讨论》在朋友帮助下得以在荷兰出版，这本书是伽利略长期对物理学研究的系统总结，也是现代物理的第一部伟大著作。后来，宗教裁判所对他的监视有所放宽，他的几个学生，其中包括著名物理学家、大气压力的发现者托里拆利来到老人身边，照料他，同时也是向他请教。他们又可以愉快地在一起讨论科学发明了。1642 年 1 月 8 日，78 岁的伽利略停止了呼吸。300 多年之后，1979 年 11 月，在世界主教会议上，罗马教皇提出重新审理"伽利略案件",为其平反。

在伽利略之后,近代科学技术不断进步,逐渐由天文、力学、数学等学科扩展开来,诞生了化学、生物、声、光、电等许多数不清的近现代科学技术,近来又出现了控制论、信息论、自组织理论、系统论、复杂性科学等新科学思想和学科。科学技术的发展史,向人们说明了一个道理,冲破宗教对于人们思想的禁锢,才能解放人们认识客观世界的能力。客观世界是非常复杂的,人们的探索和认识也会不断深入、扩展,永远不会停留在一个领域里、某一水平上。

尽管科学终于冲破了宗教的束缚,战胜了迷信与愚昧,但是科学没有消灭宗教,在欧美的许多科学家还是虔诚的信徒。方舟子十分景仰的科技先导美国,他们选出来的总统,在就职典礼的时候,把手放在《圣经》上,由神父引导着宣誓,而不是把手放在《科学词典》上,信誓旦旦地崇信科学。对于这个"奇怪"的现象,方舟子为何不"妨之、咒之、取消之"?却在中医诞生的祖国,大肆宣扬中医如何"不科学"、"伪科学",实在是别有用心。

欧洲文艺复兴,其中很重要的一项内容,就是打破"一神论",恢复古希腊"众神"统治下人们探索宇宙奥秘的自由。很不幸的是,在西方科学中国化的过程之中,很多人把科学定义"狭隘化",在没有弄清什么是科学的情况下,就虚拟了一个"科学神",把科学说成是一个神,崇拜起来,而且是排他性地主张"科学一神论",凡是不符合他们观点、他们看不懂的东西,都判为"异端"邪说,都指为"伪科学"、反科学,这实际上是违背科学精神的,也与科学发展的历史过程是格格不入的。

方舟子说:"有些中医支持者为了把中医说成科学,另外提出了科学判定标准。这在逻辑上是荒谬的。这实际上是先入为主地认定了中医是科学,然后再去设立相应的科学标准。我们要判定某个事物的属性,应该根据已有的标准,而不应该特地为之另设新的标准。这在历史上也是错乱的。如果中医是科学的话,相当于要把科学诞生的时间提前上千年,从而大幅度地改写世界科学史。而在本质上与中医并无区别的其他民族的传统医学,甚至连同风水、算命、巫术等种种玄学、迷信也都可以根据相同的理由自称为科学,其结果是混淆了科学与非科学的界限。当然,对这一点一些中医支持者不会认为是个难堪,因为他们也相信风水、算命、巫术等等都是科学。"

方舟子的指责,使我们看到他用一个含混不清的所谓"科学"作判定是非的标准是假的，想以此打击中医却是真的。正是他把自己作为科学的化身，"先入为主地"判定文艺复兴之前无科学，因而简单判定中医不科学。

不能自诩为科学代言人

方舟子首先一口咬定，科学诞生在西方，与中国无缘，中医因此也就不属于科学。他靠着这样的简单推理，不从人类积累知识、认识世界、改造世界的知识体系来看问题，所以就走向了荒谬。他说："中医是一种文化的东西，但它的理论体系不是一个科学的体系，因为这是在人类有科学之前就已经形成的、就基本定型的体系。"他认为，中医学无论多么安全有效，肯定不是科学，而只能算一种文化。这种勉强的肯定，包含着坚决的排斥，是十分有害的言论。

人类文明进步的历史是不容隔断的，科学也不是凭空里产生的，科学是一个不断积累经验事实，在事实基础上不断思考、不断总结的过程。科学必须以整个人类生产、生活为基础，必须吸纳以往的物质和思想文明成果。

现在，我们说搞科学研究，往往是先由科学家提出学说，或者假说，然后再验证，再进一步推广。也就是学理在前，方法在后。古代科学技术的发明，也许是一样的过程，但是，流传下来的往往只有技术，而没有相应的学说。甚至只有"衣钵"、"法器"，理论原理则需要后人去体会、去悟道、去提炼。所谓奥妙无穷、言不尽意、心领神会等等，往往都是这样的一种情况。

比如，埃及金字塔留下了许多后人难以破解之谜，它的建筑特点毫无疑问是符合建筑学原理的，但是同样毫无疑问的是它不是按照建筑学建造的，因为建筑学成熟的时间很晚。古人制酒、制醋、制糖，都符合生物化学原理，或者说成功地运用了生物化学方法，但是，这些并不是按照生物化学而产生的行业。制盐、冶铁也是这样，先有具体方法而后才有相关学问诞生。四川都江堰的建造，符合流体力学原理，也是流体力学方法在前，而相关学问总结在后。龙泉、太阿宝剑在前，而冶金锻造学在后。烹饪技术在前，而营养学在后。按照营养学去训练厨师，可能不会产生几大菜系的高级厨师，而可能培养出来一些"化学提取师"。

学有专攻，法不二门。按流体力学原理，建不成金字塔；生物化学方法，也造不出龙泉宝剑；分析化学方法，指导不出中药的组方原则；靶点攻击的受体学说，也难以阐明中医辨证论治的精髓。因为中医追究的是辨证之后的病机，运用的是整体效应治疗，而不是分析化学效应。

西医借助化学、物理学的成就，建立了生物化学、生物物理学、超声诊断学、磁共振、CT诊断、细菌化疗、肿瘤化疗等等学科，取得了长足的发展。因为它们的基础一样，可以无障碍接受，全部同化吸收。而中医学与之学理不同，难以借鉴化学、物理学的成就，也不能建立相应的学科。

中医研究人与天地自然的联系，研究人的脏腑与天的五气四时的关系，研究人的五脏与地的五味的关系，研究人体的七情与健康的关系，研究人体疾病与针灸按摩的关系，研究人体疾病与天然药物的关系，研究人体的升降出入运动与人体健康的关系，研究生理机能、生命物质的适中、和谐、通畅的重要性，研究四诊在疾病诊断中的重要作用，研究具有复杂化学成分的药物如何配伍、如何减毒增效，研究如何通过辨别证候进行立法处方选药，如何调整药物等等，这些都不是西医学的内容。

控制论、信息论、黑箱理论、自组织理论等新学术体系和系统科学、复杂性科学，都可在中医学里找了相关的内容，中医学在没有形成这些新学科之前，就成功地运用了这些先进的科学方法。这正好与我们刚刚说过的"古代科技往往先有技术方法，而后建立现代学理"一样，说明中医学符合未来科学的要求，经过转换，可以建立相应的有关学科，从而发展中医学。"远缘杂交"正是建立新兴学科的重要条件。

方舟子说："人们有选择使用自己相信的医术的权利。由于目前中医还有广泛的民众基础，而且在某些时候还可以对现代医学技术有所补充，试图通过行政或法律手段取消中医，既不现实也没有必要。学术界、科普界人士应该做的，是加强科普，让公众掌握科学思想、科学方法、科学精神和科学知识，提高辨别医疗保健真假的能力。政府管理部门现在应该做的，则是加强对中医药的管理，加强对中医药安全性的研究和监控，同时应该逐步减少、最终取消那些试图证明中医基础理论的物质基础的科研项目。几十年的实践已经证明，这类中医基础研究是不可能获得真正的科研成果的，只是在浪费科研经费。有关中医研究的科研经费应该用于检验中医具体疗法的有效性和安全性方面。如果是把中医作为一种文化遗产，从人文的角度研究中医理论体系，我完全赞成。"

方舟子以为自己是懂得科学的，其实与科学巨匠相比，他只是一个"科学小矮人"；与未来科学相比，他的知识是很有限的。假如他以如此浅薄的知识为凭据，让人们远离中医药，那他就不仅仅是知识浅薄的问题了，而是"空谈误国"的问题。因此，他远离中医，不信任中医，我们管不着；但是，他还要代表科学，向群众宣传中医不科学、不可信，动摇中医生存的群众基础，破坏中医生存所依赖的市场，让中医自己走向灭亡，我们就不能等闲视之。

方舟子断言："站在历史的高度，从世界范围内看，中医的衰落是必然的。在人类历史上，每一个民族都曾经有过自己特有的、非科学的医术。在医学科学诞生之后，各个民族的医术都无法避免走向衰落的命运。它们已经完成了其历史使命，它们之中的某些合理成分已经或即将为医学科学所吸收。我们没有理由相信我们这个民族的古代医术就会是例外。医学科学早就进入中国并牢固地确立了起来。既然我们现在已经拥有更好的医学，我们也没有理由对一个古代医术体系恋恋不舍。"

经过这些"理论铺垫"，方舟子逐渐走上了反对中医、取消中医的不归路。他要为"科学大帝"清君侧了。

与方舟子志同道合的张功耀，更是直接以科学代言人的身份站出来，大声疾呼："以文化进步的名义，以科学的名义，以维护生物多样性的名义，以人道的名义，我们有充分的理由告别中医中药。"在 2006 年，他从网络到公开媒体上，不断兜售《告别中医中药》①。

"以科学的名义"，让人们联想起教堂里神父们经常"以圣灵圣父的名义"来说话，方舟子、张功耀有什么资格可以代表科学说话？有授权吗？科学是一个多么广大的体系啊，他们怎么能代表得起？他们精通所有的科学分科之学？是这些学科的带头人？有权代表科学说话？他们能代表自然科学、社会科学、思维科学？能代表过去的科学、现在的科学、未来的科学？谁能相信！代表不了，强行"代表"，那就是冒用"科学"的旗号，把科学当大棍子使用，这是亵渎科学！

"以文化进步的名义"更是荒唐。文化是人类活动的总合，包括巫术与宗教，都是文化的体现。古代之巫与现代之巫相比较，就有原始与进步的差异；宗教也是发展的、变化"进步"的。张功耀可以代表进步的巫术与宗教，来批判中医吗？他经常说中医不进步，其实，他最不进步，他站在 21世纪现实的讲台上，仍然重复着 70 年之前有些人的过激语言，甚至连腔调也没有变化。时代已经发展到了 21 世纪，他仍然像 100 年之前一样，念念

---

① 曹东义.捍卫中医（第 1 版）[M].北京：中国中医药出版社，2007.

不忘改造中华文化，说什么要取消阴历、取消孙子兵法、中国古代无科学、李约瑟的难题根本不存在、要愚公移山、开启民智，等等。可惜的是，这些话如果讲给西太后听，也许会很新鲜，现在仍然以此为"卖点"，已经错过了100年。

还有一个自称能代表科学来反对中医的人，不但比他们两个人的资格老，而且还号称是无所不知的"万能院士"。网络里有一篇文章，叫做"丁肇中的不知道，与何某某的无所不知"。文章说，作为一个很有成就的科学家，诺贝尔奖获得者丁肇中先生，回答许多专业之外的问题时，甚至是关于物理学的某些问题，经常谦虚地说"不知道"，而"万能院士"等人，对于他们所不了解的中医学，经常拿着"伪科学"的大帽子、大棍子进行攻击。他们往往说"我依靠科学原理，不用了解中医的理论，就知道中医属于伪科学"。真是一个自诩"只有你问不到，没有我不知道"的"科学狂人"。

在科学中国化的过程之中，伴生了三类社会现象，正在损害科学的清誉。一类社会现象是产生了不少"科学傻子"，只要一听到"科学"两个字，听到某人说某某是科学的，就顶礼膜拜，根本不问所以然，这是科学的悲哀，因为他们是把科学作为宗教来崇拜的。把科学当作神，推倒玉皇大帝，另立起一个"科学大帝"，仍然是愚昧的表现。还有就是借科学名义行骗的"科学骗子"，借科学名义打击异己的"科学棍子"，都在危害科学的清誉。

2007年爆发的"茶水发炎事件"很有典型意义，值得人们反思。

2007年3月19日，中新网杭州刊发一则记者柴燕菲、特约记者郑瑜、李京报道的消息《用茶水当作尿液样本送检，医院化验出"发炎"》。记者们说，随着人们健康知识和法律意识的不断增强，患者对医院、医务人员的期望值不断增高，而现代医学的局限以及一些医务人员的不负责任，使医患矛盾成为社会的热点和难点。针对医院前来投诉的人很多：杭州的一位陈女士看了个小病花了两千多元，病历和药物的明细单都没有；一个医院口腔门诊部花四千块钱给患者装的烤瓷牙居然是个合金的假货；明明是一般的主治医师却偏偏说成是北京大医院来的教授、专家。因此，他们突发奇想，要亲自试验一下医院的诚信度。

本网记者和浙江电视台钱江都市频道《新闻007》记者一起暗访了某些医院。仅仅化验一项得出的结论就让人"不寒而栗"。是什么让记者们"不寒而栗"呢？原来，他们用一只崭新的玻璃杯泡了绿茶，并将茶水当作尿液的样本送检。记者首先来到了位于杭州萧山区萧绍路 1541 号的萧山钱江医院。值班的蔡医生在问了记者的大致情况后，叫记者先去做个小便化验。记者把事先准备好的茶水倒进盛放尿液样本的量杯，然后送进了化验室。不到 5 分钟，化验结果就出来了。上面的数值显示：包括胆红素在内的三个指标超标。蔡医生看了化验单一眼后表：，"从化验单显示的：'白细胞，1～3 个'说明有炎症，可能是尿道炎，必须先配点药回去吃，不好的话马上再来。"蔡医生给记者开了三盒消炎药，两盒甲枫霉素胶囊，一盒阿奇霉素片，包括药费和检查费，记者一共花了两百二十多元。记者的科学素养使他们觉得这可能是这家医院的偶然失误，因此，他们就又到了位于杭州萧山区萧绍路 608 号的萧山华东医院。化验员拿到记者的茶水样本后，把它送进了检验机，几分钟后，报告单出来了，胆红素一个加号。"胆红素什么意思？"记者问到。值班医生告诉记者："胆红素一个加号问题不大，不像白细胞，有白细胞可就问题大了。"当记者问可不可以不配药，这位医生没有回答，只是说最好做进一步检查。

记者们不敢大意，又来到第三家医院，这是位于杭州学士路一号的浙江大学附属妇产科医院。当听说记者小便时有点痛，这位医生让记者先做个小便化验，记者把事先准备好的茶叶水送进了化验室。半小时后化验结果出来了，白细胞 2 个加号，显微镜居然还检测到了 2～3 个白细胞。"有炎症了，尿路感染，挂盐水效果好。"医生让记者不要紧张，并给记者开了 3 天的盐水消炎，花费了近 400 元钱。

茶叶水难道真的会发炎？大医院难道也会搞错？带着这样的疑问，记者又在这家医院用同样的茶叶水作了第二次检测。化验单上显示，仪器检测白细胞一个加号，人工显微镜检测白细胞 1～3 个加号。在 2 天的时间里，记者跑了 10 家医院，其中 4 家是民营医院，6 家公立医院，6 家公立医院里有 4 家是省级医院，都是用同一杯茶叶水作尿液样本，检测结果是：2 家民营医院和 2 家省级医院茶叶水中没有被检出白细胞，另外 6 家医院不同程度地检测出了白细胞和红细胞，其中 2 家医院的化验单上显示，用显微镜也能看到白细胞，5 家医院给记者配了消炎药，总计药费 1300 元左右。

他们带着这个问题，请教了生化专家和主管化验师，他们都肯定茶水中不可能有红、白细胞的存在，那么记者去医院检测出的那些数据又是怎么回事呢？是检验仪器出了问题还是化验师的检验水平有问题？难道是一些化验员在有意篡改化验数据？这个问题在网上披露之后，引发了一系列的讨论。

2007 年 4 月 8 日，生命科学类专业网站——丁香园网站公布一份报告，称包括北京协和医院、中日友好医院等全国 92 家三甲医院的医生自发参加了模拟"茶水尿常规"检测，回收有效报告单 136 份，其中检出"阳性"项目的报告单为 127 份，占总数的 93.4％；未检出"阳性"项目的报告单为 9 份，占总数的 6.6％。中国医师协会检验医师分会副主任委员、北京天坛医院检验科主任康熙雄介绍说，浙江的报道发表后，引起医疗界广泛关注。一些医生在丁香园网站论坛展开讨论，并参照报道，自发形成了一个模拟"茶水尿常规"检测方案：用一只 100ml 的崭新玻璃杯，取 5～10g 绿茶泡成茶水，并对茶水进行尿常规检测。结果显示"阳性"反应居多，回收的 136 份有效报告单中，127 份检测结果呈"阳性"。其中 57 份报告单检出"胆红素"，42 份报告单检出"白细胞"，28 份报告单检出"红细胞"。

人们经过认真细致地反复验证，终于揭开了一个"科学障眼法"制造的"茶水发炎事件"的真相，如果见了科学仪器报告的结果就作为证据，就"铁证如山"地断定患者的病情，有的时候就会被"科学愚弄"。人们不能一听科学仪器，就顶礼膜拜，甘心做"科学傻子"。

同样损害科学清誉，与"科学傻子"一同出现的，就是"科学骗子"。2008 年的"三鹿牛奶事件"就是一个很好的证明。由于安徽阜阳"大头娃娃"是喝了不含蛋白质的牛奶造成的，国家就出台了一项措施，要检测奶粉的含蛋量。可是含蛋量检测的科学方法，让"科学骗子"利用了，害了不少儿童，也打垮了一家民族明星企业。

2008 年 9 月国家查出三鹿集团和其他 20 多家企业，在婴幼儿配方奶粉之中混入三聚氰胺，使儿童赖以生存的牛奶变成了"毒牛奶"，让很多儿童发生肾结石和肾损害。人们普遍谴责刻意掺杂使假的犯罪分子，然而对于科学技术在整个事件之中扮演的特殊角色，却很少有人注意到。

我们习惯了"科学技术造福人类"的说法，对于科学技术为不怀好意的"科学骗子"所利用，给人类造成的危害却很少了解。

"科学骗子"为何要在牛奶之中添加三聚氰胺呢？原来是为了把原奶加水，把稀释之后蛋白含量不足的问题遮盖过去，而掺杂使假，谋取不正当的利益，欺骗群众，长期食用这样的奶粉，不仅会损害肾脏，也可以造成"大头娃娃"。

食品的营养价值，主要由其中所含的蛋白质、脂肪、碳水化合物和维生素来决定。由于直接测量食物之中的蛋白质含量很困难，因此，人们普遍采用"凯氏定氮法"来进行检验，也就是通过测"含氮量"来估算蛋白质含量。这也是还原论指导下的"科学方法"，用其中的关键因素代表整体，而不是真正的整体检验。由此，就像"茶水发炎事件"那样，龙井茶水竟然被几十家三甲等医院的化验室，煞有介事地检查出来"泌尿系炎症"；有的竟然据此报告单，开出来几千元的药费。

这是"科学的障眼法"在捉弄人们，以分析还原的方法说明整体状况，往往就会闹出这样的笑话。

蛋白质主要由氨基酸组成，其含氮量一般不超过30%，而三聚氰胺的分子式含氮量为66%左右。因此，添加三聚氰胺会使得食品的蛋白质测试含量偏高，从而使劣质食品通过食品检验机构的测试。有人估算，在植物蛋白粉和饲料中使测试蛋白质含量增加一个百分点，用三聚氰胺的花费只有真实蛋白原料的1/5。三聚氰胺作为一种白色结晶粉末，没有什么气味和味道，掺杂后不易被发现。由于食品和饲料工业蛋白质含量测试方法的缺陷，三聚氰胺也常被不法商人用作食品添加剂，以提升食品检测中的蛋白质含量指标，因此三聚氰胺也被人称为"蛋白精"。

三聚氰胺是李比希于1834年合成的化工产品，现在常用尿素作原料进行人工合成。它有着广泛的工业用途，可以作阻燃剂、减水剂、甲醛清洁剂等。它的树脂硬度比脲醛树脂高，不易燃，耐水、耐热、耐老化、耐电弧、耐化学腐蚀，有良好的绝缘性能、光泽度和机械强度，广泛运用于木材、塑料、涂料、造纸、纺织、皮革、电气、医药等行业，而不能用于食品之中。

尽管"科学骗子"明知三聚氰胺不能用于食品之中，然而利益的驱使让他们走上了犯罪的道路。儿童没有母乳，或者母乳不足，需要添加牛奶，这本身就是一种不幸了，不曾想他们柔弱身体赖以生存的"婴幼儿配方奶"里竟然暗藏杀手。

含有三聚氰胺的奶粉，进入胃肠道之中，遇强酸或强碱水溶液水解，胺基逐步被羟基取代，首先生成三聚氰酸二酰胺，进一步水解生成三聚氰酸一酰胺，最后生成三聚氰酸，成了毒害肾脏的物质。动物长期摄入三聚氰胺会造成生殖、泌尿系统的损害，膀胱、肾部结石，并可进一步诱发膀胱癌。

目前已经知道，转基因大豆之中，缺乏对人体有益的大豆异黄酮；各种蔬菜、水果之中，常见农药、生长素、化肥超标的报道；不少肉制品之中，瘦肉精、激素含量也时常见到"超标"的现象；毒大米、增白馒头也被媒体多次披露。这种以"高科技"造假的"科学骗子"，正在威胁人民大众的饮食安全问题，应对的形势也日益严峻起来。一个值得人们深思的问题是，食品的不安全，环境灾难，往往都是"科学骗子"打着"科技产品"惹的祸。

我们应该打击的是那些利用科学名义行骗的犯罪分子，而不能把科学本身一同株连进去。方舟子却不分青红皂白，把以中医的名义行骗的行为都归到受害者中医身上，借机把整个中医界称作骗子。

古人所赖以生存的洁净的水源，清新的空气，安静的环境，正远离我们而去。如果不用中医学所总结的养生之道善待生命，而是"以酒为浆，以妄为常，逆于生乐"，那么我们要应对的事情，无论是突发的，还是逐渐积累的，就会越来越多。

不要以"伪科学"清君侧

方舟子在 2006 年 10 月 28 日的《经济观察报》上发表文章"为什么说中医不是科学"，文章说"1955 年成立的中医研究院在去年 11 月改名为中医科学研究院，特地加了'科学'两个字，据称这表明结束了多年来中医是否是科学的争论。如果靠这种文字游戏就能结束争论那就太省事了。美国的神创论者成立了'神创科学研究所'，但是生物学界仍然不认神创论是科学。同样，美国生物医学界虽然对中医的某些疗法（例如针灸）是否有效有争论，但是对中医是否是科学却是没有争论的：不是科学。例如，美国国家卫生院和美国医学会都把中医和其他乱七八糟的民间医术一起归为'另类医学'，不属于医学科学。著名的反伪科学组织'对声称超自然现象的科学调查委员会'（CSICOP）则干脆认为中医是玄学、巫术、伪科学。中医支持者在面对批评时常见的一个反弹是批评者不懂中医，似乎只有中医从业者才有批评中医的资格。按这个逻辑，我们也可以说只有算命先生、风水'大师'、星相师才有批评算命、风水、星相的资格了。要批评某一种学说是否科学，无需演一出'敌营 18 年'再反戈一击，甚至无需了解它的细节，只要根据通用的科学标准对其思想和方法加以衡量即可。尤其是在有现代医学可作为对照的情况下，只要具有现代医学知识，要判断中医的非科学性就更为容易。如果用科学哲学中一些被广泛接受的检验标准，例如逻辑的自恰性、可检验性、可证伪性、可测量性等，对中医进行一番分析，我想不难认定中医不是科学。我不想在此作这种枯燥的'科学是什么'的理论分析，而只想从另一个角度，反过来从'科学不是什么'说明为什么中医不是科学。"

我们认为，中医是保障人们健康、诊治疾病的行业，它是否属于科学其实并不很重要，因为科学是什么本身还没有搞清楚，有广义狭义的区别，有简单与复杂性的不同，有现在与未来的差异。一般说来，科学是研究为什么的，很多"为什么"的解释，也就是科学道理，经常处于否定之否定的不断变化之中。医学的根本目的是安全有效地解决疾病的治疗问题，是增强人民体质，保持健康体魄，这些问题中医学在历史上有了很丰富的历史经验，也有很多经验教训。

中医学的安全有效性，就像中华饮食的不同烹饪方法，追求的是色香味，当然"冒死吃河豚"是有危险的。至于它的安全性问题，早就在历史的发展过程之中基本解决了。几千年之前，古人利用微生物原理酿造出了白酒，但是并不主张酗酒，也对化学制剂的醋和糖，有过很多深入的研究。但是对于为什么鲁菜要这样配，粤菜要那样的火候？为什么一样材料，搭配却不一样？什么温度、多长时间的加工方式？等等，都有自己独特的研究方法。但是并没有"科学"地研究含有多少维生素，因为那是另外一个问题，那不是鲁菜、粤菜师傅要解决的问题。假如，有所谓"科学"营养学家，以科学为招牌，非要鲁菜、粤菜的师傅们拿出"科学数据"来，加以说明、证明自己的做法"最科学"，才是合法的；不然的话，就说他们这样做了食物出售，就是"有意无意"地坑骗顾客。然后，再煞有介事地拿着科学仪器进行化验，说其中的某一成分是致癌的，某一成分是可以引起肾损害的，某一成分是对肝脏不利的！然后，"以科学的名义"宣布："你们不去除这些成分就是伪科学、危害科学、危害大众生命健康！"

面对这样的"科学"营养师的指责，大家是否都去吃肯德基？吃麦当劳？去药房里吃西药片？因为，据说他们的做法"最规范"、"最标准"，也"最科学"，或者如某些人宣扬的"最符合科学"。难道我们的生活果真要进入"纯净化学药片"充饥的时代了吗？

如果我们的鲁菜、粤菜的师傅们说，尽管我们说不出你要的大道理，但是这是中华民族几千年反复试验、反复验证过的，我们的祖先都说这样做好吃、好看、有营养。难道这就是"不科学"的行为，或者是宣扬"伪科学"？因为饮食也是人命关天的大事，"科学"难道不管这样的大事？

方舟子说："科学讲究创新，绝不崇古。因此在科学中不存在人人必读、必信的经典。现代医学的学生除非是本人对医学史感兴趣，否则没有人会去研读希波克拉底、盖伦、维苏里、哈维等等历代医学大家的著作，不熟悉经典著作丝毫也不影响他们行医。现代医学的论文也没有人会把前贤语录当论据，靠引经据典来证明自己的正确性。中医则不然，《黄帝内经》《伤寒论》《金匮要略》等古代文献是中医学生必读、必背、必信的至高无上的经典，是他们诊断、处方的依据，中医的论文往往只是对这些经典的阐明、验证。所以，中医更像是一种人文学，而不是科学。"

方舟子说得不错，西医的许多经典都过时了，没有人再感兴趣了，用这些经典指导临床就会出笑话，所以不会有西医学生去问津了。但是，西医学的基本方法没有变，无论什么时候也必须学盖伦创立的解剖学，必须在解剖的基础上研究功能。盖伦命名的骨头，方舟子改不了，"后方舟子"也改不了。哈维说的循环，伽利略的显微镜，魏尔啸的细胞学说，霍夫曼的细菌理论，任何一个西医也必须学，不学习这些知识就成不了西医。科学创新是有基础的，必须在前人的基础上进行，当然，中医学对于前人知识的依赖性更大，这就像一颗大树、一条河流一样，不能断绝本源。

中医的"《黄帝内经》《伤寒论》《金匮要略》等古代文献是中医学生必读、必背、必信的至高无上的经典，是他们诊断、处方的依据，中医的论文往往只是对这些经典的阐明、验证"，这是由于这些中医经典具有很高的普适性，运用这些经典，就能解决临床问题，就可以在西医没有治疗办法的时候，找到办法，甚至解决西医难以解决的问题。比如，SARS 的"疑似"阶段，临床上没有找到病灶、病菌，没有药敏试验证据的时候，进行西医药的攻击治疗，就是盲目地"以药试病"，因为目标不明确，可攻击的靶点不清楚，所以是"不科学"的做法，尽管临床上这种"不科学"的做法很普遍。中医则不然，中医治疗依据的是"病人的反应性"，也就是方舟子看不明白的"证候"，是他坚决不承认的"辨证论治"。方舟子以为，只要你们中医说不出什么是"证候的物质基础"，你们就不能使用证候的概念，否则就是虚无缥缈的玄学，就是不科学。

方舟子说："科学研究的是普适的自然规律，它没有国界，不具有民族、文化属性。虽然现代科学是在西方发展出来的，但是早已成为全人类的共同财富，也融入了东西方各国科学家的贡献。没有一门科学学科是只有某个民族才有而其他民族不予接受的，也没有一门科学学科是只有某个文化背景的人才能理解而其他文化背景的人无法掌握的。中国人并不需要先去学习西方文化才能掌握现代医学，就是因为现代医学是一门不具有民族、文化属性的科学。所以，把中医当成中国特有的科学，把中医的科学地位不受西方科学界的认可归咎于西方人不了解中国文化，那是很荒唐的。"

在方舟子的潜意识里，中医只在中国生存着，只要一出国界，就找不到中医了；说中医的学术语言，外国人也不懂，外国人永远理解不了中医理论。其实，这都是毫无根据的指责。中医在改革开放之前就走出了国门，美国总统尼克松访华前后，针灸、针刺麻醉就掀起了一股中医热。改革开放之后，来自国外学习中医的留学生，是非常之多的，遍及一百多个国家，中医的诊所在世界各地开花结果，很多出国的西医，往往都要先学习一些针灸之类的中医知识，以便交流或者有利于在国外谋生。那些只懂西医知识，看不起中医学问的西医，在国外大受其苦，完全不被当作一个医生看待，远没有中医医生那样可以"落地生根"，一展宏图，尽早过上好生活。近些年在美国申请考针灸执照的许多考生里，绝大多数是美国白人，而不是华裔中国人。

方舟子说："科学是一个完整的知识体系，各个学科都相互联系、统一在一起，不存在一个与其他学科都无联系，甚至相互冲突的独立科学学科。现代医学建立在生物学基础之上，而生物学又建立在物理、化学的基础之上。但是中医不仅在整体上（而不仅仅是个别细节）与现代医学不兼容，也与生物学、化学、物理学不兼容，它对抗的不仅仅是现代医学，而是整个现代科学体系。这样的东西，可以是与科学无关的哲学、玄学或别的什么东西，但是不可能是科学。"

方舟子这个批评也没有说对。

中医学与物理、化学、生物学绝对不是无缘的，更不是互相冲突、对抗的。中医的针灸所用的材料是金属，扎针要靠物理学的力来推动，针刺的部位要避开重要解剖脏器。中医所用的中药，经过煎煮，会分解出许多化学成分；不加煎煮，经过萃取，或者酒精提取，也可以找到许多化学成分，而且是非常丰富的化学成分。这些化学成分，往往让化学家们十分头痛，不知道为什么中药的化学成分这么多，更无法一个一个地控制其含量，调节其比例，更无法预测各个化学成分之间，会在煎煮的时候相互作用，会产生多少新物质。显然，不是中医不需要物理化学，而是现在的物理化学太幼稚，根本无法解释中医的所以然。

难道因为你方舟子看不懂魔术，就要判魔术师"无中生有"？变魔术的人、学魔术的人都属于"伪科学"？爱因斯坦的相对论，方舟子也未必看得懂，爱因斯坦在方舟子对面坐着，也极有可能会被方舟子当作"伪科学家"。

方舟子说："为中医辩护的一个常见理由是说它是一门经验科学，是几千年经验积累的结晶。虽然经验有时候含有科学因素，但是经验本身并不是科学，单凭经验而不按科学方法加以研究是不可能归纳出科学理论的，所以'经验科学'说法本身就不科学。历史是否悠久也与一门学科是否科学无关。有的科学学科（例如现代医学）的历史非常短暂，而有的非科学学科（例如算命、巫术、星相）的历史甚至比中医更悠久。事实上，中医主流历来是看不起经验的，鄙视建立在经验基础之上的民间偏方、验方。中医理论基本上并非经验的积累，而是建立在阴阳五行相生相克的玄学基础上的臆想，并根据这套臆想来诊断、处方。李时珍的《本草纲目》被认为是中医药经验的集大成，充斥其中的却是天人感应的谬论，例如它声称夫妻各饮一杯立春雨水后同房，治疗不孕症有'神效'，这显然不是什么经验积累，而是因为'取其资始发育万物之义也'。中医之所以相信虎骨、虎鞭、熊胆、犀角是良药，是因为这些动物凶猛、强壮引起的联想，所谓取象比类，类似感应巫术。水蛭会吸血，中医就认为把它晒干了入药能够活血化瘀，蚯蚓（地龙）在土壤里钻来钻去，中医就认为它晒干了入药能够通络利尿。凡此种种，不胜枚举，以生物的习性附会其死物的药效，这显然不是经验结晶，而是变相的感应巫术。"

科学不等于经验，但是科学绝不排斥经验，把经验与科学对立起来很危险。朱良春先生说："所谓经验，就是把别人说的东西，拿来经过自己验证，是有效的，然后变成自己的认识，这才是经验。经验也就是经过验证的知识。"中医的很多经验，就是这样形成的，也是这样传承下来的，有什么不好呢？而很多据说是很科学的药品，却出现了严重的不良反应，有的要了患者的性命，这值得自豪吗？河北医科大学李恩教授介绍说，敌敌畏的发明，曾经获了诺贝尔奖，但是日后发现这个"科学成果"，严重地危害生态环境，所以虽然全球严令禁止再生产敌敌畏，但是被破坏的生态何时得以恢复，还是难以预料的。《本草纲目》所说的方法固然有一定局限性，但是既不会给患者造成医源性疾病，也有利于患者建立良好的信念，有利于自组织能力的恢复。中医使用虎骨、熊胆、犀角，绝对不像方舟子所说的是因为强壮、凶猛，更不是出于"巫术"的猜测，而是有大量临床依据的用药经验。当然，这些强壮、勇猛的动物，因为机械文明、批量掠夺的原因，迅速减少数量，甚至逐渐接近灭绝的危险，需要人们保护。中医药界完全遵循这一宗旨，积极寻找替代品，培养家养、驯养动物，以便治病救人，这就是与时俱进。靠水蛭（蚂蟥）吸血，曾经盛行于西方，西医比中医用得多，曾经是四体液学说治疗疾病的支柱疗法，中医现在还在使用这些动物药，完全是基于临床需要，而不是什么"巫术感应"，只不过在方舟子看来中医所有的方法，都可以归为巫术之中。

方舟子说："没有科学的指导，宝贵的经验也很容易走偏。以抗疟良药青蒿素为例，它的研发是受到晋葛洪《肘后备急方》治疟验方的启发：'青蒿一握，以水二升渍，绞取汁，尽服之。'这显然是一个验方，与中医的辨证论治、复方配伍的理论无关。后来的中医医书例如《本草纲目》虽然都有青蒿可截疟的记载，但是现代研究表明中医所说的那种芳香可食用的青蒿（香蒿）并不能治疟疾，青蒿素是从中医并不认为能截疟、辛臭不可食用的另一种植物臭蒿（黄花蒿）提取出来的。我们只能推测葛洪说的青蒿指的是臭蒿，被后来的中医家搞混了，所以现在往往就把臭蒿改叫青蒿了。"

方舟子的指责是没有道理的，中医的独特贡献，在他的眼里不仅无功，反而有过，他经常这样看问题，也经常用这样的观点评论中医。谁说过黄花蒿是臭蒿，不可用呢？黄花蒿的叶不是青的吗？葛洪的记载，中医一直在用，而且"绞取汁"的煎服法也必须遵循，才可以"效专力宏"，单方一味而有效。否则入了煎剂，单靠青蒿就不灵了，必须多种中药配伍起来，而且治疗的机理，也从专门抑制疟原虫，改变为针对机体反应性。中医针灸可以截虐，解放大西南的时候曾经大显神威，临床上也屡有报道，但其机理绝对不是用针灸刺杀疟原虫。

方舟子说："为中医辩护的另一个常见理由是说它有效。但是有效性并不等于科学性。科学固然会有效，有效的却未必是科学。中国人大约在明朝的时候已发现通过种人痘能够预防天花，这应该是一种经验结晶，而且也有一定的效果。但是中医却把天花当成是小儿先天就有的藏在命门中的'胎毒'，而种痘是为了把胎毒引来。甚至在更安全、更有效的牛痘术于19世纪初自西方传入中国后，中医家也要来个'中西医结合'，对种痘后的反应进行辨证施治，认为是'脾经毒甚，血热违和'。在今天看来这种与有效的经验相结合的理论当然是很可笑的。何况，中医治疗的有效性是很值得怀疑的。许多人之所以相信中医的疗效，是因为相信自己曾经被中医治好过，而中医家也在医案中津津乐道如何巧治某个患了疑难杂症的病人。不幸的是，患者的证言和医生的'医案'并不被现代医学认为是疗效的证据。许多疾病都能自愈，在受到心理暗示时更是如此，患者的痊愈不一定是所接受的治疗导致的，因此某个患者被某个中医用某种疗法治好了病，并不能作为该中医医术高明、该疗法确实有效的证明。一种疗法、药物是否有效，是必须经过严格设计的临床试验才能确定的。现代医学是迟至上个世纪40年代才确立了这个原则，古人迷信名医医案本无可厚非。但时至今日，一些'中医泰斗'仍然拒绝接受现代医学的临床检验标准，碰巧'治好'了某个疑难杂症就大肆吹嘘，没治好的病例则只字不提，连把自己的亲人治死了也不知反省，这和江湖医生有什么区别？"

我们奇怪的是，中医所有的好东西，到了方舟子的嘴里，都变了味儿，都成了可以毒死人的毒药，或者属于"可笑"的奇谈怪论。中医发明的人痘疫苗技术，就是在中医理论指导下，经过千百年的临床实践探索才发明出来的。在西方医学的思想体系里，很难会产生这样的学术成就，因为他们信奉的是隔离，是杜绝病人与健康人的直接接触，所以也就不可能把病人的疮痂，接种到健康人的身体上。所以这样的原始创新，一定会被"以毒攻毒"、"化毒为药"的中医创造出来，而不可能首先出现于西方。这个问题说来话长，可以参见笔者主编的《热病新论》，这本书2008年由中国中医药出版社出版，书中详细讨论了这个问题，这是中医学的"原始创新"，是对人类的巨大贡献，"其功甚伟"不容抹杀。

中医治疗向来依靠心理作用，讲求医患和谐、密切配合，而且是"病为本，工为标，标本不得，其气不服"。中医绝不把病人当作化学药品的实验场，不过分看重药物的作用。中医认为一切治疗措施，都是为了病人恢复正气，恢复阴阳平衡、脏腑和谐，医生只不过是一个辅助手段，绝对不是病人的主宰。恰如扁鹊那样，他们师徒救活了虢太子，"天下尽以为扁鹊能够生死人（让死人复生）"，扁鹊却说："越人（扁鹊的名字）非能生死人，此自当生者，越人能使之起耳！"这才是中医的传统，是中医应该有的态度，假如有人败坏了这个传统，那是他个人的问题，不是中医学的问题。

中医非常注重病人精神在疾病治疗之中的重要作用，因为中医认为"人是形神一体之人"，精神与肉体不可分离。中医绝对要依靠病人的自主意识的紧密配合，而不会为了排除"心理作用"，把药物与心理疗法对立起来，不会"分解病人"，让他（她）再去心理科挂一个号，也绝不会对他说："你的病，是精神科的范围，我们只管这个器官的毛病，不管精神。"

中医一定会把病人的形体与精神，统筹一体结合起来加以兼顾，所谓"千方百计"，一切的措施包括心理暗示，都是为了患者的健康。中医是"一揽子解决"病人的健康问题，而不是让病人在各个专科之间转来转去，就像一个误入医学丛林的"迷路者"。

方舟子说："为中医辩护的人经常说，五千年来中华民族繁衍生息的实践证明了传统中医药学的确是人类的宝贵财富。这个诉诸民族感情的证据根本不值一驳。一个民族的繁衍生息并不需要靠医术来维持，这证明不了其医术的科学性。其他民族，甚至其他物种几千年来也都在繁衍生息。在现代医学传入中国之前中国人的平均寿命并不高于其他民族，在古代和近代都只有三十岁左右，现代中国人平均寿命大幅度提高到七十多岁完全拜现代医学之赐。事实上中医可能对中华民族的繁衍生息反而有负面影响，本来可以自愈却因不当治疗或为了养生服用有毒的补药而过早死亡的中国人不知有多少。又如，历代中医都认为女性受孕时间为月经净后六日内，还胡说什么单日受孕为男，双日受孕为女，而那段时间恰恰是女性最不容易受孕的'安全期'，如果古代中国人为追求多子多福真按中医的指导择日'敦伦'，反而是无意中在搞计划生育了。"

方舟子否定中医不遗余力，凡是能够陷害、栽赃的地方绝不会放过每一个机会。中华民族经历几千年摸索，有效预防和治疗了烈性传染病的危害，中医药对于 SARS 疫情控制、甲流防治、艾滋病救治的突出贡献，就是明证。当然，医学、医生在疫病流行之中的作用，或者全民族的人均寿命，主要是一个社会问题，而不完全是医学问题。古代有多少人，有经济能力，经常靠医药养生保健呢？毫无疑问，以中医药知识、方法作为寿亲养老的依靠，是广大民众和中国优秀知识分子的选择，也是一个光荣传统。被毛泽东赞扬为"伟大宝库"的中医药，在方舟子眼里不仅"不值一提"，而且"莫须有"地认定"事实上中医可能对中华民族的繁衍生息反而有负面影响，本来可以自愈却因不当治疗或为了养生服用有毒的补药而过早死亡的中国人不知有多少"；方舟子鼓吹"现代中国人平均寿命大幅度（由三十岁）提高到七十多岁完全拜现代医学之赐"，肆意抹杀和否定中医的历史贡献，放大、拔高西医药的作用，挑拨中西医之间的关系。

其实，人均寿命的提高，有现代西医的贡献，也有中医学的作用。人类战胜传染病，靠的是预防接种和抗细菌、抗病毒药物。预防接种的免疫思想、免疫技术，源于中医学的原始创新，人痘疫苗技术是中医免疫思想哺育出来的科学成果，后来的牛痘疫苗是在中医人痘疫苗技术上的改良和再创新①。细菌感染西药杀菌、抑菌发挥了巨大作用，中医药也有不俗的表现；抗病毒药研制很晚，中医治疗病毒性疾病流行，比如乙脑、流行性出血热、甲肝合并乙肝、艾滋病、SARS等，都有独特的优势，是人类的财富，不容肆意歪曲和抹杀。人均寿命的提高，与人们生活水平的提高有很大关系，更与人们注重养生保健，提高抗病能力有关，这些方面中医药有大智慧，其作用不容低估。

中医与西医在历史上，都有过对于生育问题的错误观点，这并不奇怪，西方古代在人体生育问题上的各种猜想，也有许多荒谬的成分。奇怪的是，有的人借此千方百计地打压中医。中华民族人口众多尽管原因很多，但中医药发挥了一定的作用，这个历史事实不容否定，至今依靠中医"先调经，后种子安胎"而获得生育的人，也大有人在，这也绝对不是"完全拜现代医学之赐"。按照方舟子"敦伦"的说法，就不能解释他为什么降生在中国的大地上。因为他的父母绝不是因为认识到"中医属于伪科学"，就"完全拜现代医学之赐"地"敦伦"，才有了方舟子的降生。任意贬低或者抬高一种医学的作用，都是不正确的做法，也是不符合科学精神的。

方舟子辩解说："否定中医是科学，并不是在全盘否定中医。中医理论没有科学价值，但是可以有人文价值，中医的某些经验疗法（特别是偏方、验方）也可能有其实用价值，值得现代医学去挖掘。所以对中医的正确态度应该是'废医验药'，抛弃不科学的中医理论，在现代医学的指导下检验中医疗法的有效性和安全性。"

方舟子竭尽全力批判中医，歪曲、否定中医的真实目的暴露出来了，他之所以丑化、抹黑中医，就是要推行"废医"的主张，动摇《中华人民共和国宪法》里决定的发展传统医药的根本大法，把党和国家扶持中医药发展的政策取消，把一个高尚而合法的中医职业消灭。这就是他的目的，为此他不遗余力地攻击中医，添油加醋地夸大中医的缺点，颠倒黑白地抹杀中医的成就，混淆视听地丑化中医形象。方舟子鼓吹的"废医验药"的危害性，下一节我们还要展开论述。

方舟子说："我们也不必因为中医不科学而妄自菲薄。毕竟，在现代医学兴起之前，各国、各民族的医术（包括西医）也都不科学，并不比中医

---

① 曹东义，主编．热病新论（第1版）[M]．北京：中国中医药出版社，2008.

好多少，甚至更糟糕。有人声称中医是'超科学'、'人体科学'，未来科学的发展会证明其正确性云云，这和那些'算命先生'、'风水大师'宣称算命、风水是超越现代科学的'预测科学'、'环境科学'并无不同，不过是一厢情愿。现代医学接受中医的某个疗法是可能的，接受中医理论则完全不可能。我们没有理由相信古人的智慧能够超越现代科学。科学是向前发展的，不可能重归蒙昧。天文学不会重归占星术，化学不会重归炼金术，生物学不会重归神创论；同样，医学科学也不会重归玄学、原始医术。能否超出朴素的民族感情科学地看待中医，是检验一个中国人的科学理性素养的试金石。"

方舟子说对了一点，科学是发展的。科学的阵营越来越壮大，绝不会停止在简单物理化学的范围里裹足不前，未来的科学一定会超越当代的科学，"人体科学"也不是"完全拜现代医学之赐"就已经完结了的。"算命先生"、"风水大师"也不是方舟子所能理解的。《易经》肯定与算命有联系，风水大师也一定要用阴阳学说，我们必须历史而客观地评价这种社会现象。古人靠《易经》预测战争、灾祸的应对方式，就是向不可知论、神命论的挑战，屈原《卜居》也不是迷信行为。相反，如果帝王决策一件事情，就凭着脑子一热就决断，或者像方舟子这样想当然地发泄爱憎感情，那个世界将会比用《易经》预测、占卜，要混乱得多，无序得多。如果"激情杀人"的罪犯，在作案之前先去咨询"算命先生"，可能十有八九就不会走上犯罪的道路。我国允许各种宗教自由存在，就是思想自由的一种体现。"风水先生"讲求的"天地人和谐"精神，也远比没有规划的乱建设好。当人们游览明十三陵、清东陵、清西陵的时候，肯定会为"风水先生"们设计的皇家陵园体现的天地人和谐精神所征服，这是一种美的创造，是体现中华文化文明的宝贵遗产。

科学史上不乏"否定之否定"的先例，以新、旧论中西医不是方舟子的发明，已经被证明是不可取的历史陈迹。中医的历史悠久不是缺点，而是成熟的象征，也是具有广泛"普适性"的证明。SARS 病毒第一次造访地球，中医药就有战胜它的利器；神舟飞船上天，中医药就可以预防太空病。中医并没有因为古老而被时代遗忘，而是在改革开放之前率先走出国门，把中华民族的优秀文化传向世界各地。

方舟子说："既然中医理论体系不是一个科学体系，而现在我们已经有了科学的医学理论体系，那么就应该废弃过时的、不科学的中医理论，而代之以现代医学理论。也就是说，不宜再在医疗中使用中医理论，也没有必要试图去证明中医理论的科学性、为其寻找科学基础——几十年的历史也已经证明，这种'科学研究'只是在浪费中国宝贵的科研经费。但是，我们并不否定中医理论体系的历史价值和文化价值，可以从历史、文化的角度把中医作为一种文化遗产进行研究。"

"只要西医，废止中医"的观念，在方舟子的心目中根深蒂固，他扭扭捏捏、吞吞吐吐地说了一大篇，才抛出来这个伪装了很多"科学外衣"的炮弹。他说中医是否科学是假，以"伪科学"为武器、为打手，为"科学的医学"西医"清君侧"，才是他想要达到的目的。本来，经过百十年的认真识别，中国人民选择了中医、西医长期并存，共同发展的道路，中西医团结合作，共同构成我国卫生体制的"一体两翼"，是世界上独一无二的中国特色，也是中国自主创新，将对人类作出较大贡献的一个领域。方舟子却处心积虑地要断其一翼，让中国只有西医，让中国人都吃西药。医药产品技术含量高，产业链很长，往往是中国人吃西药、用医疗器械的时候，西方的资本家在取得利润。方舟子这样做的背后，有没有西方资本的背景，我们不敢轻易下结论，但是他这样不遗余力地取消中医，西方资本家心中的畅快感，是不言而喻的。但是，方舟子的目的是不可能达到的，他的错误主张也是很不得人心的。

发现一个生物蛋白、一个分子靶点，就可以获得诺贝尔奖，假如在西医之外另建一个医疗体系，可以提供世人更多的医疗保健的选择，而不是唯一选择一个体系，那该是多么伟大的发明创造啊，其中蕴含着多少诺贝尔奖也未可知。我们在建设创新型国家的时候，多么需要中医药之类的原创科技体系啊，为什么念念不忘将其消灭呢？难道中医药时刻在危害中华民族的利益吗？绝对不是。

在科学发展的历程之中，经常会有新知识取代旧知识的情况，这也是科技进步的必然现象。如果一被"证伪"，就属于"伪科学"，那么整个一部科技史，就变成了"伪科学"的历史了。因为亚里士多德和托勒密主张"地心说"，认为地球是静止不动的，其他的星体都围着地球这一宇宙中心旋转，这个学说为哥白尼的"日心说"所证伪、取代，现在看来，"日心说"也不正确，也被证伪了。整个宇宙都在膨胀，它的"中心"在哪里，现在还没有结论。我们不能据此宣布亚里士多德、托勒密、哥白尼都是"伪科学家"，一部天文学的历史都是伪科学的历史。

科学探索经常会有失败，人类认识客观事物的过程充满了坎坷，比如 2003 年中国疾控中心（CDC）对于 SARS 病毒的认识，就是一个既艰辛，又曲折的过程。可以说是饱尝了失败的苦涩，却没有体会到成功的喜悦。

根据 2003 年 4 月 7 日的《健康报》记者郑灵巧所采写的"破译病因之谜"的文章报道，2003 年 1 月中旬，中国 CDC 接到广东疫情报告，很快派出了专家组，会同当地专家，赴发病地区现场核实疫情。专家们发现，这是一种与以往非典型肺炎都不相同的传染病，其传染性强，潜伏期短，密切接触后突然发病。专家们从现场带回了血清标本，开始了病因排除的系列试验。2 月 8 日春节刚过，中国 CDC 召开紧急会议，专题研究明显增加的非典型肺炎病例。9 日，该中心专家组与卫生部领导再赴广东指导处理疫情。这次广东之行，专家们带回了两份非典型肺炎死亡病人的肺组织标本。为选择最佳研究方案，该中心多学科专家一同开会论证。2 月 15 日下午，标本转到病毒病预防控制所首席科学家洪涛院士的实验室。拿到标本，洪涛和孙异临等助手彻夜工作，通过电子显微镜反复观看鉴别。2 月 18 日，经对所拍摄的 100 多张电镜照片的仔细观察，洪涛惊呼：病人肺组织中存在大量的衣原体样颗粒！虽然病人肺组织中的衣原体样因子与已知的衣原体都不相同，可能是一种新的衣原体样因子！洪涛先生作为病毒专家，对于发现新的病毒具有更浓厚的兴趣。然而接下来的研究，闯入他们眼帘的，仍然是"衣原体样因子"。3 月 1 日，他们将一名病人尸解肺、肾组织标本进行电镜观察与鉴别，从中见到大量典型衣原体样颗粒及其包涵体，而未见其他典型病原的形态。3 月 3 日，对另一名病人尸解肺、心、肝、脾、肾组织标本作电镜观察与鉴别，在肺、肝、脾、肾组织标本中，再次见到大量典型衣原体样颗粒及其包涵体，又未见其他典型病原的形态。4 日，用病人尸解脾组织标本与 6 份患者恢复期血清进行免疫荧光检测，5 份血清标本阳性，并且大量而密集的荧光聚集在细胞浆，从血清学方面首次证明了病人组织中存在本次暴发的病原。

就这样辛苦的工作，却错过了发现新型冠状病毒的机会。尽管该所 5 个攻关组的科技人员全力倾注到病原的查找中。每天，他们都有一次研究进展信息交流与讨论会，由所长阮力主持，每天都要上报一份研究情况的书面报告。我们现在可以不避讳地说，科学家的辛苦是一回事，"科学结论"是否正确是另外一回事。刘畅在 2003 年 5 月 23 日的《中国青年报》上，刊出了"科学探索会有失败"的文章，记述洪涛院士回首衣原体与冠状病毒之争的过程中，为什么会判断失误。这是一篇发人深思的文章，它让人们以一种"平常心"来看待科学，因为"科学"的任务是探索，是发现未知，出现失败、错误的"科学结论"是经常会有的事情。

在疫情如火的紧急时刻，在全国人民急切期待的眼神里，一大群顶尖的科学家，在科学的设计方案指导下，在最适宜搞科学研究的地方，用科学的仪器进行研究，用认真的科学态度分析，他们得出来的结论，应当叫什么结论呢？起码不是随意的、伪科学的，也决不是凭空的臆测、毫无根据的虚妄空谈，而只能是地地道道的"科学结论"！人们用化学合成的方法，造出了7000多种化学药品，由于各种原因已经有6000种被淘汰了。这些被淘汰的化学药物，哪一个不是当初的科学成果呢？

"科学不等于正确"，科学更不是绝对真理，不能把"科学"当成神，当成一种宗教来崇拜。五四运动之后，科学这个"赛先生"与作为自由化身的"德先生"，在中国被当作神灵，一直被崇拜到如今。"科学"从一种手段、一种精神、一种知识体系，逐渐异化，成了无所不能、有求必应的菩萨；成了代表正确、代表真理的形容词。人们不允许"科学"出错误，一切的"科学实验"必须得出正确的结果，必须具有先进性、创新性、独特性，等等，在这种高期望值之下，在这种不现实的虚幻之中，促成了一桩桩的学术腐败，养成了急功近利的浮躁情绪。正应了"不是棒杀而是捧杀"、"举得越高，摔得越重"的那句老话。这种不正确的"科学观"是十分有害的。相比之下，一切传统的文化、传统的科学都成了四旧的代名词，受到人们不公正的待遇。中医学，这个为中华民族繁衍昌盛作出了巨大贡献，至今仍然具有不可替代作用的中医学，还一再被许多人认为"不科学"！

如果科学是正确、先进的代名词，甚至可以等同于真理，那科学怎么还需要发展？为什么科学还需要不断进步？正是中医介入SARS的治疗过程，才出现了小汤山人人服中药的局面，中医治疗的安全、有效，得到了世界卫生组织专家的肯定①。

人不能超越历史、不能避免时代的局限，也不能永远正确。一代伟人毛泽东、周恩来，他们就曾经说过中国将来也要走世界统一的拼音文字的道路。这是历史和技术的局限造成的。假如他们老人家活到现在，看到汉字在计算机里的输入速度远远超过英文，看到人类语言学家对于汉字的新认识，

---

① 曹东义，主编．中医群英战SARS（第1版）［M］．北京：中医古籍出版社，2006：127-524.

他们一定会为汉字的优秀结构、为我们的古人如此伟大的发明创造而骄傲！今天，他们无论如何也不会接受"走世界统一拼音文字的道路"的提法了。改革开放的总设计师邓小平，他曾经不止一次说，假如后人认为他的工作"四六开"，有60%是正确的他就心满意足了。这既是谦虚，也是"科学精神"的体现。

中国科学院科技史研究所著名科学家宋正海研究员发起签名运动，为的是"不要让'伪科学'一词成为灭亡传统文化的借口"，并恳请将"伪科学"一词剔除出《科普法》。此次恳请书的实名签名活动，是在2006年反中医思潮沉渣泛起之后发起的，在2006年11月14日于网上发布，到30日结束，仅半个月就有150位签名，其中绝大部分是高级职称（职务）的专家学者①。

宋正海先生指出：当前中华文化碰到前所未有的挑战。这不仅仅指发生了要取消中医的这场闹剧，而本质是一些居心叵测的人假借批判"伪科学"，实际打击的却是我国的传统文化以及扎根于传统文化深厚土壤上具有挑战性的科技原创性成果和民间科学，妄图在中国实现全盘西化。更严重是这股势力内外呼应，气势汹汹，又掌握相当多的话语权，因而广大善良的人们茫然不知他们的根本目的，还以为他们真心干着反学术腐败的正义事业。国家兴旺，匹夫有责。在这种严峻的大形势下，仍有这么多志士仁人亮明身份站出来为弘扬中华文化，护卫民族精神家园而齐声呐喊，这体现了伟大的爱国精神，历史终会记住他们在国家陷入某种形式危亡时的疾呼。此次签名活动虽然结束了，但我们希望更多关爱中华优秀文化，护卫民族精神家园的人士能团结起来，构筑起一条新的长城，为实现中华民族的伟大复兴而作出新的贡献。

宋先生说，"伪科学"一词的产生经历了复杂的历史过程。原本含义很明确，就是指伪造科技成果或剽窃他人成果。它确切的名称是学术不端行为。然而时至今日（十几年间），一些别有用心的人（海外反华势力和国内某些学霸），原本他们背景不同、利益不同，现却殊途同归，假借批"伪科学"，打击的却是我国的传统文化以及扎根于传统文化深厚土壤上的挑战性的科技原创性成果和民间科学，在科学界大搞"文字狱"。他们很多言行已经涉嫌人身迫害、名誉损害。而今更可恶的是他们将批"伪科学"的矛头

---

① http：//www.tdsrjz.org/20070203/2007020300.doc； http：//www.wulou.cn/article/show.aspid=83

集中指向汉字和中医：把汉字具有优越性的学术观点扣上"伪科学"的帽子；对中医搞出了一个取消中医的所谓万人（实为138人）大签名的哗众取宠闹剧，给国家主管部门施加压力。

中华民族历经数千年的分分合合，人民备受战乱之苦，其中更是经历了几次文化大浩劫，然而中华民族在磨难中却巍然屹立。她吸纳百家文化，有容乃大，更加熠熠生辉，其缘由正是要归功于汉字和中医。汉字和中医正是传统文化的最好依托，也是护卫中华文化的最后一道防线。一个民族能不能长存，一个国家能否长久保持独立，完全取决于两个因素：一个是传统文化，一个是基于文化之上的人民。两者缺一不可。这些人的所作所为早已超越了学术争论，这让我们想起了美国中央情报局对华的《十条诫令》，其中提出对中国青少年进行"西化"和"分化"的具体要求，"要利用所有的资源，来破坏他们的传统价值"①。美国智囊库兰德公司提出对华战略分三步走。第一步就是要分化中国，"使中国的意识形态西方化，从而失去与美国对抗的可能性"。

勿以"废医验药"危害中医

方舟子说："医学首先应该是科学，即使不完全是科学，也应该建立在科学的基础之上，采用科学的研究方法。因此不科学的医学理论体系应该废弃。但是我们并非就因此要把中医药全盘否定。在上千年的医疗实践中，中医可能会摸索出某些安全有效的药物和疗法，值得去挖掘。但是经验虽然有时有效，却也很有限，含有许多以讹传讹和谬误，因此应该用现代医学的方法检验中药和其他中医疗法是否安全和有效。只有走'废医验药'的道路，中医中的某些合理成分才会融入现代医学之中，变成现代医学的一部分，中医的贡献才会得到认可和保存。"

方舟子主张"废医验药"的目的，不在于"验药"，而是在于"废医"；它的危害也正是"废医"，而不是"验药"。因为，"验药"的工作，一百年以来一直在做，有很多成就，也有很多无奈和挫折。当然"验药"的途径不止一条，尽管中药化学分析、提纯、验证取得了很多成就，也产生了麻黄素、黄连素、葛根素、丹参酮、川芎嗪、青蒿素、联苯双脂等许多有

---

① 金鑫，徐晓萍．中国问题报告：新世纪中国面临的严峻挑战［M］．北京：中国社会科学出版社，2002：71.

关的新药，但是更多的"验药"，是对于中医药临床疗效的验证，其中的成就非常之多，可以说俯拾皆是、指不胜屈。毛泽东主席看到这些成果，高兴地指出，"中华民族要对世界有重大的贡献，我看中医药就是其中的一项"，并且把"中国医药学是一个伟大的宝库"的批示，写到中央文件里，发在《人民日报》的社论里，让各级党委重视中医药的整理提高，再三嘱咐"这是一件大事，不可等闲视之"。

让人感到奇怪的是，对于中医药毫无研究，对于中医药成就视而不见的方舟子，竟然由此得出了"废医"的结论，他的主张的确是非常有害的，严重地干扰了中医药事业的发展。我们必须澄清他借科学之名，危害科学之实的错误言行，更要看清他试图危害中医药事业的不良用心，而不能听之任之，放任其肆意传播泛滥于民间。

方舟子说："'废医验药'的主张要比历史上有人提出过的'废医存药'的主张更准确，因为'存药'的提法会让人误以为凡是中药、传统疗法都可以不经验证地加以保留、使用。历史上虽然没有人明确地提出'废医验药'的主张，但是有类似的思想，例如出身于中医世家的国学大师陈寅恪在解释自己为何不信中医时，即指出是因为'中医有见效之药，无可通之理'（《陈寅恪集·寒柳堂集·寒柳堂记梦未定稿·吾家先世中医之学》）。顺便指出，陈寅恪被誉为'中国文化的守护神'，因此不要以为不信中医、主张'废医验药'就是在反对中国文化。"

方舟子为推行"废医验药"的错误主张，费尽心机，也牵扯出来很多无辜的人，陈寅恪先生就是一个。他这样东拉西扯，把战火烧到古今、四方，迫使我们不得不在后边一章里进一步深入分析，以便指出其谬误所在。

历史上的确有过"废医存药"的错误主张，追根溯源可能要追到俞樾的《废医论》那里去。俞樾先生因为家人屡屡因病而死，愤而提出"医虚、药虚"，要"废医废药"。后来，他发觉自己的主张有错误，就用实际行动纠正自己的失误，经常赠药、舍药，有时也为人们开方治病。梁启超、严复、胡适、鲁迅、傅斯年、丁文江等文化名流，由于受当时机械唯物论和"西方文化先进论"的影响，都有过不当批评中医的错误言行，这是那个时代的通病，不是哪一个人的具体责任。毕竟那是"中国人趴在地上看世界的时代"，不值得把他们的错误观点作依据，更不应该别有用心地放大他们的时代局限性，利用他们的错误为自己的眼下利益作根据。如果想了解这些历史事件的前因后果，请参阅下一章的内容，当然笔者 2010 年 5 月在中国中医出版社推出的《中医近现代史话》，对此进行了更为细致的评说。

方舟子说："'废医验药'的主张也符合国际生物医学界的主流观点。一些国际、国外权威机构，例如世界卫生组织、美国国家卫生院（NIH）、美国食品药品管理局（FDA）等，近年来都开始关注对包括中医药在内的传统医学的研究、利用，但是又都强调这类研究、利用必须在现代科学的理论和方法的指导下进行。例如，2004 年 6 月美国食品药品管理局发布的新政策允许草药制剂用于临床时，可以不必知道其具体化学成分和药理，但是必须经过临床试验证明其有效性和安全性。第一种草药制剂（用绿茶提取物制成的药膏 Veregen）在 2006 年获得 FDA 批准。"

方舟子的这个主张是错误的，也是自相矛盾的。尽管一百年来，科学界、化学界、医学界"都强调这类研究、利用必须在现代科学的理论和方法的指导下进行"，但是，"现代的科学理论和方法"是"还原论"指导下的方法，是定性定量的分析方法，这样的方法无法解释中医药的有效与无效，更无法指导中医使用中药，所以是行不通的一条死路。因此，才有了"世界卫生组织、美国国家卫生院（NIH）、美国食品药品管理局（FDA）等，近年来都开始关注对包括中医药在内的传统医学的研究、利用"，并且他们也知道"现代科学理论和方法"还很幼稚，还解决不了这个问题，所以就进行"让步"，提出来"可以不必知道其具体化学成分和药理"。

试想，如果"现代科学理论和方法"很容易就知道了中药的"具体化学成分和药理"，他们会让步吗？绝对不会。

"现代科学理论和方法"的定性、定量分析，为何可以很轻松地指导西药开发，却对中药"无能为力"呢？这与方法论有关。

一定的方法论，指导一定的研究方法；一定的研究方法，解决一定的具体问题。定性定量的分析化学是研究西药的金标准，放之四海而皆准。因为西药都是单一化学成分的药物，每一位西药的分子结构、化学基团、活性物质都是结构清楚的化学物质，它们如何被人体吸收，在体内如何代谢，如何分布，半衰期多长，致死量多大，如何被人体分解、结合、排泄等，其"技术路线"都很清晰，这是西药的长处。但是，这是很不够的。

首先，世界上没有绝对纯洁的单质药物。我们看到各种"化学纯"、"分析纯"的试剂，几乎都是"混合物"，除了主要成分占绝大多数之外，还含有几十种微量的其他化学物质，而不是"只此一种，别无他物"的"单质"。"金无足赤"是一个客观的现实，并不是形容词。所谓的纯洁，是相比较而言，很难达到单质的境界。

理论上应该做的事情，现实生产过程未必能够做到。我们知道青霉素过敏曾经让很多人丧失了生命，因此发明了过敏试验加以补救。然而临床上很多人，在做过敏试验的时候是阴性的，但是治疗的过程之中却发生了过敏。也有的人，对于这个厂家生产的某一批青霉素可以接受，而同一个厂家、同一拨工人、按照同一个标准生产的、不同批次的青霉素却会发生过敏。因此，临床上只要在使用青霉素的过程之中更换药品的批次，就必须重新做皮试。也就是说，两个批次的青霉素会有物质组成上的不同。到底有多少不同？颇难说清，因为各种检测，都是检测主要成分含量达到了"质量控制标准"的要求，却不能让两个批次的青霉素完全一样，否则就用不着再做皮试了。也就说，尽管同一个车间的同一批工人，按照同样的 GMP 标准生产同一种西药，也无法使两个批次的青霉素完全一样。这就是客观世界的复杂性。

中药成分的复杂性人所共知。尽管中医也强调道地药材的重要性，但是并不绝对地强调"丝毫不差"，中医用药有很大的"灵活性"，有的人甚至因此诟病中医"随意性极强"。

即使是一种中药，其化学成分也有几十种以上。而且相同名称的一味中药，从用药植物的不同品种差异，到成色含量的影响，到不同收获季节、产地、加工炮制、调剂司药的准确性、煎煮时间的控制、文火武火的差异、不同配伍的影响等等，几乎每一个环节都存在难以控制的变数。中医药治疗疾病依靠病人的自组织能力，不是把病人当作化学反应的"试验台"，不是药物与人体"直接反应"。其实，西药对人体的影响也是这样的必须依靠人体的自组织能力，只不过抗生素的杀菌作用，使人误以为药物把人体内的细菌全部消灭就是治病的真谛；误以为化学药物无所不能，人体只要接受化学药物的治疗，就会治愈所有的疾病。这是严重低估人体自组织能力的表现，也是盲目夸大化学药物作用、误导患者、制造医患关系矛盾的重要原因。后面我们要在"疾病复杂，医学幼稚"一章里，进行深入分析，破除人们盲目崇拜化学药物的"现代迷信"。

用化学定性定量分析的方法，无法确定一碗汤药里的每一种化学成分的组成，更无法准确说清楚其含量，至于不同化学成分之间的比例，就更难说清楚了。也就说，按照分析化学的单一组成理论，中药都是不合格的药品，几乎等于垃圾。所谓的植物药研究，就是从这许多成分里抽取单质，看看哪一种单质"可能有效"。

西药走的是单一化学成分的"靶点"用药的"技术路线"，中药的技术路线却是"群体组合效应"。西药研究就像研究一个球星的进球技术动作，突出的是一个技术要素；而中药的研究是整个球队的有机配合，讲求的是群体配合的整体战略。

西药讲求一对一的靶点，中药讲求药物与人体的互动配合。西药抗菌、杀病毒、阻断受体、激活受体、补充营养物质，都必须落到具体的物质结构上。中药针对的是人体的证候，是人体在疾病过程之中所出现的整体反应性，也就是"辨证论治"。西药的出发点是拯救机体，中药的出发点是促使机体自我调节能力的恢复。

中药发挥作用，不是医生开出处方就完成了。实际上司药抓药的过程，煎药人员煎药的过程，都是"制造药物"的后续过程，这期间要去掉"药渣"，中药饮片的绝大部分物质要被去掉，就像喝茶扔掉剩余的茶叶那样，中药饮片扔掉的物质比保留的物质多。当然，煎煮出来的汤药之中，很可能产生了中药饮片里所没有的新成分。到此也没有完全完成药物的最后环节，病人少喝一口，多喝一口中药汤，其在体内的化学过程就会不一样，这与病人服用西药的"整齐划一"，防止"质量偏倚"是不一样的。喝到体内的许多化学成分，有的被吸收进血液；有的在肠道继续分解，然后再吸收；也有的既不分解，也不合成，更不吸收，只是在肠道里做了一次体内旅行。

值得提出的是药物在"体内旅行"一趟，也不一定没有作用。因为人体是一个极为复杂的整体，肠道里有许多寄生的、共生的微生物，每一种化学物质的短期、中期、长期存在，都改变了其生存环境，就如同化学反应的"催化剂"一样，催化剂本身不发生反应，却能影响其他化学物质的反应过程。

还有一个颇为棘手的问题，就是人体是分层次的，表征生命健康的指标非常多，一个一个分别检查，可能"只见树木，难见森林"。比如，一个老年慢性病患者，从头到脚检查一遍，在各个专家诊室里走一趟，就会检查出来许多毛病，甚至从头到脚全有不正常的检查结果。各位专家都很有"科学依据"地开出来几种药物，但是把各位专家开的药物加在一起，就是一个不堪忍受的数量，全都吃下去就会中毒死亡；全不吃，看专家的意义就约等于零；任意吃药，看专家的意义也约等于零。这是西医受还原论指导的方法论错误所导致的，不是哪一个专家的责任。

主张"一药一针管"的西药用药标准，在肚子里开西药铺，让病人照单吃许多相互之间难以协调作用的药物，是西医难于克服的方法论缺陷。中药尽管有许多"不确定"因素，中医使用中药的指导思想却是"一揽子解决"方案，并且是针对病人的整体反应性，而不是特意地针对某一靶点。

"一揽子解决"的中药，不仅针对病证的痛苦，而且必须兼顾人体的"升降出入"，兼顾一切表征生命的各项指标，比如病人的吃喝拉撒睡、气力精神心情、天气冷热晴湿，这些治疗思想在讲求靶点的西医看来，简直就是"顾左右而言他"，根本不着边际。然而事实上，这就是中医治疗疾病的特色，把病人的自组织能力调整好，就可以有效地治疗疾病，正所谓"磨刀不误砍柴工"。

中医与西医认识疾病的方法不同，治疗疾病的指导思想、技术方法也是不同的，这就像是京剧与歌剧、足球与篮球、和尚与牧师的差别一样，评价方法应该各不相同，互相调换评价标准，就成了"人比人该死，货比货该扔"的局面，是完全行不通的方法。

方舟子主张的"必须在现代科学的理论和方法的指导下进行"中药研究的思想，就是以单一化学组成定性定量分析方法指导下的中药研究，这根本不可能揭示中医使用中药的秘密，也是完全行不通的。行不通而强行推行，就是在"验药"的招牌下，行"废医"之实。所以，他主张"验药"是假，"废医"才是真实目的。

莫用"中医骗子"嫁祸中医

方舟子在他的网站上，开辟了一个专栏，叫做"立此存照：中医骗子"。初看上去好像是在打假，其实他是在打中医。他在揭露造假的同时，把责任完全嫁祸到中医身上。

有人打着中医的旗号，进行欺骗，伤害的是中医的形象和利益。

方舟子不打击坏人，不去追究这些骗子的责任，不维护中医作为"被害人"的利益，却把指责指向中医。这就像西施受到坏人的伤害一样，方舟子不是揭露坏人如何利用西施的弱点，如何不公平地欺负了西施，却大声斥责西施：你为什么不长得和东施一样?！你为什么总是被人欺负，而李逵、张飞却不被人欺负?！他因此得出一个结论叫做："立此存照：爱告刁状的坏人西施"。

2003 年 2 月，方舟子发布"中医骗子论"，把中医视为"骗子"。从

"龙胆泻肝丸"事件开始，不断发表中医药不安全，甚至到处宣扬中药有毒、有害的错误言论。方舟子搜集、整理了很多有关"中药毒性材料"，制备了所谓"中药毒副作用备览"，把许多中药都列为"问题药品"。他说："大部分中药的毒副作用因缺乏研究，至今不明。"可以设想，用化学成分的定性分析方法，含有复杂化学成分的中药，都有可能被方舟子判为"问题药品"。农产品之中往往有农药、化肥、激素的残留，各种食品都不是无菌的，而是"大肠杆菌不超标"，如果按方舟子的逻辑，几乎所有的农产品都是毒品，都需要抛弃。

方舟子说："毒副作用与一般的副作用不同，是指用药后能导致器官损害、机体功能障碍，产生新的疾病，甚至导致死亡。"关键是这样的成分占多少，如何提取的，提取出来多少，中药配伍成方剂的时候，能煎出来多少，能否被病人吸收，都是"缺乏研究"的。就这一句"缺乏研究"，又成了他"验药"的根据，更是他主张废医的"充足理由"。

方舟子列举的"已知或怀疑含有马兜铃酸的药材"有：马兜铃、关木通、天仙藤、青木香、广防己、汉中防己、细辛、追风藤、寻骨风、怀通、朱砂莲、三筒管、杜衡、管南香、南木香、藤香、背蛇生、假大薯、蝴蝶暗消、逼血雷、白金果榄、金耳环、乌金草等。可能与上述药材混用而搀杂马兜铃酸的药材：木通、苦木通、紫木通、白木通、川木通、预知子、木防己、铁线莲、威灵仙、香防己、白英、白毛藤、大青木香等。含有以上药材的中成药：龙胆泻肝丸、耳聋丸、八正丸（散）、纯阳正气丸、大黄清胃丸、当归四逆丸（汤）、导赤丸（散）、甘露消毒丹（丸）、排石颗粒、跌打丸、妇科分清丸、冠心苏合丸、苏合丸、辛夷丸、十香返生丸、济生橘核丸、止嗽化痰丸、八正合剂、小儿金丹片（丸）、分清五淋丸、安阳精制膏、辛夷丸、儿童清肺丸、九味羌活丸（颗粒、口服液）、川节茶调丸（散）、小儿咳喘颗粒、小青龙合剂（颗粒）。

含朱砂的中成药：一捻金、二十五味松石丸、二十五味珊瑚丸、十香返生丸、七珍丸（丹）、七厘散、万氏牛黄清心丸、小儿百寿丸、小儿至宝丸、小儿金丹片、小儿惊风散、小儿清热片、天王补心丸、牙痛一粒丸、牛黄千金散、牛黄抱龙丸、牛黄清心丸、牛黄镇惊丸、安宫牛黄丸、安宫牛黄散、红灵散、苏合香丸、医痫丸、补肾益脑片、局方至宝散、纯阳正气丸、抱龙丸、柏子养心丸、胃肠安丸、香苏正胃丸、保赤散、益元散、梅花点舌丸、琥珀抱龙丸、紫金锭、紫雪、暑症片、舒肝丸、疹药、避瘟散、人参再造丸、平肝舒络丸、再造丸、复方芦荟胶囊。

含雄黄的中成药：七珍丸、小儿化毒散、小儿至宝丸、小儿惊风散、小儿清热片、牙痛一粒丸、牛黄至宝丸、牛黄抱龙丸、牛黄消炎片、牛黄清心丸、牛黄解毒丸（片）、牛黄镇惊丸、六应丸、安宫牛黄丸（散）、红灵散、医痫丸、局方至宝散、阿魏化痞膏、纯阳正气丸、珠黄吹喉散、梅花点舌丸、紫金锭、暑症片、痧药。

含千里光的中成药：千柏鼻炎片、感冒消炎片、千喜片。

含柴胡的中成药：小柴胡片、小柴胡颗粒、柴胡口服液、柴胡舒肝丸、小儿热速清口服液、午时茶颗粒、牛黄清心丸、气滞胃痛颗粒、龙胆泻肝丸、加味逍遥丸、护肝片、补中益气丸、乳疾灵颗粒、逍遥丸、消食退热糖浆、通乳颗粒、黄连羊肝丸、得生丸、清瘟解毒、舒肝和胃丸、感冒清热颗粒、鼻渊舒口服液、鼻窦炎口服液、平肝舒络丸、安坤赞育丸。

含板蓝根的中成药：板蓝根颗粒、二丁颗粒、儿童清肺丸、小儿肺热咳喘口服液、小儿热速清口服液、小儿清热止咳口服液、小儿感冒茶、小儿感冒颗粒、护肝片、利咽解毒颗粒、金嗓散结丸、复方鱼腥草片、健民咽喉片、羚羊清肺丸、清开灵口服液、清热解毒口服液、感冒退热颗粒、清开灵注射液。

含款冬花的中成药：川贝雪梨膏、止咳橘红口服液、止嗽化痰丸、橘红丸。

含蜈蚣的中成药：止痛化癥胶囊、中风回春丸、中风回春片、医痫丸、金蒲胶囊、狼疮丸、通心络胶囊。

含水蛭的中成药：大黄䗪丸、血栓心脉宁胶囊、通心络胶囊、清脑降压片、化癥回生片。

含黄连素的中成药：复方黄连素片、黄连上清丸、黄连羊肝丸、一清颗粒、万氏牛黄清心丸、万应胶囊、万应锭、小儿化毒散、小儿清热片、木香槟榔丸、五福化毒丸、牛黄上清丸、牛黄上清胶囊、牛黄千金散、左金丸、左金胶囊、石斛夜光丸、戊己丸、芎菊上清丸、当归龙荟丸、安宫牛黄丸（散）、导赤丸、妇科分清丸、芩连片、拨云退翳丸、参精止渴丸、驻车丸、枳实导滞丸、栀子金花丸、香连丸（片）、复方仙鹤草肠炎胶囊、桂龙咳喘宁胶囊、脏连丸、狼疮丸、消渴灵片、清胃黄连丸、葛根芩连丸、蛤蚧定喘丸、癃清片、人参再造丸、平肝舒络丸、再造丸、二妙丸、九圣散、三妙丸、大补阴丸、小儿肝炎颗粒、分清五淋丸、功劳去火片、生血丸、白带丸、如意金黄散、固经丸、知柏地黄丸、河车大造丸、健步丸、清肺抑火丸、颈复康颗粒、鼻炎片、三黄片。

含麻黄的中成药：儿童清肺丸、九分散、千柏鼻炎片、小儿肺热咳喘口服液、小儿咳喘颗粒、小儿清热止咳口服液、小青龙合剂、小青龙颗粒、止喘灵注射液、止嗽定喘口服液、风湿马钱片、风湿骨痛胶囊、风寒咳嗽颗粒、防风通圣丸、宝咳宁颗粒、复方川贝精片、急支糖浆、洋参保肺丸、祛风舒筋丸、通宣理肺丸、清肺消炎丸、蛤蚧定喘丸、舒筋丸、痧药、疏风定痛丸、鼻炎片、镇咳宁糖浆、鹭鸶咯丸、人参再造丸、再造丸。

含何首乌的中成药：乙肝宁颗粒、七宝美髯颗粒、儿康宁糖浆、三宝胶囊、天麻首乌片、心通口服液、再造生血片、血脂宁丸、血脂灵片、产复康颗粒、安神补脑液、安神胶囊、更年安片、龟鹿补肾丸、养血生发胶囊、首乌丸、脂脉康胶囊、益气养血口服液、人参再造丸、平肝舒络丸、再造丸。

含大黄的中成药：一捻金、一清颗粒、十一味能消丸、十香止痛丸、十滴水、十滴水软胶囊、八正合剂、三黄片、大黄清胃丸、大黄䗪虫丸、小儿化毒散、小儿化食丸、小儿热速清口服液、小儿清热片、木香槟榔丸、止痛紫金丸、止嗽化痰丸、牛黄上清丸、牛黄上清胶囊、牛黄至宝丸、牛黄消炎片、牛黄解毒丸（片）、分清五淋丸、六味安消散、当归龙荟丸、竹沥达痰丸、防风通圣丸、如意金黄散、妇科通经丸、利咽解毒颗粒、利胆排石片、金蒲胶囊、参精止渴丸（降糖丸）、导赤丸、枳实导滞丸、栀子金花丸、胃肠安丸、胆宁片、柴胡舒肝丸、脂脉康胶囊、狼疮丸、消食退热糖浆、黄氏响声丸、黄连上清丸、麻仁丸、麻仁润肠丸、痔康片、羚羊清肺丸、清宁丸、清肺抑火丸、清淋颗粒、跌打活血散、痧药、槟榔四消丸、礞石痰丸、蠲哮片、人参再造丸、化癥回生片、再造丸。

含泽泻的中成药：七味都气丸、三宝胶囊、山菊降压片（山楂降压片）、五苓散、分清五淋丸、六味地黄丸、六味地黄颗粒、龙胆泻肝丸、归芍地黄丸、冯了性风湿跌打药酒、耳聋左慈丸、血脂灵片、麦味地黄丸、杞菊地黄丸、更年安片、启脾丸、补肾固齿丸、明目地黄丸、知柏地黄丸、金嗓散结丸、参茸固本片、枳实导滞丸、前列舒丸、济生肾气丸、桂附地黄丸、消栓通络片、消栓通络胶囊、锁阳固精丸、癃清片、安坤赞育丸。

含益母草的中成药：八宝坤顺丸、女金丸、加味生化颗粒、再造生血片、产复康颗粒、参茸白凤丸、得生丸、痛经丸、化癥回生片。

含延胡索的中成药：九气拈痛丸、女金丸、元胡止痛片、止痛化癥胶囊、少腹逐瘀丸、气滞胃痛颗粒、仲景胃灵丸、伤痛宁片、壮骨伸筋胶囊、安中片、安胃片、妇宝颗粒、妇科十味片、妇科调经片、肠胃宁片、金蒲胶囊、参茸白凤丸、茴香橘核丸、胃康灵胶囊、胃舒宁颗粒、舒肝丸、猴头健胃灵胶囊、痛经丸、痛经宝颗粒、化癥回生片、平肝舒络丸、安坤赞育丸。

含槟榔的中成药：一捻金、九气拈痛丸、大黄清胃丸、山楂化滞丸、小儿至宝丸、开胸顺气丸、木香分气丸、木香槟榔丸、化积口服液、四正丸、利胆排石片、国公酒、金嗓利咽丸、肥儿丸、茴香橘核丸、柴胡舒肝丸、消食退热糖浆、消瘿丸、舒肝和胃丸、槟榔四消丸、蠲哮片。

含厚朴的中成药：十香止痛丸、开胸顺气丸、木香分气丸、午时茶颗粒、六合定中丸、四正丸、冯了性风湿跌打药酒、如意金黄散、利胆排石片、抱龙丸、国公酒、金嗓利咽丸、胃肠安丸、香苏正胃丸、香砂养胃丸、保济丸、柴胡舒肝丸、消食退热糖浆、麻仁丸、清宁丸、舒肝丸、藿香正气口服液、藿香正气水、藿香正气软胶囊、平肝舒络丸。

含胖大海的中成药：金果含片、健民咽喉片、黄氏响声丸、清喉利咽颗粒。

含天花粉的中成药：儿童清肺丸、小儿化毒散、牛黄消炎片、导赤丸、如意金黄散、利咽解毒颗粒、拨云退翳丸、乳癖消片、宝咳宁颗粒、栀子金花丸、保济丸、消渴灵片、通乳颗粒、羚羊清肺丸、清肺抑火丸、清胃黄连丸、清音丸、清瘟解毒丸、解肌宁嗽丸、鹭鸶咯丸。

含牵牛子的中成药：一捻金、大黄清胃丸、山楂化滞丸、小儿化食丸、开胸顺气丸、木香槟榔丸、槟榔四消丸。

含穿山甲的中成药：妇科通经丸、金蒲胶囊、茴香橘核丸、通乳颗粒、再造丸。

含石菖蒲、八角茴香、桂皮、花椒、蜂头茶、七荆介的中成药：儿童清肺丸、天王补心丸、安神补心丸、辛芩颗粒、复方仙鹤草肠炎胶囊、茴香橘核丸、锁阳固精丸、复方甘草片、拨云退翳丸、化癥回生片。

含川楝子的中成药：乙肝宁颗粒、三子散、止痛化癥胶囊、阴虚胃痛颗粒、妇宝颗粒、乳块消片、茴香橘核丸、舒肝丸。

含补骨脂的中成药：七宝美髯颗粒、千金止带丸、四神丸、冯了性风湿跌打药酒、再造生血片、壮骨关节丸、肠胃宁片、补肾益脑片、青娥丸、国公酒、固本咳喘片、茴香橘核丸、首乌丸、蚕蛾公补片、荷丹片、益肾灵颗粒、锁阳固精丸、强阳保肾丸、安坤赞育丸。

含艾叶的中成药：艾附暖宫丸、加味生化颗粒、妇科通经丸、参茸保胎丸、化癥回生片、安坤赞育丸。

含苍耳子的中成药：辛芩颗粒、通窍鼻炎片、鼻炎片、鼻渊舒口服液、鼻窦炎口服液。

含丁香的中成药：二十五味松石丸、二十五味珊瑚丸、十六味冬青丸、十香止痛丸、十香返生丸、七味广枣丸、八味檀香散、木香分气丸、止痛紫金丸、六应丸、妙济丸、纯阳正气丸、洁白丸、紫雪、痧药、避瘟散、人参再造丸、中华跌打丸、化癥回生片、平肝舒络丸、再造丸。

含肉桂的中成药：十六味冬青丸、十全大补丸、十滴水、十滴水软胶囊、七味葡萄散、人参养荣丸、女金丸、五苓散、五味清浊散、止痛化癥胶囊、牛黄清心丸、艾附暖宫丸、仲景胃灵丸、补肾固齿丸、纯阳正气丸、茴香橘核丸、柏子养心丸、复方皂矾丸、济生肾气丸、桂附地黄丸、桂附理中丸、痛经丸、痛经宝颗粒、强阳保肾丸、麝香保心丸、人参再造丸、化癥回生片、平肝舒络丸、再造丸。

含巴豆的中成药：七珍丸、妇科通经丸、胃肠安丸、保赤散。

含独活的中成药：天麻丸、壮骨关节丸、抱龙丸、国公酒、祛风止痛片、舒筋丸、舒筋活络酒、疏风定痛丸、中华跌打丸。

含北豆根、番泻叶、虎杖、大戟、金樱根、千斤拔、苦参、昆明山海棠、芦荟、千年健、使君子的中成药：北豆根片、小儿清热止咳口服液、青果丸、荷丹片、胆宁片、热炎宁颗粒、控涎丸、三金片、妇科千金片、四味土木香散、金蒲胶囊、清肺抑火丸、雅叫哈顿散、昆明山海棠片、当归龙荟丸、舒筋丸、疏风定痛丸、化积口服液、肥儿丸、疳积散。

含海马、红娘子、生蜂蜜、鱼胆、猪胆的中成药：复方皂矾丸、护肝片、胆乐胶囊、脑立清丸、藿胆丸。

含洋金花的中成药：止喘灵注射液、壮骨伸筋胶囊。

含马钱子的中成药：马钱子粉、马钱子散、九分散、风湿马钱片、舒筋丸、疏风定痛丸。

含川乌、草乌的中成药：小活络丸、木瓜丸、风湿骨痛胶囊、骨刺消痛片、祛风舒筋丸、中华跌打丸、二十五味珊瑚丸、三七伤药片、小金丸、五味麝香丸、祛风止痛片。

含全蝎的中成药：七珍丸、小儿至宝丸、小儿惊风散、止痛化癥胶囊、中风回春丸、牛黄千金散、牛黄抱龙丸、牛黄镇惊丸、风湿马钱片、医痫丸、通心络胶囊、人参再造丸、再造丸。

含硝石的中成药：红灵散、纯阳正气丸、紫雪。

含善慈姑的中成药：金蒲胶囊、紫金锭。

含黄药子的中成药：金蒲胶囊。

含火麻仁的中成药：麻仁丸、麻仁润肠丸。

含附子的中成药：天麻丸、四逆汤、附子理中丸、前列舒丸、济生肾气丸、桂附地黄丸、益肾灵颗粒、人参再造丸、再造丸。

含蟾酥的中成药：牙痛一粒丸、牛黄消炎片、六应丸、血栓心脉宁胶囊、灵宝护心丹、金蒲胶囊、梅花点舌丸、痧药、麝香保心丸。

含薏苡仁的中成药：儿康宁糖浆、参苓白术散、骨刺消痛片、保济丸、前列舒丸。

在方舟子的眼里，上述中药、中成药都是不能再用的药品、药物，还有许多药物也被方舟子列为不可用的有毒药，如矮地茶、八角枫（华木瓜）、荜澄茄、白头翁、臭梧桐、丢了棒（五味藤）、鬼臼、含羞草、夹竹桃、腊梅根、六轴子、松节、土贝母、土荆芥、土牛膝、望江南子、相思子、萱草根、油桐子、芫花、皂角刺（皂荚）、钻地风、雷公藤、野百合等等。

所有这些临床上十分常用，疗效明显的中成药，在方舟子的眼里，都不能再使用了。中医面对无药可用的境地，即使不再"废医"，中医也自然而然地废止了。

在方舟子看来，中华饮食里不仅小麦、大米、白面含着有毒成分的农药，而且常用的香料如肉桂、大茴香、丁香、薏苡仁等等，也是有毒的，据他说"薏苡仁能使胸腺萎缩"；肉桂"过量使用可能会对肾脏有毒，并能引起血尿"；丁香"有肾毒性，可导致肾脏损害"。这样看来，中华饮食里许多食品也是吃不得了，否则有肝肾损害、导致癌症的危险。

方舟子戴着有色眼镜，左看右看，上看下看，中医药就是不顺眼。

其实，这完全是一种误解。世界上没有一样东西是绝对有益而无害的，过分的阳光可以让人得皮肤癌，过量的氧气可以让婴儿失明，维生素可以中毒，淀粉可以让人得糖尿病，脂肪可以让人血脂升高，蛋白质可以诱发肝昏迷，引发痛风、肾损害，盐可以引起高血压，几乎世界上所有的东西都是有害的、有毒的。

中医对于药和毒的辩证关系，有着深刻的认识，有一个长达几千年的验证过程。在中医的"元典"里，以及后世的中药学著作里，从来就没有说过"中药无毒",而是恰恰相反,中医历来主张"药就是毒",要慎用药物。不仅如此,一切看似有用的好东西,只要过分了,就变成了对身体不利的"毒物",各种自然物质只要太过,超过了人体的适应能力,就会变成产生疾病的病因。病因在某种意义上说,就属于"毒"。毒就是有害,害和利可以互相转化。没有绝对的毒,也没有绝对的利。因此,中医能够驾驭有毒性的植物,使它"有毒无害",并且利用其毒进行治疗,也就是"化毒为药"。其中充满了辩证法的智慧,而不是诡辩。

中医认为,药就是毒,应该慎用药物。

早在春秋战国的时候,古人用"毒"来说明药性,《周礼·医师》说:"医师掌医之政令,聚毒药,以供医事",文中将毒与药并称,把二者看成是紧密相连的关系。

《素问·异法方宜论》说:"西方者,金玉之域,沙石之处,天地之所收引也。其民陵居而多风,水土刚强,其民不衣而褐荐,其民华食而脂肥,故邪不能伤其形体,其病生于内,其治宜毒药。故毒药者亦从西方来。"这段经文中,也是毒与药并称。联系上下文来看,东方治病用砭石,南方治病施九针,北方治病常用艾灸,中原治疗多用导引按摩。这样说来,西方治病尽管经常使用"毒药",也是毒与药不分,二者可以相提并论。如果有区别的话,勉强可以解释为毒是猛烈的意思,"毒药"也就是药性猛烈的药物。

《素问·移精变气论》有一段讨论"毒药"起源的论述,可以为上述"毒药不分"的观点作注解。"黄帝问曰:余闻古之治病,惟其移精变气,可祝由而已。今世治病,毒药治其内,针石治其外,或愈或不愈,何也?岐伯对曰:往古人居禽兽之间,动作以避寒,阴居以避暑,内无眷慕之累,外无伸宦之形,此恬憺之世,邪不能深入也。故毒药不能治其内,针石不能治其外,故可移精祝由而已。"

文中说上古的时候,治病不需要毒药,当时还没有"神农尝百草",也就没有用药的经验,只有通过自我保健锻炼、心理调整,达到治疗疾病的目的。后来,这些措施不能完全满足临床需要了,通过神农尝百草式的用药经验积累,就发明了"毒药"治病的方法。在这个用药物治疗的早期阶段,由于服药经常中毒,所以"毒药"并称,也是毒与药难以分辨的早期阶段。古人这样"毒药并称",暗含着慎用药物的思想,告诫人们不要轻易使用药物。

《内经》中"毒药不分"的例子还有很多,比如:"必齐毒药攻其中,镵石针艾治其外也。""毒药攻邪，五谷为养，五果为助，五畜为益，五菜为充。""毒药无治，短针无取。""针石之败，毒药所宜，汤液滋味，具言其状。""刺灸砭石，毒药所主。""勿使被毒药，无用砭石。""其于毒药何如？"等等，都是不加辨白地把"毒"与"药"等同看待，说明了古人对于药物的慎重态度。

《论语》记载了孔夫子对于服用药物的慎重态度，他收到季康子赠送的"保健药"的时候，真诚而慎重地说："丘未达，不敢尝。"因为那时，尽管服用某些药物，也许会有《神农本草经》所说的"轻身益气，延年益寿"的作用，但是用不好就会适得其反，会造成"服药不成反成毒"，伤害身体，有碍生命。

中医认为，药气太盛，伤害了人体即是毒。

药有两面性，是一柄双刃剑，有可能伤人，也有可能利人、救人，就看人们是如何使用的。勇于探索的人，代不乏人；敢于服药的人，也越来越多。随着实践的深入，用药的经验和理论逐渐丰富起来，绝大多数人服药之后，不仅祛除了疾病的痛苦，而且达到了健壮体魄、安定神志、愉悦精神、美颜色、益气力的美好境地。因此，"毒药并称"的局面逐渐发生了改变，"毒性"在淡化，"药性"在强化。因为人们在实践之中，掌握了规律，可以控制药物的毒副作用，"化毒为药"、"化害为利"成了中医学奉献给人类的独特贡献。

当然，中医学在奉献的过程之中，积极地吸收了大量前人、民间的经验，这些经验都是"人体试验"总结之后的"科研成果"。毫无疑问，这种实验风险极大，代价很高，因此也就更加可贵。很多人"密不外传"，或者"传男不传女"，或者"非其人不教，非其真勿授"。得到了这种宝贵的用药经验，就要"著之玉版，藏之金匮"。

《素问·示从容论》说："肝虚、肾虚、脾虚皆令人体重、烦冤，当投毒药、刺灸、砭石、汤液，或已或不已，愿闻其解。"面对虚证，为何要用"毒药"？这是黄帝君臣认真讨论的历史场景。

《素问·五常政大论》说："帝曰：有毒无毒，服有约乎？岐伯曰：病有久新，方有大小，有毒无毒，固宜常制矣。大毒治病，十去其六。常毒治病，十去其七。小毒治病，十去其八。无毒治病，十去其九。谷肉果菜，食养尽之，无使过之，伤其正也。"根据可能的危害性，把药物划分成大毒、小毒，岐伯慷慨地奉献出自己的实践经验。

把药物划分成有毒与无毒、大毒与小毒，不知要经历多么漫长的历史过程，也不知道多少医生、病人要为此付出代价，但是，这肯定是一种进步。《神农本草经》积极吸收这个成果，把365种药物按照这个思想进行归类，并作为一种法则，一直有效地指导中医临床几千年。

砒霜有毒，人尽皆知。然而，在今天医学家的手里，借鉴古人经验，已经把砒霜的有毒成分砷，用于治疗白血病。这就是"古为今用"的一大成果，与古人"化毒为药"的思想是完全一致的。

在毒与药的关系里，其相互转化的关键，是对于人体的利与害。对人体有害的，就是毒；对于人体有利的，就是药。当药物的有利作用转化为有害的时候，药就变成了毒；当毒物被人们利用而有利的时候，毒就变成了药。维生素、氧气、水、盐、食品，这些人生不可或缺的重要物质，一旦过了量，对人体造成危害的时候，也是毒。细菌、病毒、有害的重金属等等，它们也不是绝对有害的东西，一旦它们成为疫苗，成为治疗疾病的一种手段的时候，它们也就变成了药。

中医在古代发明的人痘疫苗，就是在免疫思想的指导下，哺育出来的药，是人类战胜传染病的伟大原始创新。假如没有毒可以转化为药的思想，我们就不可理解古人把病人的脓疱痂皮，接种在健康人身上的行为动机。别有用心的人，就会攻击中医不人道。

中医认为，自然界的六气太过，就会变成六淫，六淫太过则成毒。

毒是一种危害人体的因素，因此凡是危害人体的东西都可以称为毒；根据危害的程度不同，可以划分为不同的毒性。

风是自然界里最为普遍的客观存在，《易经》里就用巽来代表风，代表春天，也就是代表万物的生机。张仲景说："人禀五常，因风气而生长。风虽能生万物，亦能害万物，如水能浮舟，亦能覆舟。"害万物的风，肯定是太过分的风；太过分的风，就是属于六淫的风。"淫"就是太过分；太过分，就是邪，就是害。《左传》中，医和所说的"天生六气，淫生六疾"，就说明了自然界的阴阳、风雨、晦明都可以因为太过分，而变成致病的六淫。

《素问·生气通天论》："故风者，百病之始也。清静则肉腠闭拒，虽有大风苛毒，弗之能害，此因时之序也。"风气是古人很早就观察到的自然力，因此对于风的研究和认识，也就形成得早，看得深刻。善于养生的人，不会受风气的伤害，无论冬天里的寒风，还是夏天里的热风，都不会伤害健康人。甲骨文里，"祸风有疾"的记载很多见，写上日期的"祸风有疾"，都在冬天。甲骨文里，把"杞侯热病"的病因，归结为风邪引起的，可见其认识甚早。

《素问·徵四失论》说："诊病不问其始，忧患、饮食之失节，起居之过度，或伤于毒，不先言此，卒持寸口，何病能中？妄言作名，为粗所穷，此治之四失也。"文中把"或伤于毒"当作致病的四大因素之一，可见毒邪的致病作用，已经引起了古人的高度重视。

颈部、腋下产生了一串一串的结节，古人称之为瘰疬。当瘰疬引起恶寒发热的时候，他们追索这种疾病的原因，就归结为毒气留结于脉而引发本病。所以《灵枢·寒热》说："黄帝问于岐伯曰：寒热瘰疬在于颈腋者，皆何气使生？岐伯曰：此皆鼠瘘寒热之毒气也，留于脉而不去者也。"

通过脉象的判断，也可以诊察出来体内有无毒气。《灵枢·邪气藏府病形》说脉"微滑，为虫毒、蚘蝎、腹热"。

对于六气太甚产生的毒气，《素问·五常政大论》论述得最系统："寒热燥湿，不同其化也。故少阳在泉，寒毒不生，其味辛，其治苦酸，其谷苍丹。阳明在泉，湿毒不生，其味酸，其气湿，其治辛苦甘，其谷丹素。太阳在泉，热毒不生，其味苦，其治淡咸，其谷龄秬。厥阴在泉，清毒不生，其味甘，其治酸苦，其谷苍赤。其气专，其味正。少阴在泉，寒毒不生，其味辛，其治辛苦甘，其谷白丹。太阴在泉，燥毒不生，其味咸，其气热，其治甘咸，其谷龄秬。化淳则咸守，气专则辛化而俱知。"文中提出来寒毒、湿毒、热毒、清毒、燥毒的概念，不仅是"五毒俱全"，而且指明了"五毒"都是从自然界的寒热燥湿气候转化而来。

对于六气转化而来的"五毒"的治疗方法，文中提出："补上下者从之，治上下者逆之，以所在寒热盛衰而调之。故曰：上取下取，内取外取，以求其过；能毒者以厚药，不胜毒者以薄药，此之谓也。"由此不难看出，治疗"五毒"，不仅可以使用针刺，在经脉上下内外取穴治疗，而且可以用药物调治。调治的原则，是用气味比较足的药物，治疗五毒较甚的病情；而气味比较淡薄的药物，只能用来治疗五毒比较轻浅的病证。

中医深入研究毒害，由此延伸出预防疾病的思想。

既然五毒是由六淫转化而来，那么，避免毒气的伤害，也就是避免过分暴露于六气、六淫之中。《灵枢·九宫八风》说："谨候虚风而避之，故圣人日避虚邪之道，如避矢石然，邪弗能害。"这是一般的避免六淫的伤害。

同样的道理，传染病的传播，也是由邪气引起来的，也需要尽量避免直接接触。

《论语》里记载"伯牛有疾"。孔夫子作为他的老师希望前去探望，又怕被他的疾病所传染，就想出来一个两全其美的办法：在窗户里看看。事到临头，孔夫子不仅看见了他的学生伯牛，而且还"执其手"，感慨地说"斯人也，而有斯疾"！古人为了预防疾病，因此建立了"疫室"，进行隔离，以防传染。

《素问·刺法论》说："余闻五疫之至，皆相染易，无问大小，病状相似，不施救疗，如何可得不相移易者？岐伯曰：不相染者，正气存内，邪气可干，避其毒气，无牝从来，复得其往，气出于脑，即不邪干。"古人要"避其毒气"，自然不会主动地接近病人，不是"无知者无畏"地蛮干，而是要积极预防。"避其毒气"是一种措施，服用药物预防也是一种措施，制作疫苗更是一个伟大创新。

然而，疫病来临之际，中国没有像古罗马那样把整个城市变成一座死城：患传染病的人，要么死亡之后被人们抬出来，要么自己康复之后走出来，其他的人是不要进去的。中国的中医要进入病患之家进行治疗，中国的患者家属冒着被传染的危险，也要进入"疫室"关心患者。怎么办呢？有什么措施可以预防？

《素问·刺法论》说："欲将入于疫室，先想青气自肝而出，左行于东，化作林木；次想白气自肺而出，右行于西，化作戈甲；次想赤气自心而出，南行于上，化作焰明；次想黑气自肾而出，北行于下，化作水；次想黄气自脾而出，存于中央，化作土。五气护身之毕，以想头上如北斗之煌煌，然后可入于疫室。"显然这种思想上的准备动作，是一种精神准备，也是与气功导引一样的一种做法。

"又一法，于春分之日，日未出而吐之。又一法，于雨水日后，三浴以药泄汗。又一法，小金丹方：辰砂二两，水磨雄黄一两，叶子雌黄一两，紫金半两，同入合中，外固，了地一尺筑地实，不用炉，不须药制，用火二十斤煅了也；七日终，候冷七日取，次日出合子埋药地中，七日取出，顺日研之三日，炼白沙蜜为丸，如梧桐子大，每日望东吸日华气一口，冰水下一丸，和气咽之，服十粒，无疫干也。"

有了"五气护身"的思想准备，再加上一些呼吸吐纳的健身措施，一些服药预防的避毒方法，中医医生们、患者家属们，终于可以进入"疫室"

了。整个的过程之中，尽管有一些措施，是那样原始，是那样有些欠妥当，但是他们都是积极应对，都属于主动探索，因此是可贵的，是值得尊敬的。由他们积累出来成果，像发明人痘疫苗那样的世界奇迹，也不足为怪。

既然用毒药可以治疗疾病，那么治疗过程也可以简称为毒之。

辩证地说，既然药物就是毒物，药物的治疗过程，可以称之为"以毒攻毒"。那么，"毒"也就可以代指"治疗"。

《素问·六元正纪大论》云："妇人重身，毒之何如？""重身"就是怀孕。对于孕妇，我们现在强调尽量不用药，以免药物引起对于胎儿的伤害。古人更是不把药物推荐给孕妇，《内经》把对孕妇的治疗说成是"毒之何如"，可见古人对于孕妇用药是格外小心的。

智慧的医师岐伯，并没有说孕妇绝对不能用药，而是说"有故无损，亦无殒也"。只要病情需要，就可以使用药物。精明的黄帝也不是一个好糊弄的主，一定要刨根问底："愿闻其故何谓也？"岐伯不敢隐瞒不告，就把自己的经验讲出来："大积大聚，其可犯也，衰其太半而止，过者死。"

《内经》对于毒的研究是不遗余力的，也是很深入的，因此，黄帝与岐伯讨论了多次。《素问·至真要大论》："帝曰：非调气而得者，治之奈何？有毒无毒，何先何后？愿闻其道。岐伯曰：有毒无毒，所治为主，适大小为制也。帝曰：请言其制？岐伯曰：君一臣二，制之小也；君一臣三佐五，制之中也；君一臣三佐九，制之大也。"

中医所使用的武器，针刺可以伤人，因此要讲求针道；药物有毒性的一面，所以要深入研究、不断体验。逐渐地，人们在实践之中发现，配伍起来的复方，其中的有毒性的药物可以减缓毒性，可以避免副作用，可以增加治疗作用。也就是说，按照一定原则组合起来的"组合效应"，远远地胜过了使用单味药的"个体疗效"，为安全有效使用药物开辟了一条道路。无论是"制之"小与大，都有君与臣，是一个有序的组合，而不是随意的"鸡尾酒"疗法。有序的组合，就能"整体涌现"出来新的效应，不是"简单加合效应"。所以，中医学"有实无名"地最先运用了"复杂性科学"的原理，安全有效、高效地解决了很多临床复杂问题。甚至直到目前为止，现代科学还远望着中医学的背影，既看不明白其诊疗过程的道理，更无法把它最为一个普遍可行的技术方案加以推广。比如，中医对于 SARS 的良好疗效，中医对于艾滋病复杂病情的控制，都不是还原论方法能够研究明白的。

中医把"以毒治病"的方法，发挥到了极致，难免引起人们的误解，甚至会被当作糟粕。比如《灵枢·官能》说："雷公问于黄帝曰：《针论》曰：得其人乃传，非其人勿言，何以知其可传？黄帝曰：各得其人，任之其能，故能明其事。雷公曰：愿闻官能奈何？黄帝曰：明目者，可使视色；聪耳者，可使听音；捷疾辞语者，可使传论；语徐而安静，手巧而心审谛者，可使行针艾，理血气而调诸逆顺，察阴阳而兼诸方。缓节柔筋而心和调者，可使导引行气。"

上面这些话是很重要的，因人施教，扬长避短，有关中医学术的传承，不会引起误解。但是下面的一些话，有的就很容易让一些人诟病。"疾毒言语轻人者，可使唾痈咒病；爪苦手毒，为事善伤者，可使按积抑痹。各得其能，方乃可行，其名乃彰。不得其人，其功不成，其师无名。故曰：得其人乃言，非其人勿传，此之谓也。手毒者，可使试按龟，置龟于器下，而按其上，五十日而死矣，手甘者，复生如故也。"

中医也是人，是人就有不同的性格、禀赋，而不是千人一面。有些人相貌使人生畏，也有些人出口、出手伤人，这些人不做其他职业，偏偏要做医生。怎么办？"分科执业"，有的中医学子就被分派到了"祝由科"，爱辩论、好伤人如方舟子者，如果在那个时代学医，也应该是这个科室的人才。有的则进了"按摩科"。这其中绝没有高低贵贱的"歧视"意味，而是量才使用"各得其能"。

值得提出的是，古人判定"手毒"，不是想当然的决定，还可以实验验证，有数据，有标准。假如你用手按乌龟，50天就把它按死了，难道不是"手毒"吗？假如你充满爱心，爱护一切生命，即使不是乌龟那样外壳坚强的动物，你按它50天、100天也不会让它死亡，而是极有可能你成了它的朋友，它天天盼着你来给它按摩，它快乐地活着。这样的手，《内经》说是"手甘者"，用这样的手对待病人，就是一双回春的妙手，不仅是甘，更是一种爱。

治疗是痛苦的，古人甚至可以把这个过程称为"毒之"。如果能够把治疗的痛苦，转化为一种享受，就是把毒转换成了一种甜药。这也是中医善于"化毒为药"的大智慧之所在。

中医克毒制胜的智慧，回答了"毒向何处去"的问题。

面对毒气危害，中医主张隐匿潜藏，避其锐气。

中医认为"六淫太过即是毒"，因此《内经》有寒毒、热毒、湿毒等称谓。对于六气过盛变为六淫的危害，古人主张要主动避免，而不是无畏地暴露于其毒害之中。

《素问·上古天真论》说："上古圣人之教下也，皆谓之虚邪贼风避之有时，恬憺虚无，真气从之，精神内守，病安从来。"避免虚邪贼风的伤害，是自古相传的防病之道，所以岐伯说这是上古圣人都重视的问题。

《灵枢·九宫八风》说："谨候虚风而避之，故圣人日避虚邪之道，如避矢石然，邪弗能害，此之谓也。"文中所提"谨候"虚风，可以看出圣人的谨慎态度；每天"日避"虚邪，则反映了其不敢松懈的精神状态。

张仲景在《伤寒论》中，引用《阴阳大论》说："冬时严寒，万类深藏，君子固密，则不伤于寒。触冒之者，乃名伤寒耳。其伤于四时之气，皆能为病，以伤寒为毒者，以其最成杀厉之气也。"因为寒气暗藏杀机，所以有修养的君子，就要隐匿潜藏，避其锐气。

在积极避免毒邪伤害方面，古人发明了隔离病人的措施，比如设立"疫室"，使病人与健康人群尽量少接触。孔子探望伯牛的时候不入其室，就有这层预防的意思。明确提到"疫室"设置的文献，见于《素问·刺法论》。

面对毒害的时候，中医强调，首先要健体强身，然后可以迎击毒气。

人是重感情的，有的时候不能像孔夫子那样，只在窗口探望，而必须"进入疫室"，或照顾患者，或治疗病人，必须密切接触。这时应该怎么办？《素问·刺法论》提出来，首先要在思想上不怕邪毒，要相信自己的正气能够抗击邪毒。因此说："不相染者，正气存内，邪不可干，避其毒气。"文中把"正气存内"与"避其毒气"并举，放在同等重要的地位看待。篇中还提出来，用药浴和内服小金丹的方法，来避免邪毒的侵害，以达到"无疫干"的境界。

《素问·生气通天论》说："阴者藏精而起亟也，阳者卫外而为固也。"把阴精与阳气一样看作是正气的一部分，而且"藏精"是卫护身体、避免外邪伤害的基础。《素问·金匮真言论》更明确指出："夫精者，身之本也。故藏于精者，春不病温。"本来《素问》的作者主张"冬伤于寒，春必病温"，而在这里却提出来"藏于精者，春不病温"，可见"藏精"的重要性。

唐代孙思邈《备急千金要方》有"辟温"一节，介绍各种预防传染病的方法。其中所谈的预防传染病的措施，有洗浴、熏蒸的方法，有健身运动的方法，也有很多是以服用有毒的药物，或者佩戴香囊、药囊，接触有毒的药物，来预防传染病。比如他在"赤散辟温疫气伤寒热病方"的使用方法中，提到把药物"内著鼻中"的用药方法，与后世把患者的天花痂皮纳入被接种者鼻中完全一致。另外一首"断温疫转相染著，乃至灭门，延及外人，无收视者方"，不但是用丹砂、雄黄、鬼箭羽等有毒中药组成方剂，而且说服用了这种药物，"可与病人同床、传衣"。可见，孙思邈不仅对于传染病的接触传染有很深认识，而且对于服用药物增强抵抗力、预防传染病，也有很深的研究。

中医认为，可以解毒排毒，给毒以出路。

现代医学强调杀菌消毒，主张消灭病原。中医学面对毒邪伤害的应对措施，与此有所不同。中医除了积极预防之外，就是主张转化，把有害物质的毒性降低，称为解毒。毒性降低的过程，就是转化的克制的过程。

《素问·至真要大论》说："风淫于内，治以辛凉，佐以苦；以甘缓之，以辛散之。"用药物的偏性、毒性，战胜外来邪毒对人体的危害。同样的道理，对于"热淫于内"，"湿淫于内"，"火淫于内"，"燥淫于内"，"寒淫于内"的各种毒害，都有相应的应对策略：既不可太过，也不能不足，以适中为度。

《素问·五常政大论》说："帝曰：有毒无毒，服有约乎？岐伯曰：病有久新，方有大小，有毒无毒，固宜常制矣。大毒治病，十去其六。常毒治病，十去其七。小毒治病，十去其八。无毒治病，十去其九。谷肉果菜，食养尽之，无使过之，伤其正也。"这是用药物的偏性、毒性治疗疾病的大原则，要做到中病即止，不要"过度医疗"而损伤正气。

孙思邈说："有天行温疫病者，即天地变化之一气也。斯盖造化必然之理，不得无之。故圣人虽有补天立极之德，而不能废之。虽不能废之，而能以道御之。其次有贤人善于摄生，能知撙节，与时推移，亦得保全。天地有斯瘴疠，还以天地所生之物，以防备之，命曰知方。"疫毒之气产生于自然界，就可用自然界的物质制约它，这个过程叫"以道御之"；即使是"瘴疠"毒邪，也可以用药物防备它的危害。后人根据毒邪的性质，而形成了散寒解毒、利湿解毒、清热解毒种种不同的治疗方法。

无论是"毒从外来"，还是"毒从内生"，都可以用药物制约、抵抗其毒害，也可以因势利导，把邪毒排出体外，比如使用汗法、吐法、泻法、利尿法排出毒邪。可单用一法，也可联合数法，使进入体内不同部位的毒邪，排泄出去，使其对身体造成的危害减轻，或者完全消除，这就是后人总结的排毒法。

中医治疗的时候，可以化毒为药，因势利导。

《神农本草经》是记载中医驾驭中药，减毒增效最早的专门著作，后世一直遵循其中提出来的配伍原则，有相须、相使、相杀、相恶种种不同。后来的医学家逐渐积累经验，不但增加了很多味有毒、无毒的药物，而且逐渐形成了完善的炮制理论和丰富的炮制技术，如《雷公炮制论》就是一部代表作。

有了这些组方、炮制经验，古人探索的足迹并没有停止，金元时期的张元素、王好古等人，又发明了"引经报使"学说。也就是在方子里，增加一些针对某个经脉的药物，然后改变整个方剂的作用方向，使组合效应的"大方向"，有了"制导系统"的方向盘，让药物改变其固有的作用趋势，按照医疗的需要"直达病所"，可以减少用药，提高疗效。

对于进入人体的邪毒，是否可以"提取毒素"，成为防治疾病的有用之物呢？善于"化毒为药"的中医，又开始了新的探索。比如，天花人痘疫苗的创制成功，就说明了古人克毒制胜的巨大智慧。

我国古代医籍上见到有关天花的确切记载，始于晋代葛洪（281～342）的《肘后备急方》，书中第一次描写了天花的症状及流行情况。书中这样写道："比岁有病时行，乃发疮头面及身，须臾周匝，状如火疮，皆载白浆，随决随生，不即治，剧者多死。治得差者，疮瘢紫黑，弥岁方灭，此恶毒之气。"这个引起人体发病的毒气是如何产生的？葛洪加以考证，认为是"（东汉）建武中于南阳击虏所得，乃呼为虏疮。"认为此病大约是在公元1世纪传入我国，因战争中由俘虏带来，故名"虏疮"。

经过中医与天花近千年的斗争，人们在中医免疫思想的指导下，在"化毒为药"的实践经验启发下，逐渐创造出来"人痘疫苗"。公元1695年张璐的《医通》中记有痘浆、旱苗、痘衣等法，并记述种痘法"始自江右，达于燕齐，近则遍行南北。"由此可见，我国发明种痘术后，到了17世纪已推广到全国，而且技术也相当完善了。

朱奕梁《种痘心法》进一步指出："良由苗种愈久，则药力之提拔愈清，人工之选练愈熟，火毒汰尽，精气独存，所以万全而无患也。若'时苗'能连种七次，精加选练，则为'熟苗'。"这种通过连续接种，选练多次来减低痘苗毒性的方法，是现代科学原理的先声。

人痘疫苗是一个伟大原始创新，它是人类消灭传染病的最主要武器。琴纳牛痘疫苗的技术改良、巴斯德的进一步集成创新，终于发展成为涵盖许多传染病预防的常用技术，中医学的原始创新凝聚着艰辛的探索和巨大的智慧。

"睁着眼摸象"危害大

进入新世纪，尤其是在 2003、2006 年以来，有关中医存废问题的争论就一直没有停止过，持"废除中医"观点的人认为，中医的基础理论经不起推敲，临床疗效不具有说服力，他们的质疑主要表现为：

首先，有些人怀疑、批判中医的理论体系。中医的理论基础是中国传统文化中的阴阳五行理论，反对者认为这种理论难以找到实验与解剖学的证据。何祚麻称中医理论是玄学、阴阳五行属于伪科学就是一个典型的例子。张功耀说中医不明脏腑，"缺乏谈论人体的资格"，说中医理论"都是热昏了的胡话"、"是土匪黑话"。

方舟子曾撰文《经络究竟是什么东西?》，文章也是用解剖实证的方法评价中医的经络学说，他说，外科医生在做手术时，如果误伤了神经、血管，后果不堪设想。但是却没有一个外科医生下刀时需要了解经络，不必担心他的刀会割断经络、会刺伤穴位。"经络据称对一根小小的毫针都会有反应，为何会对粗鲁的手术刀倒无动于衷? 经络为什么不怕手术刀? 合理的答案是所谓的经络并不存在。"

其次，反中医人士大力宣扬中药的药效是有问题的，是不存在的，有效可能属于心理暗示，或者属于患者"不治自愈"，并且极力宣扬中药无用而有害。张功耀说中医"装腔作势，欺骗患者"，"推行异物、污物、毒物入'药'，坑害患者"。

他们之所以提出这样的观点来，是因为其研究方法有问题，是世界观的问题。我曾经将这种独特研究方法称为"张功耀现象"，并指出"要警惕张功耀现象由可怜走向可耻"。

张功耀本人对"张功耀现象"颇为自得，他在《我完全支持"张功耀现象"》里说："一位网名 X 在一个中医网站上发表短贴，把学习中医的人反对中医概括为'张功耀现象'。这个概括相当好，我完全支持! 我早就听说过，中医学院的学生是最痛恨中医的。无奈一些'铁杆中医'挡道，一再贻误他们的前程。我真心希望中医学院的学生们把'张功耀现象'进行到底! 我们现在的条件比俞樾、余云岫、鲁迅、傅斯年那个时候好多了。科学基础、哲学基础、史学基础、对外开放程度、全世界的生态意识以及公民对人的理解和尊重，都大大超过了他们那个时候。这些都为我们充分表达'告别中医中药'的目的、意义和方法创造了条件，尤其为我们讲清道理，奠定了科学和哲学的坚实基础。"

张功耀所说的"学中医的反中医"并不确切，更不普遍，而是不论是否学习中医，却坚定地反对中医，不遗余力地攻击中医，这才是"张功耀现象"的实质。张功耀曾经自学中医，但是并未进入中医之门，对于中医的精髓根本不了解，就像一个登山者始终在山脚下转，并没有到达山顶，自然感受不到中医药令人神往的境界。方舟子也是这样，他用西医的观点看中医，对于中医的了解，只是外在的皮毛而已。何祚庥一听中医，就激起了自儿时以来的反感情绪，更不了解中医的精髓所在。但是他们"仁者见仁，智者见智"，总能找到中医可以攻击的"靶点"，上纲上线，不遗余力进行攻击，甚至乱扣帽子，乱打棍子。所以"张功耀现象"的实质，是变相的盲人摸象，因为他们不是盲人，是睁着眼摸象。

佛家经典《镜面王经》曾经记载过一个我们都很熟悉的故事是"盲人摸象"，因为盲人们生来从没有看见过象是什么样的动物，难怪他们所摸到腿的，摸到肚子的，摸到耳朵的，都以为自己了解大象是什么了，结果他们描述的大象形象都错了。但是他们还是各执一词，在王的面前争论不休。镜面王哈哈大笑地说："盲人呀，盲人！你们又何必争论是非呢？你们仅仅看到了一点，就认为自己是对了吗？唉！你们没有看见过象的全身，自以为是得到了象的全貌，就好比没有听见过佛法的人，自以为获得了真理一样。"接着国王又问一般来参观的人说："臣民们啊！专门去相信那些琐屑的浅薄的邪论，而不去研究切实的、整体的佛法真理，和那些盲人摸象，有什么两样呢？"这里所说的对于事物的片面认识，往往是由于当事者的认识局限或者缺陷，才形成的片面认识。假如，是一个明眼人观察大象，他会说大象是一个柱子、大象是一面墙吗？他如果这样说，那就是故意坚持自己的片面见解，是一个偏执的人。

据说有一个人，他坚持说土豆是树上长的，有人告诉他说土豆是土里长的，他偏不信，因此两个人用一头驴子打赌。可想而知，坚持土豆是树上长的人，自然会输掉了自己的驴子。然而事后有人问他："现在请你告诉我，土豆是在哪里长出来的？"他仍然坚持说："驴子虽然输掉了，但是土豆还是树上长的！"对于这样的人，道理很难讲通。

方舟子、张功耀评论中医，就是用这样的方法。他们并不是全面地评价中医学，而是只盯着中医学的某一方面，紧追不舍，深入钻研，并到处散发他们的"研究成果"。这就如同摸象的盲人，摸到了大象的肛门，然后下工夫，往里摸，往深处研究。然后告诉人们："大象是什么？从头到尾都是粪便！臭臭的，没有什么，真的没有什么，都是垃圾！"他们就是用这样的研究方法，来评价中医。他们与盲人摸象所不同的是，他们的视觉没有缺陷，是"睁着眼摸象法"。按说大象的粪便也是有益的肥料，可是方舟子、张功耀竟然找出"科学依据"，说大象的排泄物可以产生"温室气体"，危害环境，而且大象吃那么多绿色植物，危害生物多样性，所以得出结论说大象根本没有存在的必要。

方舟子说："和所有在中国大陆长大的人一样，我小时候也是看过中医、喝过中药的。我很清楚地记得我最后一次看中医的情形。那大概是我上高一的时候，不知为何发起了高烧。我那时候因为喜欢上了生物、医学，看了一些有关的科普书籍，知道中医所说完全没有生理解剖基础，毫无科学依据，已不相信中医了，对鲁迅有关中医的名言深以为然。"

在就医之前，方舟子就先入为主地认为中医治不了他的高热，而应该请西医去化验，去做血培养；然后再做药物敏感试验，选择有针对性的抗生素、抗病毒药，进行有针对性的治疗。如果找不到致病的微生物，或者培养不出致病的微生物，就应该等着科学进步，不然就是鲁迅说的"有意无意地"受欺骗，尽管骗他的人不是中医。

方舟子说："父母自然是相信中医的，请来一位懂中医并在当地小有名气的邻居，对我进行了一番望闻问切，开了药方。等到药抓来、熬好了，我虽然有些抵触情绪，但在父母的劝说下还是抱着试试看的心态把它喝了下去——处于病痛中的人的意志总是比较薄弱的。"

方舟子的父母应该是爱自己的孩子的，不会欺骗自己的儿子，更不会害自己的儿子。他们所以找到"近邻"的中医进行治疗，尽管有方便的一面，更多的应该是经过多年交往了解，是互相信任的。

方舟子带着逆反心理，体验着中医治疗的过程，他说："药的味道极浓极苦，服药后高热不仅没有退，还拉起了肚子，虽然只喝了一帖药，却让我拉了两三天的肚子。从此我发誓绝不再尝试看中医、喝中药。"

中药的味道苦，是大家都知道的，中药不像西药那样往往有糖衣，甚至还形成一个成语"良药苦口"，这应该是中医的一个缺点。今后，中医也应该借用新技术，多做一些糖浆、糖衣片，少一些苦涩。中医退热，在很多情况下没有西药解热镇痛药快，但是往往不反跳。发热的时候，通过清理肠道的积滞，也是常用的表里双解治法。不能认为拉肚子就是治错了，更不能认为暂时没有退热就是没有效果。中医治疗发热，往往需要借助人体的抗病能力，帮助人体在发热的时候，聚集白细胞，产生抗体，在整体上提高免疫力，达到长治久安的目的。而不是立即退热，然后又发热。当然，服中药之后立即退热的病例也很多，但是由于缺乏沟通，方舟子从此不信任中医了。

方舟子说："此后几年我处于'废医存药'阶段，中医是没有再去看过了，但板蓝根冲剂、黄连素、感冒清之类的常见中成药（有的其实是添加了西药，例如感冒清）也还用的，因为虽然不信中医理论，但觉得中药作为经验结晶，应该还是有效和安全的。再往后，我连中药的有效性和安全性也彻底怀疑了，中成药也不吃了。"

方舟子又有了新认识，这种认识不是来源于事实，而是主观猜测。他靠着这点对于中医的接触、认识，就开始了批判中医的"事业"，他所用的方法就是生物化学知识。

方舟子说："书读得越多，学历越高，我对中医的否定、对中药的怀疑就越大。我的专业是生物化学，而现代生物学与基础医学其实是一家，这就使得我对中医药的批评，带有了专业色彩。"

方舟子所说的专业色彩，就是化学分析的定性定量，这个方法在西药领域里是金科玉律，他以为中药也必须遵循定性定量分析，否则就不是科学。但是，实践经验告诉我们，定性定量分析的化学方法，到了研究、说明中药的时候就失灵了，无能为力了。这不是中药之中没有化学物质，也不是中药里的化学物质没有含量，而是中药里的化学物质太丰富，而且经常变化不定，其含量多少，也有许多变化难以为生物化学方法所控制。也就是说，定性定量的研究方法无法驾驭中药的化学成分，无法说明中药有效、无效。他因此心生怨恨，为什么中药不能"削足适履"，归入现代药理学的魔下？定性定量分析的化学方法，只是评价一种化学物质在体内代谢的研究方法，无法衡量含有众多成分的中药。也就是说，是评价方法不合适、落后，而不是中药本身有什么重大错误。这就像以评价一棵树的标准，来评价一片森林，是不恰当的。紫杉醇是抗癌药，是从紫杉里边提取的，森林里也许有几颗紫杉树，也许没有，有紫杉树的森林不等于"含量不纯"；没有紫杉树的森林，也不是毫无用处。

他说："自从有中文互联网以来，有关中医优劣的争论就是个经久不衰的话题，反对中医的以学生物医学的留学生为主，支持中医的则以学其他专业的人士为主。我从来就不隐瞒我对中医的批评，是在网上比较活跃的，也是比较持续的中医批评者。在 1998 年，我已对中医有过系统的批评。2000年我主持的新语丝网站开始关注国内的学术造假问题后，很快就设立了'中医骗子'专栏，矛头直指中医界的浮夸虚假。此后新语丝网站成为了华人世界中批评中医的最主要平台，目前已刊登了 400 多篇批评中医的文章。这些文章，特别是那些由中医学博士和临床医生撰写的批评文章，弥补了我的知识缺陷，给了我很多启发。2005 年起我先后在《北京科技报》《中国青年报》《经济观察报》开设每周一次的专栏，专栏文章不时地也有批评中医的内容，这大概是中国大陆几十年来首次在大众媒体上出现质疑中医的声音，挑战了'中医神话'，一时让我成为中医界的众矢之的。"

方舟子反对中医，是一个逐渐发展的历史过程，但他不是靠着对于中医的深入了解，而是"开弓没有回头箭"，既然与中医结了仇，叫了阵，就不得不硬着头皮做下去。没有理论和事实的依据，他就把一些人借中医名义进行欺骗的材料拿出来，不说中医是受害者，反而开辟"中医骗子"的专栏，继续败坏中医名誉。他的错误举止必然会经常遇到质疑的声音，然而他已经铁了心，碰了南墙也不回头。他要与中医斗争到底。

方舟子说："经常见到的一种批评是说我不懂中医。其实我对中医的了解估计要比大部分中国人，甚至大部分中医支持者多。出于对历史、文化的兴趣和批判的需要，我自学过中医学教材，翻过中医典籍，读过名中医的医案、经验之谈，所以总体上知道中医是怎么回事，了解其理论基础和思想方法。当然，我没有系统学过中医，不知道如何用中医方法给人看病、开处方，对中医细节的了解肯定不如中医从业者。但是要批评中医的理论体系和思想方法，无需了解太多它的细节，只要根据通用的科学标准加以衡量即可。正如要批风水、算命的非科学性，没有必要先去学习如何看风水和算命。尤其是在有现代医学可作为对照的情况下，只要具有现代医学知识，要判断中医的非科学性就更为容易——在这个意义上，我其实要比那些不具备现代医学知识的老中医更'懂'中医。"

由他的自述可以知道，他对于中医的了解很有限，他"关注中医"也是"带着问题学中医"的，专门找中医的毛病。书店里的大部分中医书，都是介绍中医的理论与经验的，但是他都视而不见，而是专门挑毛病。比如，李时珍和他的《本草纲目》被西方学者广泛赞誉，称李时珍是世界上伟大的生物学家、科学家，把他的《本草纲目》称为"百科全书"。对于这样一本成就甚高，举世公认的中医学的著作，方舟子从来不加以赞扬和介绍，而是专门挑其中的瑕疵，他经常提到的是李时珍的不科学。

方舟子说："中医主流历来是看不起经验的，鄙视建立在经验基础之上的民间偏方、验方。中医理论基本上并非经验的积累，而是建立在阴阳五行相生相克的玄学基础上的臆想，并根据这套臆想来诊断、处方。李时珍的《本草纲目》被认为是中医药经验的集大成，充斥其中的却是天人感应的谬论，例如它声称夫妻各饮一杯立春雨水后同房，治疗不孕症有'神效'，这显然不是什么经验积累，而是因为'取其资始发育万物之义也'。"

李时珍的伟大贡献，就这样在方舟子的眼里完全不存在了，这就是他的"睁着眼摸象研究法"的特色，他找到了《本草纲目》的"肛门"。

方舟子对于人们善意的批评是听不进去的，他说："另外一种批评是说我对中医的看法太极端。其实我的看法一点也不极端，与国际生物医学界的主流看法完全相符。我不过是利用我掌握的生物医学知识，做一些科普而已。还有一些人则干脆骂我反对中医就是在反对中国传统文化，是数典忘祖。"

方舟子自认为他的评价标准是客观公正的，既不偏执，也不极端。但是，我们必须告诉他，你的标准是足球的"金标准"，却来评价篮球，自然就看不惯中医的各个动作，认为这也犯规，那也违法。你以芭蕾舞的标准，来评价京剧，认为京剧的念、唱、作、打，没有一样是符合要求的。

方舟子辩解说："我们首先要知道，中医只是中国传统文化中的一小部分，并不能代表中国传统文化，更非中国传统文化的全部，所以反对中医并不等于反对中国传统文化，正如反对风水、卜卦不等于反对中国传统文化。事实上，在历史上中医在历代都是被社会主流瞧不起的，中医不过是'方技'，中医的典籍并没有被视为士人必读的经典，医家甚至连九流都算不上（据《汉书·艺文志》，九流指儒、道、阴阳、法、名、墨、纵横、杂、农。有时加上小说家，称为十家）。中医本来既非国学，也非国粹，它的地位是近代以来被人为拔高，甚至被拔到了代表中华文化的瑰宝的吓人地步。何况，我们是从科学的角度，而不是文化的角度来反对中医的。否定中医的科学价值，并不等于否定中医的文化价值。我完全支持把中医作为一种文化遗产进行保护、研究，这至少可以让我们知道古人是如何看病、吃药的。正如我完全支持研究甲骨文，让我们知道古人是如何占卜，汉字是如何演变的，但是如果有人声称占卜是科学，要在现在推行，则是要坚决反对的。"

这是方舟子常用的缓兵之计，也是他面对大众批评的"金蝉脱壳"之计。医道、医理有关生命，自然属于大道。《汉书·艺文志》说："方技者，皆生生之具，王官之一守也。"任何关注民生健康的人，都不会忽视医学的作用，因此黄帝、炎帝谈论医药的美好传说，就是中华民族先民对待医药的态度。中医药充分吸收了中华文化的精华，可以关怀到每个人的一生，可以深入千家万户，也可以走出国界，造福于全球。中医药学也是不断发展的"活文化"，走到哪里就在哪里"落地生根"，不断丰富发展。它决不能像方舟子那样首先被判定为"不科学"，然后就推测说历史上不知道有多少人被中药害死，就希望让中医带着这样的"莫须有"的罪名，被"废医"之后，然后作为一种文化而存在。难道一种"不知道害死了多少人"的文化，是值得保护和研究的吗？是应该被引以为自豪的吗？显然不是。我们一定不要为方舟子的花言巧语所迷惑，以为只要中医不是科学，作为一种文化也可以继续存在下去，那就大错而特错了，那就中了方舟子的缓兵之计。他一定拿着利器再来置中医于死地，对他这样的美梦，我们一定不让它成真。

方舟子说："对中医的批评之所以引起这么大的反弹，乃至饱受人身攻击，除了触及到中医药既得利益者的利益外，很重要的一个原因，是涉及到民族感情。对中医的批评，往往被视为是中西医之争，是代表中国医学的中医和代表西方医学的西医之争。为了消除这种不必要的民族感情色彩，有必要强调，中医并不能代表中国医学，它只是汉族古代医术体系，而所谓的西医也不属于西方所特有，虽然它是从西方起源、传播的，但是早就属于全人类所有，融入了各国、各民族，包括中国和中华民族的贡献。所谓的西医其实是世界医学、现代医学或医学科学。正如我们不再把科学称为西学，我们也不该再把现代医学称为西医。在现代医学诞生之前的西方传统医术才是真正的西医。所谓中西医之争，其实是旧医与新医之争，是地方医术与世界医学之争，是传统医术与现代医学之争，是玄学医术与医学科学之争。"

方舟子执一偏之学，强行把中西医的区别，判定为"是地方医术与世界医学之争，是传统医术与现代医学之争，是玄学医术与医学科学之争"，这恰恰暴露了他对于中医独特学术体系、独特的方法论、独特的技术手段缺乏了解。中西医的区别，主要是人体观、健康观、技术观、疾病观、治疗观上，都有着显著的区别，是学术派别的分歧，是科学原理的区别，而不是什么新旧、科玄之争。后边我们还要展开论述，以探索中西医学术体系的差异。

方舟子说："我对中医的批评遭受太多的不必要攻击的另一个原因，是许多人没有耐心、没有意愿去细读我的文章，有意无意地进行歪曲。为了避免误读，我把我有关中医的看法简要归纳如下：

一、中医理论体系不是科学，与现代科学思想、方法、理论、体系格格不入，应该彻底地否定、抛弃。

二、中药、针灸等中医具体疗法包含一些治疗经验，值得挖掘，但是要用现代医学方法检验其有效性和安全性，不要轻信传统经验。

三、中医中的有效成分可以为现代医学所吸收，成为现代医学的一部分。但是中医和现代医学是两套完全不同的体系，是不可能相互结合的。要反对那种让患者接受正常的现代医学治疗的同时又让他们购买中药，或者在中药中添加化学药物成分的'中西医结合'。并没有确凿的证据证明这种'中西医结合'会比单纯的现代医学治疗有更好的效果，反而可能干扰现代医学治疗，并增加患者的经济负担。

四、在当前最为紧迫的，是反对'中药没有副作用'的宣传，要在中药说明书中清楚地标明已知的毒副作用。对于毒副作用不明或毒副作用过大的中药至少不能作为非处方药销售。

这些主张可以称之为'废医验药'，即废弃中医理论体系，检验中药（和其他中医疗法）的有效性和安全性。这要比前人提出的'废医存药'的主张更为准确，不是盲目地承认中药的合理性，而是强调检验的必要性。科学不是万能的，有其局限性，在不断地发展中。正因为现代医学是科学，所以它不可能像中医那样吹嘘什么病都能治。有很多疾病现代医学还没有很好的治疗办法。如果你不幸得了这些疾病，愿意去找中医试试，死马当成活马医，这是你的权利。你有可能碰运气治好了病，但是更可能是白花了大笔的钱、给患者增加了不必要的痛苦。中医是产生医疗保健骗局的富饶土壤。我们反对中医，不仅仅是为了提高国民的科学素质，更是关系到国民的健康和切身利益。"

为了不"曲解"方舟子的原意，我们作了大段的引述，可以看出他首先强调中医不是科学，不是科学也就没有必要存在，也就是他要为西医"清君侧"了。他说："既然中医理论体系不是一个科学体系，而现在我们已经有了科学的医学理论体系，那么就应该废弃过时的、不科学的中医理论，而代之以现代医学理论。也就是说，不宜再在医疗中使用中医理论，也没有必要试图去证明中医理论的科学性、为其寻找科学基础——几十年的历史也已经证明，这种'科学研究'只是在浪费中国宝贵的科研经费。"

为了达到"废医"的目的，他采用了"睁着眼摸象"的研究方法，以此索垢求瘢，丑化中医，抹黑中医，取消中医。方舟子的"睁着眼摸象"的研究方法，为他的后来者张功耀教授所借鉴，在 2006 年上演了一场更大的取消中医的闹剧。

张功耀在《给全国网络读者的公开信》里说："我本人在文化大革命当中是研究中医的。我可以毫不夸张地说，我所搜集、保存和阅读过的中医典籍，包括老掉牙的线装书，不会少于与我同龄的中医学院的教授。我可以负责地说，中医既不是什么积极的文化，更不是什么科学，甚至还不够格称'伪科学'，而是中国古代落第文人，利用人们'病急乱投医'的心理而刻意做成的骗局。什么'三阴三阳'、'五运六气'、'奇经八脉'，全都是热昏了的胡话，没有丝毫的科学价值和文化价值。"

也许，张功耀真的是"搜集"、"阅读"过很多中医书的，但是，他的世界观不对，研究方法有问题，完全以"老"为"旧"，以自己不懂就说是"胡话"，以自己的思想境界说中医是古代落第文人创造的"骗局"。这样的研究方法，怎么会有正确的结论？

不仅如此，张功耀在《告别中医中药》里说，华夏出版社出版的刘衡如、刘山永父子的校注本《本草纲目》，连同"目录"和"索引"在内才2000页，比《希波克拉底文集》的"著述的宏大"差远了。不仅如此，张功耀还从 1892 味药里专门挑一些中医已经基本不用了的烂草鞋、房檐水、月经带之类的药物，一笔抹杀《本草纲目》的贡献。他甚至不顾基本的历史事实，说"曾经被中医称为'大补之王'的人参（Panaxginseng，L.），经现代化研究以后，既没有发现其确切的营养价值，也没有发现其确切的药用价值，相反却发现了它对于某些疾病（如高血压、便秘、咯血、重感冒、失眠、过敏）的有害作用"。进而污蔑说"几乎所有的中药方剂，真正起作用的可能只有一味，甚至所有的药都没有用，真正起作用就是所喝的水"。张功耀之所以敢睁着眼睛信口雌黄，就是他以为民众都是"庸众思维"，是愚昧、迷信的玩偶。

笔者在与张功耀的斗争之中，发表了《驳告别中医中药》和《张功耀为何误读了科技史》等文章①，提醒人们要警惕"张功耀现象"由可怜走向可耻。

张功耀完全不顾人们的批评与反驳，他在自己的博客网站上打出这样纲领："愚公移山，改造中国！努力开启民智，决不向愚昧低头！请不要在本博客上讨论有关中医的下列问题：一、废除中医是爱国主义还是卖国主义？理由：这样提出问题，不利于把问题深入讨论下去。医学问题是科学问题，必须在科学的基点上讨论这个问题。'爱国主义的盔甲'已经不如黔驴的吼叫，也不像以前那样容易迷惑人民了。二、废除中医是否意味着毁灭传统文化？理由：有些文化可以不进步（如二胡），进步了就可能不是传统文化。医学属于科学。它进步是当然的，不进步则是反常的。这与继承还是毁灭传统文化没有关系。科学史上经常发生科学革命。没有任何国家和民族因为发生科学革命，而认为毁灭了自己的传统文化。三、如何评价张功耀反中医？理由：现在还不是评价我的时候。有人骂我汉奸、卖国贼。这样的'文革'语言我听得多了，已经觉得毫无新鲜感了。俗话说：'麻雀被打了三枪，胆子也被打大了。'这些话已经对我不起半点作用。其实，我不但不能卖国（马克思说：'工人无祖国。'），我连处理我家里的旧电视机的权利都没有，都是我妻子说了算（她是 77 级中医学院 5 年制毕业生）。我是学者，不是生意人，没有任何可卖的东西。"

张功耀豁出去了，什么爱国，什么汉奸、卖国贼，他都不在乎了。那么，他在乎的是什么？好像他在乎的是科学，要为科学献身。但是，科学是什么？笔者在《正告张功耀：弄清科学内涵，再评论中医》之中，对于什么是科学作了分析，中国与世界最普遍的看法，科学就是知识，是中国古人所倡导的"格物致知"，是人类对于客观世界，从不同角度进行探索逐渐接近真理的过程，科学的殿堂很高大，绝不是只有化学、物理学等自然科学的狭隘小庙。哲学属于社会科学，心理学也属于科学，可见科学的殿堂很高大。中医学以它独特的研究内容、研究方法、理论体系，在大科学的殿堂里，拥有无可争议的位置，无人可以取代。

现在的问题是，张功耀以西医为标准衡量中医、评价中医，凡是不符合解剖实证的中医理论，都算"土匪黑话"；凡是没有"走上化学医学的道路"的都是不进步的陈旧东西，连"经验医学也算不上"。他说中医"装腔

---

① 分别发表于《医学与哲学·人文社会医学版》2006 年第 6 期和第 12 期。

作势，欺骗患者；推行毒物、污物、异物入药，坑害群众"。他说中药都是垃圾，中医都是骗子。

他的这些陈词滥调，在旧时代的中国曾经甚嚣尘上，那是因为"科学未能救国，文化已遭涂炭"的特殊时期，现在已经"换了人间"。中华民族经过百年浴血奋战，推翻了压在自己头上的三座大山，不仅站稳了脚跟，而且在世界上挺直了胸膛，走向了富强。中国再也不是东亚病夫的形象了，她完全有能力保护自己的传统文化和原创的科技体系了。笔者在《回答张功耀：告别文化自卑》里，曾经指出，支撑反中医营垒的柱子，是文化自卑，是中国"百事不如人"的思想作怪。张功耀不仅宣扬"中国古代无科技"，而且，还把建国前的科技史工作者的贡献一笔抹杀，说他们像阿Q一样捏造了一个"先前阔的中国古代科技史"。他说："'先前阔'，最早出自鲁迅先生的文化批判小说《阿Q正传》。研读过这篇小说的读者知道，阿Q曾经拥有一个'真能做'的名声。但是，阿Q的'真能做'并没有改变他穷困潦倒的命运。因此，阿Q对他现实生活的贫弱是心知肚明的，只是讳言而已。至于他的过去，阿Q虽然并不清楚自己'先前的行状'（即自身的历史），加上'人家也没有留心'（即很少有人关心阿Q的历史），但他却很有信心地认为，自己先前曾经很阔。你看他：'我们先前——比你阔得多啦。你算什么东西！'"

鲁迅先生塑造的阿Q形象，代表的是那个时代下层被压迫民众的典型，不是整个中华民族代表，更不是先进民主人士、知识分子的化身。张功耀以此来比喻研究中国科学技术史的知识分子，是很不恰当的。他说："一群被祖先崇拜的香火熏陶出来的书吏们，内心感受到了与列强的巨大差距。但是，为了求得一种心理上的平衡，他们只好通过求证祖上的荣耀来掩盖现实的贫穷与落后。这恐怕就是在中国造就'先前阔'意念的历史缘由和文化缘由。"研究历史，挖掘中华民族优秀的历史文化，正是先进知识分子"以笔做刀枪"，不畏列强凌辱，唤起民众，保家卫国"力所能及"，竭尽全力的爱国之举。如今，当胜利来临之后，中华民族逐渐强大之后，对于这些早年的爱国知识分子，我们敬佩还来不及，怎么能用阿Q的"先前阔"的解嘲之语，来嘲笑、挖苦他们呢？

张功耀说："坚持历史唯物主义的研究方法，冲破'先前阔'的文化阴影，以尊重科学的态度审视科技史项目，并通过客观的比较可以断定，中国古代科技史是一篇被误读成了'先前阔'的历史。它意味着，作为'李约瑟难题'的推理前提不存在，所以，对它的任何求解都毫无意义。否则，它将陷入欧布里德式的怪论之中。"原来，张功耀之所以制造"被误读为'先前阔'的中国古代科技史"的谬论，为的是否定李约瑟所作的贡献，否定中国古代有科学，主张"李约瑟难题"根本不存在，为了证明他自以为是的"笔者以为，不用再作更多的比较，结论已经很清楚了：中国古代科技史并不是一篇'先前阔'的历史。可能五四运动前后我国学者的看法更接近于历史的真实状况，那就是：'中国古代无科学'。"

民族虚无主义思想已经牢固地存在于一些人的心里，甚至深入骨髓，难以破解，不可救药。因为各种权威的工具书尽管对科学的定义不尽相同，但是大都主张"科学就是知识"。坚持"中国古代无科学"，就意味着中国古代没有知识，没有知识的中华民族的历史，还能叫文明古国吗？张功耀说，李约瑟的难题是根本不存在的，中国古代不是先前阔，而是事事"不如人"。

张功耀在《给全国网络读者的公开信》里，称"我的《告别中医中药》一文，最初是在武汉理工大学召开的全国'科学与文化'学术讨论会上宣读的。后来，经由北京大学科学史与科学哲学网站进入了网络世界。再后来，经过大连医科大学主办的《医学与哲学》杂志公开发表，它又成了一篇可供后人阅读的历史文献"。

张功耀对于进入史册，成为"可供后人阅读的历史文献"是很自我看重的，他要一意孤行地与中医斗到底。他说："你们当中的任何人都不要指望我'悬崖勒马'，'告别固执'！""我们还得为中国文化在各个方面的革新和改造而继续努力。只有努力改造中国传统文化，中国才可能有走向未来的希望的萌芽。"在中国逐渐强大、富强的现实面前，他对于这些事实视而不见，闭着眼睛学着几十年前故人的强调，说什么"只有努力改造中国传统文化，中国才可能有走向未来的希望的萌芽"，这样的观点才是不能与时俱进的孤陋寡闻之语。

无独有偶，张功耀的朋友王澄对于当今中国、当今中医的评价，与张功耀可谓是"有过之"而唯恐"无不及"。王澄说："我站在美国纽约，遥望大洋彼岸的神州大地，赵紫阳曾说到的那个'礼仪之邦'今天在何方？我看到的是一个道德沉沦良心泯灭的中华民族。中医就是在这样一个低劣文化氛围中求得生存，而中华民族又因为中医的泛滥进一步走向堕落。"中华民族绝对不是"道德沉沦良心泯灭"的民族！"道德沉沦良心泯灭"的人，就是他们这样一些吃中国粮食长大，黑头发黄皮肤的极少数所谓的中国人。其实，他们骨子里已经不是中国人了，"基因"由于环境的变化而突变了。"天地生人"学术讲座里，有一位专家曾经痛心疾首地提醒大家："要警惕和平环境下的汉奸借尸还魂！"笔者听后，心中伤悲。

张功耀试图改造中国文化，就先从孔夫子开始。他说："孔子是中国儒学的鼻祖。他一生'述而不作'。没有一篇中国古代文献典籍的著作权可以无可争议地归于这位'孔圣人'。汉代罢黜百家、独尊儒术以降，这位没有发表过一篇著作和论文，也没有什么科学建树和理论建树的游说教师，仅仅因为他矢志不移地致力于恢复周朝的道德传统（'克己复礼'）而成了'大成至圣先师'，并被尊为中国人的'万代师表'。近十几年来，他还获得了'中国文化的杰出代表'的授勋。这个被毫无根据的追授并鼓噪起来的荣誉，使五四运动'打倒孔家店'的努力白费了。'万代师表'尚且可以不发表任何论文和著作，这就难怪我们的大款、大腕和大官们可以自由地捞取'教授'和'院士'的头衔了。"

张功耀诽谤完了教授和院士，对于专心研究《红楼梦》的人也不放过，他说"被《红楼梦》养活的教授，终归不至于一开口就说胡话"。

他自己装神弄鬼，借黄帝之口说："一部《三十六计》，从'瞒天过海'开始，到'走为上'结束，全书没有一句真诚的话，整个诱导人们醉心于侥幸和欺骗，直到骗不下去了，再逃之夭夭，'走为上计'，跑到另外一个地方继续行骗。"他就是用这样的目光来研究传统文化，并打算"努力改造中国传统文化"的。假如他成功了，中华文化也就不知道会变成什么样了。好在世界是真实的，不会因为有痴人说梦就必定美梦成真。

他的错误言行自然会遭到人们的反对。但是他大言不惭，不以为耻，反以为荣，自比鲁迅。他说："鲁迅先生说：'说话说到有人厌恶，比起毫无动静来，还是一种幸福。'"他追求的就是弄出"动静来"，以为动静大就是本事大，进了史册就是有功，就觉得荣耀。有关这场沉渣泛起的反中医风波，可以参见笔者2007年在中国中医药出版社出版的《捍卫中医》一书。

方舟子说："站在历史的高度，从世界范围内看，中医的衰落是必然的。在人类历史上，每一个民族都曾经有过自己特有的、非科学的医术。在医学科学诞生之后，各个民族的医术都无法避免走向衰落的命运。它们已经完成了其历史使命，它们之中的某些合理成分已经或即将为医学科学所吸收。我们没有理由相信我们这个民族的古代医术就会是例外。医学科学早就进入中国并牢固地确立了起来。既然我们现在已经拥有更好的医学，我们也没有理由对一个古代医术体系恋恋不舍。"

方舟子在这段话里，把他的目的阐述得很清晰，就是要彻底取消中医。他的错误主张，与历史上的反中医行为一样，是不可能成功的。

我们不妨回顾一下，过去为何有人反中医？为何不会成功？

装神弄鬼的方舟子

方舟子号称"打假英雄"，越来越像个学者了，使很多人不知道他的本来面目。

其实，方舟子是靠打中医起家的，他出场的时候与一般造假的人手法完全一致，仿冒名牌，装神弄鬼。他偷换概念，嫁祸中医，欺骗大众，危害中医。现在即使有一些正面的作用，也非常有限。他现在还是花果山上嫌官小的猴子，如果想结成正果，就必须遇见他师父，而且要带上一个金箍，不能随意亵渎中医。

靠装神弄鬼，出道招摇

方舟子开始走向大众的时候，也有一个和造假一样的过程：他在《批评中医》一书的扉页里写着"方舟子，本名方是民"。古人生后由父母起名字，"是民"，就是属于一般人，说大点是公民，说小点是草民。他爸爸虽然希望自己的孩子有出息，但是不敢定的目标太高。

方舟子从美国回来之后，不管是"海归"还是"海带"，总之是生物化学的博士。按说，他应该在本专业有所成就，但是他没有走这一条路。

"上学不自在，不如闹痛快。"

1994 年，方是民要开网站，自称是"中文互联网的先驱者之一"。

用什么做网名？这个"先驱"是谁，如何介绍？方是民下了工夫，动了脑筋。实际上他是利用互联网胡闹的"先驱"，装神弄鬼的手段很"先进"。

知道一些西方神话的人，大约都了解"诺亚方舟"，世界面临大灾难，汪洋一片难为生，方舟度人靠神力，诺亚方舟是一个救苦救难的主。

方舟子的"子"，不是儿子、孙子的"子"，而是寓意孔子、老子。方是民用"方舟子"做网络名字，比他爹起的名字高明多了，学问大多了。"方舟子"俨然就是学贯东西的一个救世主，也像古代的巫神一样法力无边，让人看上去就属于"非人"。

他出场时，不只是做这些造神的铺垫，还有一系列的歪主意。他没名气，专业上也不见成就。但是，他脑子活，会贴牌、套牌，所有造假的人都要冒名牌，这是常见的套路。

方舟子第一个贴的牌、冒的牌，就是鲁迅主办的《雨丝》杂志。鲁迅的名气，尽人皆知。因此，方舟子就贴了上去，起了一个"新雨丝"的网名，一下子就拉近了与被仿冒名牌的距离。他想让人们认为，即使不说"鲁迅又活了"，也会让人感觉《雨丝》杂志复刊了，在网络里获得了重生。

靠嫁祸中医，出名显眼

贴牌的作假者，往往要糟蹋、败坏这个名牌。果不其然，方舟子首先借鲁迅的名牌，要糟蹋一个更加有名的名牌——中医。

中医是五千年的名牌，与中华民族生死与共五千年，深得民众喜爱。即使有人假冒中医的名义进行欺骗，骗局被揭穿之后，受害的人还继续相信中医。他们都认为世界上好中医很多，自己遇到的不过是一个打着中医旗号的骗子。

在当今社会，只要被揭露造假，产品就没人要了，厂家就可能倒闭，冠生园陈馅月饼、三鹿牛奶都是例子。中医的名义屡屡被人仿冒，中医却能千百年屹立不倒，难道不可以说明其与人民大众的血肉联系之深吗?!

方舟子靠反中医起家，资历比"张弓腰"早得多，手法也高明得多。"张弓腰"蹦了几下子，就被政府收拾了，落了一个凄惨的下场①。方舟子至今仍然很活跃，以挨骂、挨批为荣。方舟子的招数很阴险，对于"移花接木"、"指鹿为马"、"嫁祸于人"、"瞒天过海"等最阴险的招数非常娴熟。

因此，他要借打假之名，嫁祸中医以吸人们的目光，即使挨了骂，也可以赢得知名度。因此，他在新语丝网站起了一个很阴损的栏目名称："立此存照，中医骗子"。

本来假借中医的名字行骗，是违法行为，是犯罪，需要法律严惩。

骗子与中医没有必然的联系，中医被骗子利用，也是一个受害者。

因此说，受损害的不仅是患者，中医的名誉也受到很多伤害。

中医是受害者，而不是骗子。

方舟子应该把栏目叫做"打着中医旗号的骗子"，而不能说"立此存照，中医骗子"。

---

① 曹东义.捍卫中医［M］.北京：中国中医药出版社，2007.

这就像有坏人欺负西施一样，我们应该保护西施，严惩犯罪分子。方舟子号称打假而不保护被害者。他的逻辑是："西施是个坏人！西施怎么不长得像李逵一样？你看人家东施就没人欺负，西施为什么经常被人欺负？我看你西施就是爱告刁状！"

这是混淆"犯罪嫌疑人"与"被害人"的行为。难道这个界限，方舟子不知道？

他的语言能力有问题，还是他的道德水平有问题？

"嫁祸中医"是他的故意！他和"张弓腰"一样，学"鲁迅当年隐姓埋名骂中医"的样子，而且更过分。

靠放大鲁迅错误，做大影响

毫无疑问，1922年鲁迅在《呐喊·自序》之中"悟出"中医是"有意无意的骗子"，既有个人恩怨的因素，也与那个时代激进地认为中医是推行新医学、新事物的障碍有关系。

那是一个旧时代，是中国人趴在地上看世界的时代，也是中医不受法律保护，可以任人随意辱骂的时代。

鲁迅在日本留学时的同学余云岫，于1916年已经出版《灵素商兑》，开始了向中医理论的正规进攻。鲁迅的做法，不过是敲敲边鼓而已，他当时在教育部做金事，是一个政府官员，名字叫周树人。只有《新青年》的少数几个编辑知道周树人的笔名叫鲁迅。周树人也没有想到日后"鲁迅"这个名字会大红大紫，驰名中外，也不会料到七十多年之后，仍然会有人利用"鲁迅骂中医"的不良做法，把周树人的缺点放大化、最大化。

鲁迅是文化巨匠，也是有肛门的人，那是他的隐私，他必定不希望人人都来观看。而那些利用他缺点的人，却要把他的隐私展览起来，把他的缺点在七十多年之后，加以翻新炒作，说鲁迅当年骂中医骂得有理、应该继续骂，并且可以靠着这样的文化巨人之骂，骂倒中医。骂不死中医，就嫁祸中医，抹黑中医，一定把中医打倒了、取消了，才算遂了心愿。

方舟子，你且慢来！

如今的中医，是按照《医师法》取得资格的医生，是依法履行职责的医师。

《医师法》规定，全社会都要尊重医师，任何人不得污损医师的名誉，不能伤害医师的身体，犯法者、构成犯罪者，可以依法处置。

鲁迅即使活到现在，也不能再那样骂中医了！

鲁迅不只骂过中医，而且骂中国的历史，骂汉字。那是时代的局限性，大家都可以原谅他的过失，而方舟子借鲁迅之口骂中医，却是别有用心地故意污损中医名誉，是犯法的行为，绝对不是一个文明的举止。

中医一向以大医精诚为最高追求。很多古代的有志者，不在朝廷之上，便在医林之中；不为良相，就为良医。

如果如鲁迅所说，中医都是有意无意的骗子，那还了得！中国将会怎样？人民将会怎样？毛泽东支持中医，他支持的是骗子吗？《宪法》发展传统医药，党的十六届七中全会、十七大、国务院 2009【22】文件，都是号召大力发展中医药的主张，我国的卫生体制就是中西医并重，难道都错了？都是鼓励骗子们行骗？要大力发展骗子事业？

因此，方舟子"嫁祸中医"这一错误，其危害是非常大的，其做法非常阴险而毒辣。他远比一般打着中医旗号行骗的骗子危害大。

方舟子是一个移花接木、指鹿为马、瞒天过海、欺骗大众的大骗子。

以学者身份出现，干政客的勾当

方舟子的欺骗性，还在于他以一个学者的身份出现，干的却是卑鄙政客的勾当。

说方舟子是一个政客，而不是学者，这是有事实依据的。

他反中医、骂中医的文章很多，难以一一枚举，几乎是罄竹难书。我们仅以全面阐述他主张的《批评中医》（2007 年中国协和医科大学出版社出版）为例，来说明这个问题。

方舟子的《批评中医》这本专著，号称是一部学术著作。但是，大家可以仔细读一读，它不是学术著作，而是一本政治宣言。

所谓学术著作，都是研究学术问题的，都很具体。即使是余云岫的《灵素商兑》，虽然以攻击、污损《黄帝内经》为主旨，但也是借助于谈学术，从不同世界观看待中医理论。而《批评中医》没有一篇专门的学术论述，只有对中医攻击、再攻击，污损、再污损。

比如在书的"前言：我与中医的关系"里，方舟子概括介绍了他的主张：

"我（方舟子）对中医的批评遭受太多不必要的攻击的另一个原因，是许多人没有耐心、没有意愿去细读我的文章，有意无意地进行歪曲。为了避免误读，我把我有关中医的看法简要归纳如下：

一、中医理论体系不是科学，与现代科学思想、方法、理论、体系格格不入，应该彻底地否定、抛弃。

二、中药、针灸等中医具体疗法包含一些治疗经验，值得挖掘，但是要用现代医学方法检验其有效性和安全性，不要轻信传统经验。

三、中医中的有效成分可以为现代医学所吸收，成为现代医学的一部分。但是中医和现代医学是两套完全不同的体系，是不可能相互结合的。要反对那种让患者接受正常的现代医学治疗的同时又让他们购买中药，或者在中药中添加化学药物成分的'中西医结合'。并没有确凿的证据证明这种'中西医结合'会比单纯的现代医学治疗有更好的效果，反而可能干扰现代医学治疗，并增加患者的经济负担。

四、在当前最为紧迫的，是反对'中药没有副作用'的宣传，要在中药说明书中清楚地标明已知的毒副作用。对于毒副作用不明或毒副作用过大的中药至少不能作为非处方药销售。

这些主张可以称之为'废医验药'，即废弃中医理论体系，检验中药（和其他中医疗法）的有效性和安全性。这要比前人提出的'废医存药'的主张更为准确，不是盲目地承认中药的合理性，而是强调检验的必要性。"

在《批评中医》一书的"结语：中医向何处去"之中，他把"废医验药"说成是中医的唯一出路：

"在现代医学兴起之后，传统医学就不可避免地走向了衰落。在中国由于政策保护、深厚的文化传统和强烈的民族自尊心等因素，使得中国的传统医学的生命力要比其他国家更为旺盛。但是几十年来的历史已经证明，试图靠政策保护、舆论宣传、谎言欺骗来振兴中医，要与现代医学一比高低，只是一种不切实际的幻想。不过，我们批评中医的非科学性、质疑中药的有效性和安全性、揭示中医药的真实情况，并不是要全盘否定中医药。中医药中仍然有一些有价值的部分值得去挖掘。

"既然中医理论体系不是一个科学体系，而现在我们已经有了科学的医学理论体系，那么就应该废弃过时的、不科学的中医理论，而代之以现代医学理论。也就是说，不宜再在医疗中使用中医理论，也没有必要试图去证明中医理论的科学性、为其寻找科学基础——几十年的历史也已经证明，这种'科学'研究只是在浪费中国宝贵的科研经费。但是，我们并不否定中医理论体系的历史价值和文化价值，可以从历史、文化的角度把中医作为一种文化遗产进行研究。

"中药、针灸等中医疗法既含有古人长期医疗实践中摸索出来的许多宝贵经验，也含有大量的谬误，必须进行必要的鉴别，用科学方法检验其有效性和安全性。一旦获得验证，就可以被现代医学采用，成为现代医学的一部分。只有废弃中医理论，并用国际公认的科学方法检验中药和中医的其他具体疗法，中医中的某些合理成分才会得到保留，中医的贡献才能获得公认，从而融入世界医学的主流。"

方舟子的这种论述，不是学者的学术，而是政客的策论。

他的最终目的是"废医"，而"验药"不过是手段，是糖衣。很多不明真相的人，甚至很多热心振兴中医的业内人士，也为他"验药"的迷魂弹所击中，希望靠"验药"保存和发展中医事业。方舟子在这里告诉人们，这只能是一种"幻想"，"验药"的最终结局只是为了"废医"，是把"一旦获得验证"的部分"就可以被现代医学采用，成为现代医学的一部分"。中医的体系不存会被容忍存在下去了。没有了体系的中医，自然只有被吸收的零散经验被别的医学所消化。我们不得不指出，方舟子对于所谓的"现代医学"看得太高了，还原论主张的定性定量化学成分用药方法，绝对不能吸纳以多元复杂成分为主"组合效应"的中医经验，这是完全不同的学术体系。如果"现代医学"能够做到包容"多元共存、整体和谐"的中医学体系，那么"现代医学"就放弃了还原论主张，融入到中医学之中了。当然，这些学术问题，方舟子不懂，也不愿意懂。他只热心于"废医验药"。

方舟子的"废医验药"里边，有对政府的"要求"、有"指导"科学家、大众应该怎样做的"指南"，就是远离中医药，废弃中医理论，取消中医事业。

难道这是学术著作吗？

不谈具体学术问题，只鼓吹"废医验药"，这是一个学者做的事情吗？他是一个政客，是一个反对《宪法》、反对现行卫生体制的鼓吹者。

"中西医并重"是我国的卫生方针。

中医与西医一起构成我国卫生体制的"一体两翼"，去掉中医这一只翅膀，这个体制也就难以存在了。他希望我们走美国的道路，只发展西医，只使用西药，这种错误主张严重地危害我们国家经济体制的安全运行，也会严重削弱我国在卫生领域里的原创能力，破坏国家的软实力。

由此可见"废医验药"是一个极为错误的政治口号，它具有极大的欺骗性。

方舟子过分放大"科学的作用"，不了解中西医的区别，不知道生命自组织能力的可贵。

这些论述，在潘德孚先生的著作里有很好的阐述，因此，我的话就此打住。

我希望，方舟子能够早日遇到师傅，在不违法的情况下，做一些有益的事。不要做跑官、要官的花果山上的猴子。

第二章　疾病复杂　医学幼稚

疾病的复杂性，来源于人体结构与功能的复杂性，也与人体的自然属性、社会属性、心里属性有着密不可分的联系。起源于几千年之前的中医，与近代才成熟起来的西医，它们对于人体和疾病的认识是不相同的。它们的指导理论、技术方法、临床经验也是不一样的。尽管面对的可能是同一个病人，但是在中医与西医的眼里，不可能有完全相同的认识。一旦认识相同了，中医与西医的界限也就不存在了，就会融合为一体，无所谓中医与西医了。

中西医学术源流皆不相同

西医把希波克拉底（希腊文 πποκρ τη，英文 Hippocrates of Cos II 或者 Hippokrates of Kos，约前 460 ~ 前 377）尊为"医学之父"，他是古希腊著名的医生，欧洲医学奠基人，古希腊医师，西方医学奠基人，提出"体液（humours）学说"，他的医学观点对后来西方医学的发展有巨大影响。卒于公元前 377 年，享年 80 多岁。

希波克拉底出生于小亚细亚科斯岛的一个医生世家，父亲赫拉克莱提斯是（Herakleides）是医神阿斯克雷庇亚斯（Aesclapius）的后代，母亲费娜雷蒂（Phainarete）是显贵家族的女儿。在古希腊，医生的职业是父子相传的，所以希波克拉底从小就跟随父亲学医，他父亲治病的药物有 260 多种。父母去世后，他一面游历，一面行医，为了丰富医学知识，获取众家之长，希波克拉底拜请许多当地的名医为师，在接触的许多病人中，他结识了许多著名的哲学家，这些哲学家的独到见解对希波克拉底深有启发，为他提出四体液论提供了哲学帮助。

古希腊医学受到宗教迷信的禁锢。巫师们只会用念咒文，施魔法，进行祈祷的办法为人治病。这自然是不会有什么疗效的，病人不仅被骗去大量钱财，而且往往因耽误病情而死去。希波克拉底主张的"体液（humours）学说"认为，人体由血液（blood）、黏液（phlegm）、黄胆（yellow bile）和黑胆（black bile）四种体液组成，这四种体液的不同配合使人们有不同的体质。他把疾病看作是发展着的现象，认为医师医治的不仅是疾病而且是病人；从而改变了当时西方医学以巫术和宗教为根据的观念。他主张在治疗上注意病人的个性特征、环境因素和生活方式对患病的影响。重视卫生饮食疗法，但也不忽视药物治疗，尤其注意对症治疗和预后。他对解剖很重视，对骨骼、关节、肌肉的结构等都很有研究。

尽管希氏曾经很重视"冷热干湿"等环境因素对于人体的影响，强调饮食调节在治疗疾病过程之中的作用，似乎希氏与中医的思想很接近，其实不然，西方当时的医学还没有上升到寒热、虚实、表里、邪正、阴阳等哲学高度审视医学问题。因此，希波克拉底只能依靠当时的解剖知识，来说明临床现象。尽管他的解剖知识不是很准确，但是他对于解剖的重要性，是非常重视的，可以说是基本方法。因此，他的后继者也就在解剖的道路上，不断深入研究，逐渐取得新的进展。

希波克拉底说："我们必须坚信，每一种病症都是由一种特殊的东西引起，当这种东西转化为其他结合物时，病症便消失了。"

中医经典在谈论人体发病的时候，从来不说病因是"由一种特殊的东西引起"的，而是说外在的六淫，内在的七情，以及饮食劳倦是一种致病因素，可以损伤人体的正气，可以造成内在固有机能的不平衡，这样才会引起疾病。所以正气在发病之中的作用，是第一位的，是起决定作用的。中医历来强调"两分法"，而不是希氏的"一点论"。

希波克拉底说："我们必须知道，疼痛是什么，为什么会疼痛，以及人体的何种构成受到损伤。"中医说疼痛的原因，是因为气血的流动性受到阻碍引起来的，而不是去刻意追究结构受到损伤。

希波克拉底说："我希望，这种精确的真相在一切举例中显示出来。"

中医说人体的一切都在变化之中，而且变化莫测谓之神；事物的变化尽管可以用数字来表达，但是"夫阴阳者，数之可十，推之可百，数之可千，推之可万，天地阴阳者，不以数推，以象之谓也"。中医认为，人体的各种生理病理现象，用数字表达不可能达到完全"精确"，因此，就需要通过"象"来表示。象既可以是抽象，也可以是形象。把客观对象的整体要素抽提出来，进行简单化描述的一种方法，被称为"象"思维，它往往具有高度概括、形象传神的效果，而不会拘泥于实际的具体检测数字。这是东西方医学在方法论上的差异。

希氏说："我认为，了解什么病是因功能而生，什么病是因结构而生，也是必要的。我所说的'功能'大致是指体液的强度和力度，而'结构'是指人体内待发现的形态，其中有空的、凹的、渐宽的、渐窄的，有的是膨隆的，有的是圆而硬的，有的是宽而悬吊的，有的是平展的，有的是长的，有质地紧密的，有质地松散而多肉的，有似海绵多孔的。那么，哪一种结构最有利于从人体其他部位吸取体液并吸住它们呢？是中空而膨大的、圆而硬的，还是渐渐凹陷的？我主张最适宜的构造是宽广、中空而且渐细的。人们应该知道这一完全不封闭的东西能看到。"①

从上述引文之中，我们不难看到希波克拉底重视的功能问题，是四种体液过盛而引起病理变化的学说，后来其指导意义在很多方面就"不合时宜"了；他更重视人体结构问题，这一特点为后来的生理病理解剖研究奠定了基础，盖伦写作《论解剖过程》《论身体各部器官功能》两书，就是受他的影响。他们都是在人体解剖的基础上研究生理功能，在方法论上是完全一致的。这种做法与此后在文艺复兴时期崛起的实证医学，也是一脉相承的。

盖伦出生于小亚细亚爱琴海边一个建筑师家庭，他对农业、建筑业、天文学、占星术和哲学感兴趣，但后来他将自己的精力集中在医学上。他早年跟随当地柏拉图学派的学者学习，17 岁时跟随一位精通解剖学的医生学习医学知识。在古罗马时期，医学被认为是一门实用的科学，因此相对受到了重视。20 岁时他成为当地阿斯克勒庇俄斯神庙的一个助手祭司。公元 148年或 149 年他父亲去世后他外出求学。他在今天的伊兹密尔、科林斯和亚历山大共就学 12 年。公元 157 年他返回别迦摩并在当地的一个角斗士学校当了三四年医生。在这段时间里他获得治疗创伤和外伤的经验。后来他将伤称为是"进入身体的窗"。从 162 年开始他住在罗马并开始他的众多写作、教书和公开展示他的解剖知识。后来他成为罗马皇帝马尔库斯·奥勒里乌斯的宫廷医生。他对许多动物进行活体解剖来研究肾和脊椎的作用。他最喜欢用的动物是直布罗陀猿。据说他有 20 个听写者来记录他的言语。公元 191 年的一场大火烧毁了他的部分著作。他逝世于何时不很清楚，一般认为是公元200 年，但也有人认为他公元 216 年才逝世，那时正是中国的华佗与张仲景生活的年代。

时代的限制，技术方法的制约，希波克拉底和盖伦都不可能把解剖工作深入进行下去，于是就进行了大胆的猜测。当然，其中的错误也是随处可

① 赵洪钧，武鹏，译. 希波克拉底文集（第 1 版）[M]. 合肥：安徽科学技术出版社，1990：12 - 15.

见，现在看来已经粗疏不堪，必须予以废除。如希氏说："海绵状多孔的器官如脾脏、肺和乳房，随时准备吸干紧挨它们的东西"，"肝脏紧密而宽大，当肠胀气增加，受阻而变得较硬时，就会持续猛烈地对抗气机。但肝脏抵抗而不退让。"①

希氏描述的内脏不分脏与腑，与中医对于脾脏、肝脏、肺脏生理的认识也有很大的不同，尽管中医的解剖也不精确。

盖伦认为，世界是由一个造世者故意建造的。这也说明了为什么他的著作会被基督教徒和穆斯林接受。盖伦认为好的医生也应该是哲学家，但他的哲学观点是折中主义，他接受亚里士多德"在自然中一切都是有目的的"的观点，认为人体构造，如手上的肌肉和骨骼，都执行事先安排好的功能。他最重视人体的脑、心、肝脏，认为脑中的"动气"（Pneuma physicon）决定运动、感知和感觉，心的"活气"（Pneuma zoticon）控制体内的血液和体温，肝的气控制营养和新陈代谢。

古希腊的非罗劳斯认为人体具有三种灵魂，即（一）生长灵魂，这是人、动物和植物所共有的，在人体它位于脐部；（二）动物灵魂，这是人和动物所共有的，它位于心脏，主管感觉和运动；（三）理性灵性灵魂，这只有人才具备，位于脑部，主管智慧。亚里士多德则分别称这三种灵魂为生殖灵魂、感觉灵魂及理性灵魂。植物只有生殖灵魂，动物有前二种灵魂，只有人才具备三种灵魂。盖伦则把这三种灵魂的说法与人体的解剖学、生理学知识结合起来，提出了所谓"自然灵气"、"生命灵气"、"动物灵气"的理论。他认为这三种灵气，在人体分别位于消化系统、呼吸系统和神经系统。它们都发源于一个被称之为"纽玛"的中心灵气。这种"纽玛"存在于空气中，人体通过呼吸，吸进"纽玛"从而获得活动。

中医把五脏代表整个人体的核心，并且以五脏为中心，把四肢、九窍、五色、五声、五音、五味、七情、六淫、天地五方、一年四季等都串联起来，把它们看成是密不可分的整体，是整个生命赖以存在的必要条件。因此，中医的五脏是没有边界的五脏，是互相联系的整体模型。因此，当现代的西医对病人实行了"脾切除"之后，患者再到中医那里去看病，中医依然会认为病人还有脾的存在。中医的脾，是标准化、虚拟化之后的脾，也是西医"切不掉"的脾。假如在中医的学说里没有了脾，也就没有了"后天

---

① 赵洪钧，武鹏，译. 希波克拉底文集（第1版）［M］. 合肥：安徽科学技术出版社，1990：15.

之本"，中医的理论也就不能成立了。

中医说的肺，就像天空的大气，有升发，有肃降，与全身的血液一起流动不居，出入不止。中医说的肝脏，就像充满生机的树木，也有升发和肃降。但是中医只说肝气的升降运动的是太过分，还是不足，而不说肝脏本身的硬度有多大，也不说肺里有气管、肺泡。

希波克拉底说："人通过口鼻吸入的气，先进入脑，而后大部分进入腹中，一部分进入肺和血管。由血管通道，空气靠这些器官布散全身各部。进入肚子的那一部分空气将肚子变凉，但没有更多的用途；而进入肺和血管的空气是有用的。当空气进入脑和体腔时，人便清醒，肢体便运动。故血管被黏液阻断，空气不能源源通过时，患者便出现不语和无知觉。"

吸气入脑的观点，从来没有出现在中医的经典里。中医甚至不说血管，中医只说脉道、脉搏，这脉道就是经，就像大地的河流。看河水涨落，就知道天地旱涝，不只是与河流的水多水少有关。因此，摸脉就可以推测脏腑气血阴阳的盛衰。河床是水完成流动的条件，它只要约束住流动的水流就可以了，它本身的结构问题，中医只区分出"经"与"络"。当然，经与络都有闭合回路，不会浪费，不像西方说的血像潮水一样，可以无尽地向外流淌。

希氏说："空气在小血管内变凉，而后再由这些管道呼出。因为呼吸不能停下来，总是吸入、呼出地运动。任何部位一旦因故停止了呼吸，便会发生瘫痪。"中医认为，动而生阳，静而生阴，阳热而阴冷。人之所以要呼吸，不是靠此保持热气，而是与天地一刻不停地"升降出入"，因为一旦停止了升降出入的过程，生命不与自然互动、交换物质，生命也就完结了。所以，升降出入是生命必然的运动，也是表征生命存在的外在象征，呼吸不是机械运动，而是生命存在的形式。并且呼吸出入的节奏、强弱，也是是否健康、生命力大小的一个指征。

希氏说："黏液质的父母，生下黏液质的孩子；胆液质的父母，生下胆液质的孩子；痨病的父母，生下痨病的孩子；坏脾气的父母，生下坏脾气的孩子。"中医也认为父母的遗传物质是很重要的，但是更重要的是个人后天形成的体质。一个人的精神面貌，与他的脏腑强弱有关，也与社会环境有关，中华民族的先民历来强调教育与修养的重要性，并不是把一切责任都要父母来承担。

希氏说："总之，患者的一切症状都是由于性冷的黏液流进血管，使热血变凉而停滞。"① 中医的经典里，从来也没有这样武断地解释过人体的病理，即使是"风为百病之长"的病因论，也没有这样机械。中医谈论生理病理，都用阴阳对立、互相依存的相互作用来说明，今天看来还是很有道理的。

　　盖伦认为肝是有机体生命的源泉，是血液活动的中心。已被消化的营养物质由肠道被送入肝脏，乳糜状的营养物在肝脏转变成深色的静脉血并带有自然灵气。带有自然灵气的血液从肝脏出发，沿着静脉系统分布到全身。它将营养物质送至身体各部分，并随之被吸收。肝脏不停地制造血液，血也不停地被送至身体各部分并大部分被吸收，而不做循环的运动。盖伦认为心脏右边是静脉系统的主要分支。从肝脏出来进入心脏右边（右心室）的血液，再通过所谓心脏间隔小孔而进入左心室。部分由心脏流经肺部而进入左心室的血液，排除了废气、废物并获得了生命灵气，而成为颜色鲜红的动脉血。带有生命灵气的动脉血，通过动脉系统，分布到全身，使人能够有感觉和进行各种活动，有一部分动脉血经动脉而进大脑，在这里动脉血又获得了动物灵气，并通过神经系统而分布到全身。盖伦认为血液无论是在静脉或是动脉中，都是以单程直线运动方法往返活动的，它犹如潮汐一样一涨一落朝着一个方向运动，而不是做循环的运动。当然，这些具体解剖结构的描述缺陷，势必会被后人发现并纠正。但是盖伦的认识被宗教当作信条和真理之后，改变其错误主张就不是那么容易了，有的医学家因为纠正盖伦的错误而献出了宝贵的生命。

　　由以上简单的举例，可以看出中医与西医在 2000 年之前奠基的时候，就存在着很大的差异，而不是文艺复兴之后西医才改弦易辙，搞起了解剖实证。西医的祖先希波克拉底在理论思辨上，远没有达到中医理论的完善、自洽程度，中医也没有像西医那样注重脏器解剖的内部结构。其产生分歧的原因，是西方哲学一开始就是还原论的，是希望用一元论解释整个世界的物质基础，并且物质实体与运动是互相分离的，也就是空间与物质是互相对立的。他们认为，物质需要运动，也必须运动，但是运动需要空间。在西方的哲学里，没有"有无相生"的思想，也没有中国哲学"气聚则生，气散则亡"的概念。在中国古代的哲学里，物质与空间是一体的，空间离不开物质，是稀薄的物质，而可见的物质实体，是气聚之后浓稠的空间。因此，才

---

　　① 赵洪钧，武鹏，译. 希波克拉底文集（第 1 版）[M]. 合肥：安徽科学技术出版社，1990：115－117.

有"世间万物，有生于无，无生于有"的命题。在有与无的变化的交界点上，老子用"忽兮恍兮"来形容。

当然，经过文艺复兴时期之后，西方医学界大兴解剖之风，对于人体的认识有了长足的进步，并借着这种进步传向世界。但是，随着解剖借助于显微技术、分子技术的进步，出现了还原论"出发时"所不曾预料到的困惑。这就是人体和疾病的复杂性，绝不是由某一个物质结构因素所决定的，也不是靠一个外力经过简单处理就可以解决的。

解剖学发展带动手术进步

毫无疑问，解剖学的发展，曾经推动了世界医学的进步，其间经历过漫长的发展过程。

在公元前 4000 ~ 公元前 3000 年左右，埃及已形成奴隶社会，已有了相当发达的文化。他们认为一切归神主宰，因此僧侣兼管为人除灾祛病，宗教与非宗教的经验医学互相混杂在一起。他们为了驱逐身体内的鬼怪，使用了催吐、下泄、利尿、发汗等法，并已掌握了灌肠法。埃及贵族有将死者遗体永久保存的习俗，约自公元前 3000 年左右已实行尸体干化法，用香料药品涂抹尸体，并把死者的内脏取出来，成为"木乃伊"。这对于人体构造的认识有很大的帮助，而且成为现代研究古代病理学的宝贵材料。

印度的外科很发达，大约至迟在公元 4 世纪时就能做断肢术、眼科手术、鼻的形成术、胎足倒转术、剖腹产术等，这些手术也需要一定的解剖学知识作基础。

巴比伦王汉谟拉比制定的《法典》，约成书于公元前 1700 年，其中有关于医疗法的规定，是世界最早的医疗法律。其中规定："奴隶因医生手术而死亡或致盲目，医生需赔偿奴隶主全部或一半的奴隶身价。如果盲目或死亡者为绅士，则将医生两手切落作为处罚。"做手术需要依赖解剖知识，也促使医学家对于人体结构进行深入了解。

文艺复兴的兴起，很快就波及医学领域。帕拉切尔苏斯（1493 ~ 1541）首先指出人体的生命过程是化学过程，他重视实践，反对烦琐的经院哲学，反对中世纪顽固的传统和权威观念。他说："没有科学和经验，谁也不能成为医生。我的著作不是引证古代权威的著作，而是靠最大的教师——经验写成的。"他勇敢地公开焚毁了盖伦和阿维森纳的医学著作，揭开了医学革命的序幕。

首先革新解剖学的人不是医生，而是意大利的著名画家达·芬奇（1452～1519）。他认为作为现实主义的画家，有必要熟悉人体解剖，尤其需要了解骨骼与肌肉，于是他进行人体解剖结构研究。他所绘制的700多幅解剖图，传至今日还有150余幅，这些解剖图画得大都准确、优美。他首先对盖伦的解剖学发生疑问，他曾往气管之中吹入空气，但无论如何用力，也不见心脏膨胀起来，于是得出结论：盖伦所谓肺与心相通的学说是错误的。他还检查过心脏的构造与形态，他所画的心脏图较以往有关图画正确得多。此外，他还发现了主动脉根部瓣膜的活动及其性质，证明瓣膜的作用在于阻止血液回流。他所提到的心血管方面的问题，不久就引起了医学家们的注意。

恩格斯曾经说过："塞尔维特正要发现血液循环过程的时候，加尔文便烧死了他，而且活活地把他烤了两个钟头……"西班牙人塞尔维特1509年或1511年的9月29日出生，13岁时，他入萨拉哥萨（或勒里达）大学学习，后来转到巴塞罗那大学，1528年，又入图卢兹大学学习法律。他曾为里昂的一家出版社编辑了一本世界地理书，又到巴黎学医。他在《基督教复兴》一书中提出了"灵魂本身就是血液"的看法，否定了当时盛行的盖伦"三灵气说"，即自然灵气、活力灵气和动物灵气，并用此来错误地解释心血管的基本活动，认为血液不是朝一个方向流动的，而是像希腊的爱琴海海浪一样，阵阵往复，方向不定，并且错误地认为血液是经过心间隔上许多极细的、肉眼看不见的通道从右心室流向左心室。塞尔维特认为，血液是从右心室先流到肺，再由肺送回左心房，并强调这种循环是"在肺内完成的"。这一切直接触犯了那些被宗教神学奉为经典的荒谬的理论，他于1553年10月被处以火刑。

维萨里（1514～1564）完成了《人体解剖学》的教科编写。他先肄业于卢万大学，后转入巴黎大学。当时，这两所大学讲解剖时，教授高坐椅上讲课，助手和匠人在台下操作，而且一年内最多只允许进行三四次解剖。维萨里不满足这种状况，曾夜间到野外去盗窃尸体来进行解剖。当时意大利的帕多瓦大学有欧洲最好的解剖教室，于是他就到那里任教。1543年，他将工作中积累起来的材料整理成书，公开发表。这本书就是《人体构造论》。此书指出盖伦的错误达200多处，如5叶肝、2块下颌骨等。并指出盖伦解剖学的依据是动物如猴等。维萨里虽然也受到当时保守派的指责，曾被教会判处死刑，后改判去耶路撒冷朝圣赎罪，在1564年归途之中船被破坏而遇难，但他的学生们发展了解剖学。

解剖学的进步，带动了外科学的发展。在中世纪，由于手术操作过程充满血腥和污秽而受到轻视，一般的外科手术不是医生自己动手，而是由理发师进行具体操作。法国的帕雷是理发师转行为外科医生的。他曾任军医，在战伤处理中，用软膏代替沸油处理火器伤，取得了很好的疗效。他还用结扎法取代烧灼法进行止血，做过异位胎儿倒转术，创制过假手、假足的假肢体。他推进了外科手术的进步。

手术过程要求精细与准确，因此使用量度手段研究人体，就提到了医学的重要日程上。中医靠辨证论治开汤药，或者以针灸按摩治疗疾病，常常可以用内科治疗的方法，解决西医必须依靠外科手术才能解决的疾病治疗问题。因此，中医对于器官解剖的"技术依赖"很小，所以就不会重视器官解剖的探索与研究。

圣托里奥（1561～1636）制作了体温计和脉搏计，还制造了一个像小屋似的大秤，可在其中生活、睡眠、运动、进食。在排泄前后，他都称量自己的体重，如此不厌其烦地进行了 30 余年。他发现体重在不排泄时也在减轻，认为其原因是"不易觉察的出汗"。这可以说是最早的新陈代谢研究。

西方医学里程碑式的成就，是哈维（1578～1657）发现肺循环。在他以前，帕多瓦大学的解剖学家们，曾相继发现并解释了由心脏主持血液循环枢纽的问题。1553 年，西班牙学者 M. 塞尔维特（1511～1553）确认血液自右心室流入左心室，不是经过中隔上的孔，而是经过肺脏作"漫长而奇妙的迂回"。哈维进一步应用活体解剖的实验方法，直接观察动物机体的活动。同时，他还精密地算出自左心室流入总动脉，和自右心室流入肺动脉的血量。他分析认为血液绝不可能来自饮食，这既与古代希波克拉底的认识不同，也与中医的有关学说不一样。他认为血液不可能留在身体组织内，他断定自左心室喷入动脉的血，必然是自静脉回归右心室的血。这样一来，尽管没有发现毛细血管的结构，还是足以证明了血液循环学说的真实性。哈维于1628 年发表了著名的论著《心脏运动论》。

中医对于血脉的循环认识，主要靠思辨，认为五脏六腑都有经脉相连，构成互相连接的闭合回路，循环往复，以至无穷。希波克拉底认为，人体的血液往往是过盛的，发热、疼痛等都需要放血治疗。当然，放血的伙计也是由理发师代劳，因此，每个理发馆的招牌也是由代表血液和止血带的红白相间的色彩组成的。中医认为，血液是至为重要的东西，不能轻易放血。

法国 J. O. 拉美特里因写作《心灵的自然史》一书，被迫流亡荷兰，1747 年此书匿名发表。拉美特里根据大量医学、解剖学和生理学的科学材料，证明人的心灵状况决定于人的机体状况，特别着重证明思维是大脑的机能和道德源于机体的自我保存的要求。后来他又出版了《人是机器》一书，他假定一切生物都具有所谓"运动的始基"，它是生物的运动、感觉以至思维和良知产生的根据。书中明确指出，运动的物质能够产生有生命的生物、有感觉的动物和有理性的人。公开表明唯物主义和无神论的立场，驳斥心灵为独立的精神实体的唯心主义观点，论证精神对物质的依赖关系。《人是机器》在自然观、认识论、社会历史观、无神论和伦理学等许多方面还提出一系列后来为其他法国唯物主义者进一步发展了的思想。它是 18 世纪法国第一部以公开的无神论形式出现的系统的机械唯物主义著作，尽管其在学术主张上不能把人与机器、动物相区别而存在片面性的缺陷，但是毕竟是反对上帝造人的有力武器。因此，他遭到天主教派的迫害，不得不再次逃亡。

中医认为，人的精神与形体是密不可分的有机整体，人体的生理状态和病理过程，每时每刻都离不开精神的支配，人体的五脏在不同的时空里分别主宰着人体的一切，因此主张五脏都与人体的精神思维活动有关，所以五脏又叫"五神脏"，不把人的精神活动只归结于大脑。喜怒哀乐的精神活动，彼此制约，没有一个凌驾于全身各个脏腑之上的最高统帅部。

可见中医与西医对于人体的血脉循环的认识，阐述人体内在脏腑器官与人体精神的关系上，都存在着明显的分歧，是不同的研究方法，不同的学术思想体系。

显微镜帮助人们了解微观

望远镜有利于人们研究天体运动的宏观规律，显微镜则把人们带到一个新的认识领域：微观变化。意大利 M. 马尔皮吉（1628～1694）观察动物组织，发现了毛细血管，他还观察过脾脏、肾脏等组织的微细结构。

荷兰业余科学家 A. van 莱文胡克（1632～1723）也作过许多显微镜观察，最先看到精子、血细胞。他在观察蝌蚪的尾巴时发现血细胞从毛细血管中流过的情形。他和马尔皮基的观察填补了哈维在血液循环学说中留下来的空白，说明血液是怎样由动脉进入静脉的。

但是，17 世纪的显微镜观察很不深入，真正的人体组织学是 19 世纪才发展起来的。然而 18 世纪的时候，医学家已经解剖了无数尸体，对人体的正常构造已有了清晰的认识，在这基础上，逐渐诞生了病理解剖。

意大利病理解剖学家 G. B. 莫尔加尼（1682～1771）于1761年发表《论疾病的位置和原因》一书，描述了疾病影响下器官的变化，并且据此对疾病原因作了大胆的推测。他把疾病看作是局部损伤，而且认为每一种疾病都有它在某个器官内的相应病变部位，这种局部病灶决定人体症状表现的思想由此奠基。在他以后医师们普遍接受用"病灶"解释症状的观点，这种思想对以后的整个医学领域影响甚大，直至今天仍然位居主流地位。

奥地利医生 J. L. 奥恩布鲁格（1722～1809）发明了叩诊。他的父亲是酒店老板，常用手指敲击大酒桶根据声音猜测桶里的酒量。后来，奥恩布鲁格把这个方法用在人的胸腔，以寻找"病灶"。经过大量经验观察，包括尸体解剖追踪，他创立应用至今的叩诊法。但叩诊法的推广应用，还是19世纪的事。

发明听诊的是 R. T. H. 拉埃内克（1781～1826），他是法国病理学家、临床家。他从希波克拉底的著作中，得到对于心肺可以听诊的启示。起先他用耳直接听诊，后来制成听诊器，先用纸制，后用木制。他检查了许多病人，研究了用听诊器发现的各种最微小的现象。进行了许多尸体解剖，把解剖结果与临床现象相对照，从而改进了听诊法。1819年，他发表论文《间接听诊法》，并根据这种新的检查方法诊断肺和心脏的疾病。

西医的望触扣听与中医的望闻问切，乍一看好像大致一样，其实不同。西医的四诊是为了发现有形的内在病灶，中医的四诊则为了了解机体内在脏腑气血津液是否充实、运行是否流畅。

德国人 H. 赫尔姆霍茨（1821～1894）发明检眼镜，此后喉镜、膀胱镜、食管镜、胃镜、支气管镜等先后发明，这丰富了临床内科诊断手段，并使其后在体腔内进行治疗成为可能。

荷兰医学家 H. 布尔哈维（1668～1738），利用病床教学，他在进行病理解剖之前，尽量给学生提供临床的症候以及这些与病理变化关系的资料，这是以后临床病理讨论会（C. P. C.）的先驱。

19世纪，自然科学和技术进步很大，光学的进步促进了显微镜的进一步改良，出现了复式接物镜（1823）、无色镜片（1830）、油浸装置（1886）等。由于电学的进步，电热器、电气治疗到后半叶相继出现。化学方面，有原子论、元素周期率的提出，和人工合成有机物的出现。德国人 F. 维勒（1880～1882）于1828年合成尿素，打破了有机物与无机物之间的界限。

生物学方面，有细胞学说、进化论和遗传定律的提出。

西医借助于仪器，延伸人体的感官功能，逐渐向微观领域深入研究，这就使原本就擅长器官解剖的西医，在认识人体方面与中医的共同语言，越来愈少了。细胞生理病理学的建立，这也使西医原来对于器官解剖的知识不断加深，也从更深刻、细致的层面，打破了器官单一附属于某个系统的认识，否定了由人体器官划分几大功能系统的理论，把《人是机器》的观点打碎了，这是一个新旧理论互相否定的过程。

细胞病理学扬弃解剖学

19 世纪中叶，德国病理学家魏尔啸创立了细胞病理学，将疾病研究深入到细胞层次。魏尔啸学说的基本原理包括：细胞来自细胞；机体是细胞的总和；疾病可用细胞病理来说明。他最为人所熟知的名言，是他 1858 年发表的"每一个细胞都来自另一个细胞（Omnis cellula e cellula）"。这一构想实际上是由更早的学者提出的，然而魏尔啸使其广为人知。这一理论与他的细胞病理学说紧密相关。

魏尔啸认为，病理过程中，是某些细胞出现了异常，而非整个器官发生了病变。魏尔啸另一著名发现，是他深入研究肺动脉血栓栓塞的形成机制，因而提出了栓塞这一术语。他发现肺动脉中的血凝块，是由来自体循环静脉的血栓发展而来，并描述道："软化的血栓末端脱落下大小不一的小碎片，被血流带至远端的血管，这引起了常见的病理过程，我把这一过程命名为栓塞。"魏尔啸建立了细胞病理学、比较病理学（对比人与动物的疾病）以及人类学。

魏尔啸的细胞病理学似乎是西医解剖学的进一步发展，有更加精细、实证的优越性，但是，细胞病理学的进步打破了器官解剖的认识，因为，细胞是一个相对独立的整体。每一个器官由不同种类的细胞组合而成，不能整齐划一地由一种细胞解释器官的生理病理现象。是谁决定了器官内部细胞的比例与分工？它们之间如何调控？这就迫使现代医学放弃器官解剖，进一步向整体调节的分子水平进军。当然，进一步深入到细胞之内进行研究，或者进入细胞核，开始研究 DNA 之后，细胞病理学又被打破了，因为不同细胞的细胞核是一样的，都带有相同的 DNA，这也使器官解剖的局限性和粗略概括的缺点，进一步暴露出来。因此，是一个否定之否定的过程。

再有，就是所有的生命整体都是由一个细胞逐渐分化而来，就好像一棵大树是由一粒种子发芽长成的，各种细胞进行分化的过程，是从整体需要出发的，不是各个器官在体内占有一定份额，有自己的利益，也就是说器官是整体派生出来的。这本身就是对靠从整体解剖入手，依靠不同器官说明不同功能研究方法的挑战。人是自然生成的，而且是整体生成的，不是局部器官堆积合成的，人的整体性一旦被破坏，就难于恢复原状，而且人的整体性在器官局部不能得到完全的说明，整体所具有的功能局部不具备。所有这些新认识，都是进一步向整体性的回归，也就是向中医方法论的回归。比如中医的五行学说，五行分管五个系统，人体的脏腑组织各有归属，但是五行是哪里来的？五行就是整体，在自然界代表天地万物，在人体代表整体，五色是全部的色，五味也是全部的味，五音也是指全部的音。这是从整体出发，研究部件相互关系的思想，而不是由"既成事实"出发，分别研究其结构与功能的方法。

人体的细胞生活在体液里，各种细胞因子互相制约、资助、影响，组成了正反馈、负反馈调节的细胞因子网络，其复杂的调控过程，就是"牵一发而动全身"的关系，不是外科手术可以随意切除、移植的机械组合关系，人体不是机器，不是随意可以改变的变形金刚，这种思想与中医学的五脏之间的生克制化、广泛联系学说，尽管不一样，但是其基本原则是一致的，而与器官解剖的还原论是相背离的。

19世纪中叶，由于发酵工业的需要，由于物理学、化学的进步和显微镜的改进，催生了细菌学的建立。

发现微生物改进免疫技术

法国人 L. 巴斯德（1822～1895）研究发酵的过程，证明发酵过程，以及传染病的发生都是微生物引起的。德国人 R. 科赫（1843～1910）发现霍乱弧菌、结核杆菌及炭疽杆菌等，并改进了培养细菌的方法和细菌染色方法，还提出科赫三定律。他们的工作奠定了微生物学的基础。19世纪后30年，是细菌学时代，大多数主要致病菌在此时期内先后被发现。

细菌学的创立，揭开了抗生素时代的序幕，一方面为还原论在医学领域大行其道提供了有力的学术支撑，好像一对一的互相对抗，就可以解决人体疾病的诊治问题，把复杂问题简单化了，也给了人们对于医学能力不切实际的过高的期望，以为既然抗生素的利器可以解决以前无法解决的许多严重感染问题，好像其他医学问题也是"如此简单"，没有想到尽管抗生素的普遍应用，达到了"滥用"的程度，也没有解决大部分疾病的治疗问题，反而带来了许多医源性疾病，把人类治疗疾病的问题搞得更复杂化了。另一方面，细菌学的建立，也为免疫学的创立奠立了基础，免疫学的思想来源于中医，最早的免疫"可行性实用技术"是中医最早发明的预防天花的人痘疫苗。免疫学说的细胞免疫、体液免疫调节，是极为复杂的细胞因子网络，而一旦进入了"网络"，还原论的单一物质对抗学说就不灵了，中医所说的五行生克制化尽管没有提到分子问题，但是基本原理是相通的，与还原论的方法完全不搭界。复杂免疫调控的这些进步，逐渐与中医学的"邪正斗争"、"扶正祛邪"思想有了某些相似之处，只是人们在发明了抗生素之后，把中药的作用简单化为抗菌抑病毒作用，或者简单说成是提高免疫力。这种认识有一定事实加以支持，但是不能简单对号入座，否则，就会把中医药的现代化研究引导到邪路上去。这方面的教训是很深刻的，既浪费了大量钱财，又降低了中医药的科学性。

由中医在宋、明时代创造的人痘疫苗技术，18世纪初期经过土耳其，由玛丽夫人于1721年传到英国。经过70年的推广之后，于18世纪末的1796年，由接种过人痘疫苗的乡村医生琴纳改良为牛痘疫苗，此后逐渐推广到世界各地[①]。

当然，是中医的免疫思想哺育了免疫技术，没有中医的免疫思想就不会产生免疫技术。这是中医化毒为药、趋利避害大智慧的原始创新。

疫苗技术启发了世界各地的医学家，促使他们吸收之后再创新。巴斯德研究了鸡的霍乱、牛羊炭疽病及狂犬病等，并用减弱微生物毒力的方法首先进行疫苗的研究，从而把免疫技术推广开来，创立了经典免疫学。以后，在巴斯德研究所工作的俄国人 И. И. 梅契尼科夫（1845～1916）系统阐述了吞噬现象及某些传染病的免疫现象；1880年发表微生物间的对抗和它们的变异的论述。20世纪初，又发现乳酸菌与病原菌在人肠中相互拮抗，并用乳酸菌制剂来治疗某些肠病。

化学工业的进步，为化学药物的制造创立了条件，早期的化学药物直接来源于纺织业的化学染料。

---

① 曹东义，主编. 热病新论（第1版）［M］. 北京：中国中医药出版社，2008：14－38.

纺织印染促进化学制药

印染与化学制药有着千丝万缕的联系，很多染料就是药物。

早在六七千年前的新石器时代，我们的祖先就能够用赤铁矿粉末将麻布染成红色。居住在青海柴达木盆地诺木洪地区的原始部落，能把毛线染成黄、红、褐、蓝等色，织出带有色彩条纹的毛布。商周时期，染色技术不断提高。宫廷手工作坊中设有专职的官吏"染人"来"掌染草"，管理染色生产，染出的颜色也不断增加。到汉代，染色技术达到了相当高的水平。我国古代染色用的染料，大都是天然矿物或植物染料为主。古代原色青、赤、黄、白、黑，称为"五色"，将原色混合可以得到"间色（多次色）"。

青色，主要是用从蓝草中提取靛蓝染成的。能制靛的蓝草有好多种，古代最初用的是马蓝。赤色，我国古代将原色的红称为赤色，而称橙红色为红色。我国染赤色最初是用赤铁矿粉末，后来有用朱砂（硫化汞）。用它们染色，牢度较差。周代开始使用茜草，它的根含有茜素，以明矾为媒染剂可染出红色。汉代起，大规模种植茜草。黄色，早期主要用栀子。栀子的果实中含有"藏花酸"的黄色素，是一种直接染料，染成的黄色微泛红光。南北朝以后，黄色染料又有地黄、槐树花、黄檗、姜黄、柘黄等。用柘黄染出的织物在月光下呈泛红光的赭黄色，在烛光下呈现赭红色，其色彩很眩人眼目，所以自隋代以来便成为皇帝的服色。宋代以后皇帝专用的黄袍，即由此演变而来。白色，可以用天然矿物绢云母涂染，但主要是通过漂白的方法取得。此前，还有用硫磺熏蒸漂白的方法。黑色，古代染黑色的植物主要用栎实、橡实、五倍子、柿叶、冬青叶、栗壳、莲子壳、鼠尾叶、乌桕叶等。我国自周朝开始采用，直至近代，才为硫化黑等染料所代替。掌握了染原色的方法后，再经过套染就可以得到不同的间色。

随着染色工艺技术的不断提高和发展，我国古代染出的纺织品颜色也不断的丰富。有人曾对吐鲁番出土的唐代丝织物作过色谱分析，共有 24 种颜色，其中红色的有银红、水红、猩红、绛红、绛紫；黄色有鹅黄、菊黄、杏黄、金黄、土黄、茶褐；青、蓝色有蛋青、天青、翠蓝、宝蓝、赤青、藏青；绿色有胡绿、豆绿、叶绿、果绿、墨绿等。

西药绝大部分为化学合成药，它是指以结构较简单的化合物或具有一定基本结构的天然产物为原料，经过一系列反应过程制得的对人体具有预防、治疗及诊断作用的原料药。这些药物都是具有单一的化学结构的"纯物质"。化学合成药的发展已有一百多年历史。19世纪40年代，乙醚、氯仿等麻醉剂在外科和牙科手术中的成功应用，标志着化学合成药在医疗史上的出现。随着有机化学、药理学和化学工业的发展，化学合成药发展迅速，品种、产量、产值等均在制药工业中占首要地位。世界上临床使用的化学合成药物品种已多达数千种。

化学合成药的生产方法主要采用间歇法，大致分为三种：①全化学合成，大多数化学合成药是用基本化工原料和化工产品经各种不同的化学反应制得，如磺胺药、各种解热镇痛药。②半合成，部分化学合成药是以具有一定基本结构的天然产物作为中间体进行化学加工，制得如甾体激素类、半合成抗生素、维生素A、维生素E等。③化学合成结合微生物（酶催化）合成，此法可使许多药品的生产过程更为经济合理，例如维生素C、甾体激素和氨基酸等的合成。

西药大规模的工业化生产，开始于19世纪，1806年由阿片提出吗啡；1819年由金鸡纳皮提出奎宁等。至19世纪中叶，尿素、氯仿等已合成。1859年水杨酸盐类解热镇痛药合成成功，到19世纪末精制成阿司匹林，其后各种药物的合成精制不断得到发展。化学合成药物的研制成功，鼓励了人们开始研究药物的性能和作用。逐渐发展到以临床医学和生理学为基础，以动物实验为手段，产生了实验药理学。

中药的起源来于"神农尝百草"式的医生自己品尝，大部分中药属于"自采自用"，不是为了商业获利。西药的大工业化生产，不可能是临床医生"亲历亲为"的事情，也没有哪一个医生有能力为了治疗一种疾病，自己先建一个化工厂，然后分离化学物质，再去做动物实验，再做临床实验来开发新药。而必须是制药企业老板首先投资研究某些化学单体，再去做动物实验，然后再进行临床实验，以便观察这个新的化学单体是否有效，是否安全。也就是说，西药不是医生发明的，是制药企业制造的，然后推荐给医生，让医生在临床上试用、使用，它的研发动力主要来源于商业利润的推动，是一个医药分离的运行机制。这种研发体系造成了医生不懂药，药商不懂医。医生在使用某个新药的时候，完全依靠药商提供的材料。很多药物不良反应，都是在大面积推广使用的时候产生的。因此，新药上市之后，追求"尝新"的人，其风险就会很大，有的时候是"第一个吃螃蟹的人"，也有的时候就是在"冒死吃河豚"。因为很多西药新药的有效性往往没有多少问题，其安全性却往往是"没有数据"，或者是没有把握的。即使新药的研发过程中有过动物实验、临床试验，也是短时间、参加人数很少的数据，其对人体的远期影响、广泛作用，包括毒副作用，还需要在使用过程之中，在经历千万人体的应用之后才能逐渐了解。

中药与西药在研发途径上有着如此巨大的差距，所以不能按照要求西药新药研发的标准来要求中药。这就好比是我们到了餐桌上吃大餐，与神农氏当年尝百草的差别，我们完全没有必要在进餐之前，像神农氏那样随时作好抢救中毒的准备。毫无疑问，即使不是"一日而遇七十毒"，神农氏也必须时刻准备着中毒之后如何解救，不然的话他即使不是"一日而遇七十毒"而是"一人而有七十命"，也早就因为中毒而死亡了，而不会留下来一部千年传诵的《神农本草经》。

人们都说西药是"单一化学制剂"，实际上那只是一个很粗略的说法，也可以说是一个理想。化学制剂尽管希望纯化为单质，目前临床上还没有达到这种境界。化验室里的试剂，也没有达到单质的纯净度，所有的化学纯、分析纯试剂，都含着几十种以上的"某某、等等"的物质，是一个以某种化学物质为主的"混合物"。不同批次的青霉素，即使是同一个工厂、同一个车间、同一批工人，按照相同的标准生产出来的，其差别之大仍然需要重新做皮试。然而，西药的纯净程度被人们人为地夸大了，并以此"纯净度"为骄傲，否定了中药包含化学物质太多的用药原理，进而否定了中药的科学性。认为中药属于杂物，质量不可靠，疗效不确切，反对中医的人甚至说中医药属于毒物、污物，是欺骗、坑害患者。这也是一种错误的评价方法，以单一化学成分的药效原理，来评价中药的组合效应。

由于化学制药进步较晚，既制约了内科治疗的发展，也对外科手术有很大的影响。19世纪之前，外科非常落后，疼痛、感染、出血等主要基本问题未能解决，严重限制了手术的数量和范围，那时的手术场景充满了恐怖的气氛。19世纪中叶，解剖学的发展和麻醉法、防腐法和无菌法的应用，对19世纪末和20世纪初期外科学的发展，起了决定性的作用，但是也为滥用手术切除创造了条件。

19世纪中叶一氧化二氮、乙醚、氯仿相继被用作全身麻醉药，外科手术能够在无痛情况下施行，这是外科学的一大进步，是外科手术学得以发展的前提。19世纪末又发明了局部麻醉的方法，克服了全麻手续繁杂、副作用多的不足。

根据巴斯德对致病微生物的发现，英国外科医生 J. 利斯特（1827～

1912）认为，伤口中的腐烂和分解过程是由微生物所引起。1865 年他用石炭酸消毒法进行复杂骨折手术获得成功，他还用石炭酸消毒手术室、手术台、手术部位和伤口，并用复杂的包扎法包扎伤口。防腐法大大地减少了创伤化脓和手术后的死亡率。

1886 年 E. 贝格曼（1836～1907）采用热压消毒器进行消毒，外科才真正进入了无菌手术的时代。

1911 年，在纽约召开的外科医生大会，英国的外科医生莱恩爵士在会议上，提倡以外科手术来解决"自身中毒"问题。以他为代表的人认为，人的躯体里有许多无用的器官，尤其是结肠，寄生着很多细菌，因而产生许多疾病。例如十二指肠溃疡、膀胱疾病、类风湿关节炎、结核病、精神分裂症、高血压、动脉硬化，以及肠道癌症等。他认为人类的大肠是个像阑尾一样的退化器官，没有用处，是许多病痛的根源，应该予以切除。"有一种诊断为结肠炎或黏液性结肠炎的病。把发炎或激惹的结肠解释为腹痛、背痛、违和和不适、慢性病痛，以及大便常有黏液"的原因。当时，这个诊断很流行。他认为只有把结肠切除，人才会健康。

他的理论为很多内外科医生所接受，并且，他在很多内外科医生热情的观摩、注视下，熟练地做了一千多例结肠切除手术，死亡率很低，令人拍手。这种暂时的成功激励了许多内外科医生，把结肠切除术作为治疗内科疾病的主要方法。在这个方法的基础上，又发展了半结肠切除术、盲肠结肠固定术、胃固定术、子宫固定术、肾固定术、慢性阑尾炎的阑尾切除术等。"这些理论和概念，造成几千人做了七种类型的手术，只有少数人暂时得益，很多人病情恶化；有些人死亡。"莱恩的理论又引申出使用强泻药来通大便、用液体灌肠，在两小时内用 30 品脱的液体冲洗。"儿童们常常由父母给他们做'高位结肠清洗'，并作为很多疾病的一般疗法。"不幸的是做了这些疗法的病人感到更不舒服了。后来英国的内科医生们收集了很多证据，证明了这种理论和方法的错误①。

"自身中毒论"盛行的同时，美国人比凌和杰出的英国病理学家亨特尔一起提出了"病灶感染论"②。这个理论认为"贫血、胃炎、结肠炎的最重

---

① 潘德孚. 现代西医内科治疗学回顾. ttp：//www. zjlwz. com/zj/User/News/News_ info. aspId = 425

② 刘经棠，朱正芳，编译. 现代医药中的错误［M］. 广州：广东科技出版社，1982：82－88.

病例、不明原因的发热、紫癜、各种神经疾病（从精神抑郁到脊髓的实质病变）、慢性风湿病、肾脏病的最重病例，都起源于或并发于口腔败血症"，还包括整个胃肠道、生殖系统（阴道、子宫、前列腺）、泌尿系统（膀胱、输尿管、肾），以及牙齿、口腔、扁桃体和副鼻窦。它"吸引了更多的鼓吹者和热心人，在医学界很受尊敬，并被广泛承认。实际上它比自身中毒论更有优势。结果在北美和英国人口中，一部分人成为多种内科和外科的治疗对象"。于是，有很多人做了拔牙、腭扁桃体切除和咽扁桃体切除术、阑尾切除术、胆囊摘除术、子宫切除术、前列腺切除术、结肠切除术等，"进一步还知道很多病人受害。一些人切除扁桃体和拔牙后造成了死亡、肺脓肿和细菌性心内膜炎，虽然这是罕见的。英国在 1931～1935 年间，曾报告 518 人死于扁桃体切除术。在 20 世纪 40 年代，大多数医学教师普遍认为，上述的治疗结果曾经是一场恶梦。"

　　人类有机体的整体性，不能随心所欲地切除、移植，不应该过度医疗，更不应该过度切除、移植。其实，大量外科介入治疗内科病，不是技术进步的象征，而应该是内科治疗不成功的佐证。切除、移植，也是内科治疗乏术的表现。相信遥远的未来，切除和移植的手术，不会像今天这样如此之多。后人一定会把这种动辄就切除、移植的做法，作为一种笑料的。

抗生素利器不该被滥用

　　1908 年德国 P. 埃尔利希（1854～1915）和日本秦佐八郎（1873～1938）发现 606 能治疗螺旋体疾病，开创了化学疗法的先声。

　　1935 年 G. J. P. 多马克（1895～1964）研制成磺胺药，能治多种细菌所致疾病。

　　1928 年英国的 A. 弗莱明（1881～1955）发现青霉素有杀菌能力。

　　1941 年后 H. W. 弗洛里（1898～1968）和 E. B. 钱恩（1906～1979）将青霉素用于临床。

　　1944 年美国 S. A. 瓦克斯曼（1888～1973）发现链霉素能治疗结核病。其后新抗生素相继出现。

　　抗生素问世之后，使西医治疗感染性、传染性疾病的疗效，大幅度提高，也使中医学《伤寒论》《温病学》在这方面的优势，似乎变成了"过去式"。著名中医陆渊雷在 1928 年的《医界春秋》上，曾发表了《西医界之奴隶派》一文进行论战，他说："奴隶派的西医所自命不凡的只是空谈病理，何尝能直接应用到治疗上去！不过他们的义祖（西洋医学）、义父（东洋医学）有种种科学的依据，有酒精灯、显微镜，以及许多畜牲（动物实验）的帮助，不是完全出于推想，似乎与《内经》学说不同。所以由他们说得嘴响。但是，病理尽管说得精透，若要问到治疗依旧是毫无办法。尤其是他们所沉迷不返的细菌学说，一见了急性传染病，什么验血哩、验痰唾二便哩、培养哩、着色哩、血清反应哩，费尽九牛二虎之力总算难为他把个病菌认识清楚了。要是在前驱期中病菌没有认识清楚的时候，西医一句话推得个干净。叫做'诊断未确，无从施行根治'。这时候病人只好忍着痛苦，呻吟床褥，静候诊断。这也是病人自己的不好，怪不得西医，哪个叫你不懂得预防、消毒、自己传染病菌？——岂知西医的根治还要看病人的造化。若是有造化的病人，只应当患梅毒，因为西医有606；或者患白喉、破伤风，因为西医有比令氏血清可以把你根治。若没有造化的病人患了别种传染病——西医也只是说一句话轻轻推个干净，叫做'尚未发现特效药'，只有对症处理。于是热起来就用冰蒲包、电风扇；冷起来就用水汀、热水袋；肚子饿了就是牛奶、鸡蛋。诸君休小觑了这些对症处置，说它没有价值。须知西医有数理、化学、生物说作根底；有胎生、组织解剖、生理、病理作基本知识。学问这样高明，行出来的对症疗法饶你再不中用，也是有价值的。要是这种对症疗法出于中医之手，那自然是绝对谬误的了。这好比打骂一样，家中的黄脸婆子把你打骂一下就要火星直冒、跳将起来。窑子里的娼妇若蒙她轻咎樱唇、高抬玉手把你打骂一下，你就从骨髓里舒服出来，堆着满面笑容，成打的花头没命价报效上去。若问，嫖客何以这样瘟，因为娼妇得了乌龟、老鸨的传授，平时把嫖客灌足了迷汤的缘故。有一班迷信科学的人物，害了病请教西医，领略了对症处理的妙法，也尽有死而无悔的。若问他何以这样瘟，也因为西医得了西洋日本义祖、义父的传授，把那些细菌传染、消毒预防的话头将迷信科学的人物灌足了迷汤的缘故。"

陆渊雷先生的文章，虽然有失偏颇，但从一个侧面反映了出现抗生素之前，西医对于外感热病治疗上的捉襟见肘、无可奈何。这时的中医学，由于有仲景以来的六经辨证、明清时期新发展出的卫气营血辨证，其治疗方法十分丰富，疗效也要高出西医许多，这就是陆渊雷先生底气十足的原因。国医大师张锡纯能够偷偷地去西医医院"会诊"，也是因为当时中医的疗效比较好的缘故。

由于抗生素的广泛应用，也就引发了中西医学术优势的转化，在"西进中退"的对比之中，好像中医药已经过时了。其实，临床上很多耐药性细菌感染，经过中医辨证治疗，也可以取得良好效果。可见中医药不是古老的抗生素，在病毒性疾病的治疗上，中医药现在还有很大优势。可以证明，中医药治疗传染性、感染性疾病的科学原理依然落在西医的目光之外。

近代以来，抗生素的使用非常普遍，在很多没有细菌感染证据的情况下，也应用抗生素，比如感冒大部分是病毒感染，但是临床上一见发热就输抗生素，很多无菌手术前后也用抗生素"护驾保航"，很多没有细菌感染的慢性炎症也离不开抗生素，原因不明的许多疾病也都"诊断性治疗"地首先使用抗生素，使抗生素几乎成了"万应药"，或者约等于"安慰剂"，达到了使用极不规范的滥用。这既浪费了药品资源，加重了患者负担，也增加了耐药菌株的出现。

人体与微生物的细菌病毒长期共存达几百万年，在长期的进化过程之中，人体建立了一整套对付致病微生物感染的机制，很多情况之下不需要抗生素参与就可以消除感染，并获得免疫力。抗生素发明之后，被扩大使用范围，甚至滥用之后，严重地影响了人体抗菌能力的发挥。越俎代庖的结果，不仅不利于人体抗病能力的提高，而且实际操作中，很多情况下抗生素的使用不是在细菌培养、药敏试验的指导下进行的，而是以"广覆盖、大剂量、足疗程"为原则，大撒网式的"火枪手"、"散弹"式狂轰乱炸，严重地破坏了人体微生态的平衡，杀死了大量有益的细菌，甚至造成二重感染、医源性疾病。抗生素的不规范使用、滥用，即使不是医疗腐败助长起来的，也加重了社会和个人的负担。

伦琴 1895 年发现 X 射线，到 20 世纪初 X 射线诊断便成为临床医学的重要手段。最初用于观察骨骼状态，1906 年借助铋糊检查胃肠运动，以后又改用钡餐、碘油等进行 X 射线造影。

现代医学借助于 X 射线技术，使医学对于人体内部的认识避免了许多"剖腹探查"手术，开创了微创、无创检查的先河。此后重要的诊断技术进展有：心电图（1903）、梅毒血清反应（1906）、脑血管造影（1911）、心脏导管术（1929）和脑电图（1929）。

20 世纪 50 年代初超声波技术应用于医学，60 年代日本采用光导纤维制成胃镜，现在临床已有多种纤维光学内窥镜得到应用。70 年代后，电子计算机 X 射线断层成像（CT）以及磁共振成像技术应用后，微小的病灶都能被发现。

与抗生素滥用一样，放射线检查、磁共振检查也在过度使用，《中国医学论坛报》就有专家指出："CT 滥用，癌症临近。"这绝非危言耸听，而是由严峻现实发出的警告。磁共振检查、超声检查对于人体也绝对不是无害的，所谓"无创"也是相对的，在实验室里研究菌落生长的干预因素，超声干扰就是一个明显的外加因素。

上述一系列的医学进步，大致上可以归类为由解剖开始的实证技术进步，致病微生物的发现和现代检查技术的进步，以及化学制药和抗生素的发明，有力地推动了西医临床医学的进步。但是，进一步的微观研究，却给以还原论为基本理论指导的西医学，带来了许多困惑，甚至很多进展都否定了原来的认识。这种否定，是科学原理的否定。使形态决定状态、病灶决定症候表现的固有思维，受到根本性的挑战，必须放弃原来的认识，另找出路。

分子医学扬弃细胞病理学

显微技术和物理化学的进步，使人们的认识由细胞、细菌的"微观领域"，深入到更加微观的分子水平。吸收了分子水平知识的医学，也就被称为"分子医学"。分子医学否定了器官解剖医学的许多知识，也否定了细胞生物学对于人体的认识，把医学对人的认识复杂化了。分子医学揭示了细胞、细菌作为一个整体所具有的不同特质，这些特质也不能用器官解剖和细胞形态来说明了。

1901 年高峰让吉分离出肾上腺素，不久，促胰液素也被提取出来，人类开始认识体液调节的功能。以后甲状腺素、胰岛素、各种性激素等相继分离提纯，20 世纪 40 年代提取出了肾上腺皮质激素，50 ~ 60 年代分离出了促甲状腺素释放激素。60 年代提出第二信使学说，阐明含氮激素的作用机制，推动内分泌学向分子领域发展。

英国生物化学家 F. G. 霍普金斯（1861 ~ 1947）和 E. 威尔科克，1906 年在剑桥大学证明蛋白质，有的营养价值高，有的则营养价值不完全。美国生物化学家 T. 奥斯本和 L. B. 门德尔，于 1916 年在耶鲁大学的研究也证明了这一点。美国的 W. 罗斯等搞清了必需氨基酸和非必需氨基酸的差别，1938 年证明了人类需要 8 种必需氨基酸。

人体内的维生素，被科学家们接连找到：维生素 B_1（C. 芬克，1913）；维生素 A（E. 麦科勒姆和 M. 戴维斯，1913）；维生素 D（O. 罗森海姆，和 T. 韦伯斯特等，1926）；维生素 C（A. 圣捷尔吉，1928）；维生素 B_2（R.

库恩等，1933）；维生素 E（H. 埃文斯等，1936）；维生素 B_6（S. 莱普科夫斯基等，1938）；维生素 K（P. H. 达姆和 D. 福克斯，1948）等。

20 世纪后半叶，科学家们认识到人体内微量元素的作用，锌、铜、锰、钴、钼、碘等微量元素的重要作用。由于营养学知识的进步，人类搞清了各种营养素缺乏病的病因，以便有可能采取"强化食物"等措施来加以防治；使"完全胃肠外营养法"成为可能。1968 年 S. 杜德里克等首先报道的这一治疗方法，可有效地挽救由于消化道功能障碍等原因而发生严重营养不良的患者的生命。

这些科学技术的进步，让人们敞开思想畅想未来。似乎古老的《汤液经》不灵了，各大菜系好像无非是提供各种营养元素材料而不够精确，中华"老汤"、色香味的传统厨艺似乎大有繁琐哲学、故弄玄虚之嫌。好像人们未来需要靠化学合成的"洁净药片"维持生命了，根本不需要再吃直接取自泥土的蔬菜、瓜果、粮食了。《内经》说的"毒药攻邪，五谷为养，五果为助，五畜为益，五菜为充"好像已经不算道理了。到底是"科学成就健康"？还是人的"自组织能力成就健康"？不能片面夸大外界干预人体的作用。人不能、也没有必要依靠科学合成的药片维持健康，而应该激发自己的自组织能力。

1942 年发明免疫荧光技术后更得以确证自身抗体的广泛存在。20 世纪中叶人们发现免疫耐受现象，并在实验动物中成功地诱发了耐受状态，这导致细胞系选择学说的出现。这使人们逐渐认识到，免疫的作用不限于抗感染，它能识别"己"与"非己"从而维持机体稳定性。

20 世纪 50 年代发现胸腺与免疫有关，免疫球蛋白的结构也得到阐明；60 年代 T 细胞、B 细胞的作用被发现，70 年代中叶单克隆抗体技术诞生。1974 年 N. K. 耶纳提出免疫网络学说。

中医把所有的营养物质进行了概括，称为精微物质，或者叫水谷精微，实际上包含了五谷、五果、五蔬、五畜肉，并且讲究各有搭配，不同季节有不同的口味配伍，《内经》概括为"五谷为养，五果为助，五畜为益，五菜为充"。中医对于人体免疫的各个微观领域也有一种概括，总称为"正气"。中医所说的正气，不能简单化为一种具体的物质，身体里的卫气、营气、经络之气、阴精、阴液、津液、脏腑之气、阴阳平衡、气血通畅、升降出入适中和谐，都是人体正气的组成部分，而且互相之间必须密切合作，不能太过，也不能不及，这样才能保证正气的充足，抗病能力才能最大化。有人把中医学说的"正气存内，邪不可干"，加以"科学化"，改为"抗体存内，邪不可干"，这种所谓现代化预演，实际上是把中医的学术加以改造，是在进行"庸俗化"、"畸形化"，而不是与时俱进的"中医现代化"。

在临床应用方面，免疫学技术作为诊断方法可说始自世纪之初，但最突出的贡献应该说是组织和器官移植。免疫学现已成为影响生物学和医学最重要的基础科学之一。1971 年世界免疫学会上一致认为免疫学应从微生物学中分出成为一独立学科。它包括：免疫化学、免疫生物学、免疫遗传学、免疫病理学、临床免疫学、肿瘤免疫学和移植免疫等。

随着人们对于微观领域认识的加深，人们对于细胞内部结构、细胞的调节和分化，也逐渐有所认识。这就是说细胞本身是一个整体，它自身有代谢和分化的自主性，但是细胞在身体里又是整体的一个部分，它的代谢与分化必须受整体内环境的制约，不是完全独立自主的生存状态。不受机体整体制约的细胞，就变成了癌细胞。所以，细胞不是整体之中一个简单的零件，必须随时接受全身各种因素的调节和免疫监视。

中医尽管没有微观细胞因子调节机制的研究，但是中医学也认为人体是一个整体有序的复杂机体，人体与自然界息息相关，人体的形体与精神密切相关，五脏之间也是和谐一体的稳态系统，而不是简单的机械堆积。把人体看成一个复杂体系，不是还原论简单的物理、化学关系，这就是在中医学与现代分子生物学存在统一性的学术共性。笔者曾经发表一篇论文《中医是善于改变微观的医学》[1]，主要从中医不做手术，而能治疗复杂疾病，可以影响人体微观代谢的客观现实出发而立论的。这一观点得到了许多专家的赞赏，也被《新华文摘》全文转载，估计也是出于"奇文共欣赏"的考虑吧。

遗传学有助于对人的尊重

方舟子对于遗传问题进行了研究，发现西方遗传学史上也充满谬误，并且长达几千年，但是这并不影响他一贯看问题的方法，也就是离不开在赞扬西方的时候批评中国人[2]。尽管他知道西方在遗传问题上，曾经瞎猜了几千年，但是他认为人家即使是瞎猜也比中国人强。他说："古希腊哲人比古中国哲学的高明之处，就在于他们能够提出问题并试图作出理性的解释。遗传

---

① 曹东义．回归中医（第 1 版）［M］．北京：中国中医药出版社，2007：55－64.

② http://genetics.sjtu.edu.cn/knowledge/new_ page_ 7.htm

学就像几乎所有的科学学科，最终都可以追溯到古希腊。但是与现代科学不同，古希腊的原始科学并不重视实证，而处于思辨的状态。古希腊思想家所思考的问题，有时根据的不过是出于传闻。比如，据传说，有一群麦克罗色法利人，以头长为高贵，因此他们的父母在新生儿的头骨还柔软的时候，习惯将其尽量拉长，结果麦克罗色法利人都有长脑袋。"尽管这种做法"很不科学"，或者甚至像"精子是具体而微的完整的小人"这样的明显的机械唯物论观点错误，还被方舟子赞赏为"在二千年后还有科学家相信（它是）预成论"。因为提出这个观点的人是方舟子极为赞赏的亚里士多德，"亚里士多德认为只有雄性的精液才提供了形式因，而与之对应的雌性生殖物质（他认为是月经）不过是质料因，即提供由形式因塑造的原料。"亚里士多德的"形式因"为"精子是具体而微的完整的小人"的观点，提供了理论基础，所以方舟子对着这个明显的瞎猜的事实，却能得出"古希腊哲人比古中国哲学的高明"的结论，可见他的思想深处的憎恶之分明。

中医认为"人以天地之气生，四时之法成"，这说明人作为大自然的一分子，是自然生成的，不是上帝所造。中医在重视人体自然生成的同时，也非常重视人体的精神作用，《灵枢·本神》说："天之在我者德也，地之在我者气也。德流气薄而生者也。故生之来谓之精；两精相搏谓之神；随神往来者谓之魂；并精而出入者谓之魄。所以任物者谓之心；心有所忆谓之意；意之所存谓之志；因志而存变谓之思；因思而远慕谓之虑；因虑而处物谓之智。"也就是说，在形成人体的时候，就产生了人的精神，并且人的灵魂"随神往来"，人的魄力"并精出入"，也就是说人体的精神活动，与内在的精微物质关系密切。并进一步阐述人的精神主宰于心，人的思虑、记忆、智慧除了与心有关系之外，还和肝肾脾肺有关，人的精神是一个整体。中医对于人体具体的生成过程，也有自己独到的认识，《灵枢·经脉》说："人始生，先成精，精成而脑髓生，骨为干，脉为营，筋为刚，肉为墙，皮肤坚而毛发长，谷入于胃，脉道以通，血气乃行。"《灵枢·天年》说："血气已和，营卫已通，五脏已成，神气舍心，魂魄毕具，乃成为人。"中医重视人体的精气神，常常"精神"并提、并重，而不说唯心唯物。中医受"有生于无，无生于有"哲学思想指导，而不受还原论、机械唯物的影响，所以重视精神的互化，而不可能提出"精子是具体而微的完整的小人"这样的明显的机械唯物论观点。

其实在人们发现细胞分裂机制之前，孟德尔就对生物性状的遗传与变异，有过大胆的猜想和实验，并且提出了有名的"孟德尔生物定律"，也就是生物遗传性状的分离和自由组合学说。

1822 年 7 月 22 日，孟德尔出生于奥地利西里西亚（现属捷克）海因策道夫村，是一个贫寒的农民家庭，父亲和母亲都是园艺家（外祖父是园艺工人）。孟德尔童年时受到园艺学和农学知识的熏陶，对植物的生长和开花非常感兴趣。1840 年他考入奥尔米茨大学哲学院，主攻古典哲学，他还学习了数学和物理学。1843 年大学毕业以后，年方 21 岁的孟德尔进了布隆城奥古斯汀修道院，并在当地教会办的一所中学教书，教的是自然科学。1856年，他从维也纳大学回到布鲁恩不久，就开始了长达 8 年的豌豆实验。

孟德尔首先从许多种子商那里，弄来了 34 个品种的豌豆，从中挑选出22 个品种用于实验。它们都具有某种可以相互区分的稳定性状，例如高茎或矮茎、圆或皱科、灰色种皮或白色种皮等。1865 年，孟德尔在布鲁恩科学协会的会议厅，将自己的研究成果分两次宣读。他的中心思想是：遗传的不是一个个体的全貌，而是一个个性状。也就是用分析的方法，研究遗传个性。然而，孟德尔思维和实验很超前，与会者对他的论文之中大量的数字和繁复枯燥的论证毫无兴趣。尽管绝大多数听众是布鲁恩自然科学协会的会员，其中既有化学家、地质学家和生物学家，也有生物学专业的植物学家、藻类学家。

孟德尔遗传学说的主要内容，可归纳为以下几点。

（1）生物性状的遗传，由遗传因子决定（遗传因子后来被称为基因）。

（2）遗传因子在体细胞内成对存在，其中一个来自父本，另一个来自母本，二者分别由精卵细胞带入。在形成配子时，成对的遗传因子又彼此分离，并且各自进入到一个配子中。这样，在每一个配子中，就只含有成对遗传因子中的一个成员，这个成员也许来自父本，也许来自母本。

（3）在杂种的体细胞中，两个遗传因子的成员不同，它们之间是处在各自独立、互不干涉的状态之中，但二者对性状发育所起的作用也表现出明显的差异，即一方对另一方起了决定性的作用，因而有显性因子和隐性因子之分，随之而来的也就有了显性性状与隐性性状之分。

（4）杂种所产生的不同类型的配子，其数目相等，而雌雄配子的结合又是随机的，即各种不同类型的雌配子与雄配子的结合机会均等。

孟德尔在揭示了由一对遗传因子（被后人称为一对等位基因）控制的一对相对性状杂交的遗传规律——"分离规律"之后，又接连进行了两对、三对甚至更多对相对性状杂交的遗传试验，进而又发现了第二条重要的遗传学规律，即"自由组合规律"，也有人称它为独立分配规律。

在相当长时间里，人们普遍地认为"连续变异"所遵从的是和孟德尔的遗传定律完全不同的规律，是渐进性的连续变异，甚至成为进化论者所主张的唯一的一种变异。后来还有米丘林、李森科过分强调环境因素对于生物遗传的决定作用，以及"优生学"引发的"保护优等民族血统"的希特勒屠杀犹太人事件，这是假借遗传学而结出来的一颗毒果。

华东师范大学陈蓉霞教授发表的《从遗传学史想到的话题》指出："在我看来，基础研究是人类智力活动的最高探险，是创造力的集中爆发，它不一定带有神圣的使命，但却是美的极致，是人之为人的精彩写照；而应用研究则是在前者指导下的一种循规蹈矩的深入，犹如在产品说明书的指导下装配一台仪器，它有着明确的目的，这种目的常常被赋予崇高、神圣的使命，而人类的急功近利正是在其中暴露无遗。所以，它更需要受到规范和监督。这方面的前车之鉴已令人触目惊心。遗憾的是，我们的大众与媒体（两者遥相呼应）更多关注炒作的却是后者。在惊呼试管婴儿、克隆羊的诞生或是人类基因组草图揭秘的同时，我们对于发育本身所表现的神奇以及人类对这种神奇的探索，亦即对于人类智力所达高度的那种神圣敬畏感已悄然退隐。这实在是科学昌明时代的一种悲哀。"

现在打着所谓先进技术的旗号，对人体进行大规模的改造，其后果的确令人忧心忡忡，而"对于人类智力所达高度的那种神圣敬畏感"正是中医学的一贯传统。中医重视人体的自我认识能力，也重视人体的自我恢复能力，认为病人的主观感觉就是医生的客观依据，从来不把病人的主观感觉作为不可信赖的表面现象看待，中医治疗疾病充分利用人体的自组织能力，这个能力既是物质的，也是精神的。

宋安群女士称，孟德尔的豌豆试验是很特别的，他得出的认识，不能算作普遍规律。当然，宋女士的观点尽管有很多事实支持，也很有创见，但是，目前并没有引起广泛关注。有关情况，可以参见她所出版的《新生物进化论》。

核酸对细胞生物学的挑战

尽管在 1868 年发现核酸之前，人们就发现了蛋白质，但是今天看来，发现核酸的意义更为重大，它使人们认识生命现象的复杂性更加深入和具体。

在德国化学家霍佩·赛勒的实验室里，有一个瑞士籍的研究生名叫米歇尔（1844～1895），他对实验室附近的一家医院扔出的带脓血的绷带很感兴趣，他认为脓血是白细胞和人体细胞的碎片。于是他细心地把绷带上的脓血收集起来，并用胃蛋白酶进行分解，结果发现细胞大部分被分解了，但对细胞核不起作用。他进一步对细胞核内物质进行分析，发现细胞核中含有一种富含磷和氮的物质。

导师霍佩·赛勒用酵母做实验，证明米歇尔对细胞核内物质的发现是正确的。于是他便给这种从细胞核中分离出来的物质取名为"核素"，后来人们发现它呈酸性，因此改叫"核酸"。从此人们对核酸进行了一系列卓有成效的研究。

德国科赛尔（1853～1927）和他的两个学生琼斯（1865～1935）和列文（1869～1940）的研究，弄清了核酸的基本化学结构，认为它是由许多核苷酸组成的大分子。核苷酸是由碱基、核糖和磷酸构成的。其中碱基有4种（腺嘌呤、鸟嘌呤、胸腺嘧啶和胞嘧啶），核糖有两种（核糖、脱氧核糖），因此把核酸分为核糖核酸（RNA）和脱氧核糖核酸（DNA）。

列文认为，核酸的基本结构是由4个含不同碱基的核苷酸连接成的四核苷酸，以此为基础聚合成核酸，提出了"四核苷酸假说"。这个假说对认识复杂的核酸结构起了相当大的阻碍作用，也在一定程度上影响了人们对核酸功能的认识。人们认为，虽然核酸存在于细胞核中，但它的结构太简单，很难设想它能在遗传过程中起什么作用。

蛋白质的发现比核酸早30年，发展迅速。进入20世纪时，组成蛋白质的20种氨基酸中已有12种被发现，到1940年则全部被发现。

1902年，德国化学家费歇尔提出，氨基酸之间以肽链相连接而形成蛋白质的理论，1917年他合成了由15个甘氨酸和3个亮氨酸组成的18个肽的长链。于是，有的科学家设想，很可能是蛋白质在遗传中起主要作用。如果核酸参与遗传作用，也必然是与蛋白质连在一起的核蛋白在起作用。因此，那时生物界普遍倾向于认为蛋白质是遗传信息的载体。

1928年，美国科学家格里菲斯（1877～1941）用一种有荚膜、毒性强的和一种无荚膜、毒性弱的肺炎双球菌对老鼠做实验。他把有荚病菌用高温杀死后，再与无荚的活病菌一起注入老鼠体内，结果他发现老鼠很快发病死亡，同时他从老鼠的血液中分离出了活的有荚病菌。他进一步的研究发现，使无荚菌长出蛋白质荚的就是已死的有荚菌壳中遗留的核酸（因为在加热中，荚中的核酸并没有被破坏）。格里菲斯称该核酸为"转化因子"。

1944 年，美国细菌学家艾弗里（1877～1955）从有荚菌中分离得到活性的"转化因子"，并对这种物质做了检验蛋白质是否存在的试验，结果为阴性，并证明"转化因子"是 DNA。但这个发现没有得到广泛的承认，人们怀疑当时的技术不能除净蛋白质，残留的蛋白质起到转化的作用。

美籍德国科学家德尔布吕克（1906～1981）的噬菌体研究小组，对艾弗里的发现坚信不移。因为他们在电子显微镜下观察到了噬菌体的形态和进入大肠杆菌的生长过程。噬菌体是以细菌细胞为寄主的一种病毒，个体微小，只有用电子显微镜才能看到它。它像一个小蝌蚪，外部是由蛋白质组成的头膜和尾鞘，头的内部含有 DNA，尾鞘上有尾丝、基片和小钩。当噬菌体侵染大肠杆菌时，先把尾部末端扎在细菌的细胞膜上，然后将它体内的 DNA 全部注入到细菌细胞中去，蛋白质空壳仍留在细菌细胞外面，再没有起什么作用了。进入细菌细胞后的噬菌体 DNA，就利用细菌内的物质，迅速合成噬菌体的 DNA 和蛋白质，从而复制出许多与原噬菌体大小形状一模一样的新噬菌体，直到细菌被彻底解体，这些噬菌体才离开死了的细菌，再去侵染其他的细菌。

人们对于核酸和蛋白质的深入研究，逐渐揭开的细胞遗传物质之谜，分子生物学的成就，也就越来越多。

1952 年，噬菌体小组主要成员赫尔希和他的学生蔡斯，用先进的同位素标记技术，做噬菌体侵染大肠杆菌的实验。他把大肠杆菌 T2 噬菌体的核酸标记上 ^{32}P，蛋白质外壳标记上 ^{35}S。先用标记了的 T2 噬菌体感染大肠杆菌，然后加以分离，结果噬菌体将带 ^{35}S 标记的空壳留在大肠杆菌外面，只有噬菌体内部带有 ^{32}P 标记的核酸全部注入大肠杆菌，并在大肠杆菌内成功地进行噬菌体的繁殖。这个实验证明 DNA 有传递遗传信息的功能，而蛋白质则是由 DNA 的指令合成的。这一结果立即为学术界所接受。

几乎与此同时，奥地利生物化学家查加夫对核酸中的 4 种碱基的含量的重新测定取得了成果。在 1948～1952 年 5 年时间内，他利用紫外线吸收光谱做定量分析，结果表明，在 DNA 大分子中嘌呤和嘧啶的总分子数量相等，其中腺嘌呤 A 与胸腺嘧啶 T 数量相等，鸟嘌呤 G 与胞嘧啶 C 数量相等。说明 DNA 分子中的碱基 A 与 T、G 与 C 是配对存在的，从而否定了列文的"四核苷酸假说"，并为探索 DNA 分子结构提供了重要的线索和依据。

1953 年 4 月 25 日，英国的《自然》杂志刊登了美国的沃森和英国的克里克在英国剑桥大学合作的研究成果：DNA 双螺旋结构的分子模型，这一成果后来被誉为 20 世纪以来生物学方面最伟大的发现，标志着分子生物学的诞生。

DNA 双螺旋结构被发现后，极大地震动了学术界，启发了人们的思想。从此，人们立即以遗传学为中心开展了大量的分子生物学的研究。

首先是围绕着 4 种碱基怎样排列组合进行编码才能表达出 20 种氨基酸为中心开展实验研究。1967 年，遗传密码全部被破解，基因从而在 DNA 分子水平上得到新的概念。它表明：基因实际上就是 DNA 大分子中的一个片段，是控制生物性状的遗传物质的功能单位和结构单位。在这个单位片段上的许多核苷酸不是任意排列的，而是以有含意的密码顺序排列的。一定结构的 DNA，可以控制合成相应结构的蛋白质。蛋白质是组成生物体的重要成分，生物体的性状主要是通过蛋白质来体现的。因此，基因对性状的控制是通过 DNA 控制蛋白质的合成来实现的。在此基础上相继产生了基因工程、酶工程、发酵工程、蛋白质工程等，这些生物技术的发展必将使人们利用生物规律造福于人类。

这里有一个概念的转化过程，首先是孟德尔称为性状遗传因子的东西，被后来的人们称为了基因，并说"基因决定性状"。但是，在 DNA 上，我们只见到了一定长度的碱基决定一定长度的蛋白质，却没有见到某个性状完整地出现在 DNA 的长链上。因此，把 DNA 称为基因，宋安群女士认为这是基因理论的根本性错误。

性状的决定，绝不是这样简单排列的结果，这是还原论影响到 DNA 研究，才出现的错误。

另外，不同分化的体细胞，都含有一样的 DNA，这就动摇了细胞生物学以细胞形态决定细胞功能的根基，所谓不可再分化的体细胞，其细胞核仍然可以利用克隆技术，培育成一个完整的胚胎，形成一个生命，这对于形态结构决定人体功能的观点是一个挑战。人是一个全息生物，人体的每一个细胞都带着全身的遗传信息，中医说的面诊、耳诊、手诊、寸口脉诊、足底按摩，绝不是不可信的凭空杜撰；中医说的人体通过经络系统沟通内外表里上下，也绝对不是毫无道理，而是有着深刻的学术内涵，需要我们不断探索、深入认识。

探索核酸与蛋白的复杂关系

20 世纪 50 年代，DNA 双螺旋结构被阐明，揭开了生命科学的新篇章，开创了科学技术的新时代。随后，遗传的分子机理——DNA 复制、遗传密码、遗传信息传递的中心法则、作为遗传的基本单位和细胞工程蓝图的基因（我们在这里不得已，仍然借用宋安群反对的基因概念，以便与大家有共同语言。下同），以及基因表达的调控相继被认识。至此，人们认为掌握所有生物命运的东西就是 DNA 和它所包含的基因，生物的进化过程和生命过程的不同，就是因为 DNA 和基因运作轨迹不同所致。当然，这些认识是片面的，下面我们还要进一步展开论述。

医学家们设想，让患病者的基因"改邪归正"以达治病目的，把不同来源的基因片段进行"嫁接"以产生新品种和新品质。于是，一个充满了诱惑力的科学幻想就可奇迹般地成为现实。这是发生在 20 世纪 70 年代初的事情。1972 年，美国科学家保罗·伯格首次成功地重组了世界上第一批 DNA 分子，标志着 DNA 重组技术"基因工程"作为现代生物工程的基础，成为现代生物技术和生命科学的基础与核心。

到了 20 世纪 70 年代中后期，由于出现了工程菌，以及实现 DNA 重组和后处理都有工程化的性质，基因工程或遗传工程作为 DNA 重组技术的代名词被广泛使用。现在，基因工程还包括基因组的改造、核酸序列分析、分子进化分析、分子免疫学、基因克隆、基因诊断和基因治疗等内容。可以说，DNA 重组技术创立近 30 年来所获得的丰硕成果已经把人们带进了一个不可思议的梦幻般的科学世界，使人类获得了打开生命奥秘和防病治病奥秘的金钥匙。

当然，上述美妙图景的描画，有不少是人为拔高的结果。因为，DNA 重组，就像种地一样，培育新品种、增产、增收是好事，但是距离改造人类的 DNA 还相当遥远，甚至有不可逾越的障碍。"改造人"不是那么容易的事情，尽管可以想象，可以宣称"随心所欲"，但是付诸实施却不容易。"小修小补"或许可行，"脱胎换骨"未必可行。这是因为 DNA 重组工程，是借助于细菌改造完成的，可以"沙里淘金"，大量筛选，或者通过"海选"，胜出一个，淘汰一大片。人类的进化，则需要保护一大片，而不是通过淘汰一大片优选一个人。

到 20 世纪末，DNA 重组技术最大的应用领域在医药方面，包括活性多肽、蛋白质和疫苗的生产，疾病发生机理、诊断和治疗，新基因的分离以及环境监测与净化。

许多活性多肽和蛋白质都具有治疗和预防疾病的作用，它们都是从相应的基因中产生的。但是由于在组织细胞内产量极微，所以采用常规方法很难获得足够数量供临床应用。基因工程则突破了这一局限性，能够大量生产这类多肽和蛋白质，迄今已成功地生产出治疗糖尿病和精神分裂症的胰岛素，对血癌和某些实体肿瘤有疗效的抗病毒剂——干扰素，治疗侏儒症的人体生长激素，治疗肢端肥大症和急性胰腺炎的生长激素释放抑制因子等100多种产品。

这类药物的出现，的确解决了一些临床问题，医疗费用也随之"水涨船高"。但是这类治疗的思路，与化学制药的思路完全一致，万变不离其宗，也就是立足外部干预：于不足的，外援补充；有余的，外援拮抗。而不是立足于人体自身调节功能的恢复，按中医的说法，或者按大众的说法，仍然是"治标不治本"的方式方法。

DNA重组技术还可将有关抗原的DNA导入活的微生物，这种微生物在受免疫应激后的宿主体内生长可产生弱毒活疫苗，具有抗原刺激剂量大、且持续时间长等优点。目前正在研制的基因工程疫苗就有数十种之多，在对付细菌方面有针对麻风杆菌、百日咳杆菌、淋球菌、脑膜炎双球菌等的疫苗；在对付病毒方面有针对甲型肝炎病毒、乙型肝炎病毒、巨细胞病毒、单纯疱疹病毒、流感病毒、人体免疫缺陷病毒等的疫苗。我国乙肝病毒携带者和乙肝患者多达一两亿，这一情况更促使了我国科学家自行成功研制出乙肝疫苗，取得了巨大的社会效益和经济效益。

中医发明的疫苗技术，其无可比拟的医疗思想，在现代条件下被充分发挥出来。因为这是通过外来危害因素的少量接种，使人体获得主动的抗病能力。也就说，值得夸耀的疫苗技术发明出来的时候，与西方当时的思路不同，它的原始创新后来被充分利用，发扬光大之后改变了人类的疾病谱，这是来自于中医学的原始创新。可是有这种认识的人士并不多，他们认为中医的人痘疫苗不安全，不值得骄傲，甚至有罪；牛痘疫苗研制成功，与中医无关，是英国琴纳独立完成的科研项目，这种观点是典型的民族虚无主义表现。

抗体是人体免疫系统防病抗病的主要武器之一，20世纪70年代创立的单克隆抗体技术在防病抗病方面虽然发挥了重要作用，但由于人源性单抗很难获得，使得单抗在临床上的应用受到限制。为解决此问题，近年来科学家采用DNA重组技术已获得了人源性抗体，这种抗体既可保证它与抗原结合的专一性和亲合力，又能保证正常功能的发挥。目前，已有多种这样的抗体进行了临床试验，如抗 HER－2 人源化单抗治疗乳腺癌，已进入Ⅲ期试验，抗 IgE 人源化单抗治疗哮喘病已进入Ⅱ期试验。

抗生素在治疗疾病上起到了重要作用，随着抗生素数量的增加，用传统方法发现新抗生素的概率越来越低。为了获取更多的新型抗生素，采用 DNA 重组技术已成为重要手段之一。目前人们已获得数十种基因工程"杂合"的抗生素，为临床应用开辟了新的治疗途径。

值得指出的是，以上所述基因工程多肽、蛋白质、疫苗、抗生素等防治药物不仅在有效控制疾病，而且在避免毒副作用方面也往往优于以传统方法生产的同类药品，因而更受人们青睐。

人类疾病都直接或间接与基因相关，在基因水平上对疾病进行诊断和治疗，则既可达到病因诊断的准确性和原始性，又可使诊断和治疗工作达到特异性强、灵敏度高、简便快速的目的。

在基因水平进行诊断和治疗，在专业上称为基因诊断和基因治疗。目前基因诊断作为第四代临床诊断技术已被广泛应用于对遗传病、肿瘤、心脑血管疾病、病毒细菌寄生虫病和职业病等的诊断；而基因治疗的目标则是通过 DNA 重组技术创建具有特定功能的基因重组体，以补偿失去功能的基因的作用，或是增加某种功能以利对异常细胞进行矫正或消灭。

在理论上，基因治疗是治本，可以治愈疾病而不一定有毒副作用。不过，尽管至今国际上已有 100 多个基因治疗方案正处于临床试验阶段，但基因治疗在理论和技术上的一些难题，仍使这种治疗方法离大规模应用还有一段很长的距离。不论是确定基因病因，还是实施基因诊断、基因治疗，研究疾病发生机理，不仅要了解特定疾病的相关基因，更重要的是把人体的自组织能力放在什么位置上？如何尊重人体的自组织能力？以及"谁是健康的主宰"？

随着"人类基因组计划"的完成，为运用基因重组技术造逼于人类健康事业创造了条件。"知识无国界，利益有主体。"中国为发展生物技术，学习了很多先进技术，也为发展自己的技术投入了不少人力物力，但愿我们在这个领域里可以借鉴古人的智慧，少付一些专利费。

不过，虽然基因技术向人类展示了它奇妙的"魔术师"般的魅力，但也有大量的科学家对这种技术的发展予以人类伦理和生态演化的自然法则的冲击表示出极大的担忧。从理论上来讲，这种技术发展的一个极致就是使人类拥有了创造任何生命形态或从未有过的生物的能力。

人们可以设想，任意改造人体的 DNA，这将会产生怎样的结果？

DNA 重组技术带来的忧虑

DNA 重组技术的应用，的确创造出来很多奇迹，是以前所不敢想象的，但是，在人们的大胆想象的 DNA 重组（或者叫基因改造），是可以改造人类遗传特征的，好像只要你愿意，就可以随心所欲地"变来变去"，或者希望生的孩子可以有"运动员的体魄"、"演员的身材"、"政治家的口才"，可以按照自己的意愿设计自己的后代了，可以彻底消灭遗传性疾病了。

其实，对于人体的 DNA 重组远没有这样简单，它可能带来的不利影响，也没有被人们充分认识。

我们此前所开展的 DNA 重组技术，或者叫基因工程，都是从改造细菌的 DNA 开始的。细菌是单细胞生物，不仅繁殖快、成本低，而且几乎可以随心所欲地进行主观设计，除了多次筛选、淘汰过程中浪费一部分菌种和资金之外，不用考虑社会、道德方面的责任。而人体的 DNA 重组在理论上虽然可行，但是，假如通过 DNA 重组的过程，产出的结果是大量的、有缺陷的残疾人，只有少量的"社会精英"，这样的"科学技术"是社会道德所不允许的。社会道德要求科学技术在人体上的应用，只能成功，不允许失败，所以不能像细菌的 DNA 重组那样随心所欲，不能"有术无德"，不能"无所顾忌"，人类不能被技术牵着鼻子走。

再有，对细菌的 DNA 进行重组，尽管是"随心所欲"的"他组织"行为，但是，仍然是离不开生命物质的"自组织能力"，不像造机器那样可以任意设计、任意制造（当然造机器也要按照机械原理来进行）。离开了细菌的自组织能力，DNA 重组技术就不可能成功。

还有，DNA 控制着蛋白质的合成，但是谁控制 DNA 的活性，这也必须从生物的自组织能力来解释。也就是说，DNA 像一架钢琴的琴键，到底能够弹奏出什么曲子，不是哪个琴键来决定的，而是弹奏它的音乐家决定的。而音乐家的演奏，又必须符合作曲家根据需要写成的旋律，整个旋律就是一个有生命的乐章，它的音符就是 DNA 上的蛋白质。

宋安群女士在《新生物进化论》中，指出孟德尔的试验是很特殊的例子。在更多的情况下，基因理论是"没有回路的理论"，我们每个人的眼睛大小、鼻子高矮、精神状态怎样、性格特征如何，在 DNA 上找不到相关的结构，无法定位为某一段 DNA 在起决定性作用。决定人体的某一性状，可以依靠单一"遗传因子"来决定的理想状况，可以像孟德尔描述的可以分离，又可以自由组合的理想状态，在人类基因组计划完成之后，没有这样的发现。因此，人们又提出来"基因组学"、"蛋白组学"研究，所谓"组学"的提出，也就否定了"基因"的存在。也就是说，我们在 DNA 模板上，只找到了决定蛋白质顺序的结构，没有找到孟德尔说的决定性状的、一个一个独立存在的"因子"。即使有"组学"，也是与一组蛋白模板相关，至于何者为主、何者为辅、如何互相作用，还有一大串影响因素等着人们去研究。

宋安群挑战基因理论

宋安群女士介绍说，哈尔滨师范大学的科研人员，将美洲一种鱼的"基因"转入番茄中，结果获得许多新性状：①抗寒性提高。②生育期大大延长。③植株的茎增粗 1 倍，株高增加 1/3。④产量增加 7 成。等等。获得的这些新性状，显然与美洲鱼的"基因"无关，因在美洲鱼里并没有能使番茄茎增粗、增高，产量增加等的性状，也就没有控制这些性状的"基因"，而美洲鱼所特有的性状在这新番茄的植株中却又丝毫没有表现，连鱼的腥味都没有。正因为转入"新基因"后的动、植物出现许多良好的新性状，却无法用基因理论解释，因而不把这些动、植物称作由"基因工程"创造的新品种、新物种，只能称为"转基因动、植物"。还有，这"转基因动植物"的优良性状，按基因的忠实复制性理应代代相传，可事实也不如此，而是一代代衰退，这从我国大量种植的"转基因抗虫棉"（占我国转基因作物的70%）可以清楚看到，它的抗虫性、品质、产量都呈逐年衰退的景况。然而，由于基因理论解释不了的这些"新性状"及其衰退，用我们所看到的生物的运动（变化）发展规律性，却能得到较好的解释与掌握。对于这一问题，宋安群在《新生物进化论》（新疆科技卫生出版社，1998）一书（此书以下简称《新论》）中作了具体讨论。

宋安群女士进而提出了"基因理论的根本性错误"的观点。她论述说，她所指的仅仅是"基因"理论（包括基因工程）的错误，而不涉及"细胞工程"，像"克隆羊"是属细胞工程。再说，由体细胞能克隆出新的个体，这从理论上讲，也正好是对基因理论的否定，在《新论》中对其也作了具体分析。我们平时所说的"生物工程"，它包括基因工程（又称"遗传工程"）、细胞工程、酶工程、发酵工程等等。

"基因工程"三十年经全世界的实践，没取得多大结果，而"转基因动植物"优良性状的出现又难以用基因理论解释，且带有很大的盲目性，难以掌握也难在后代保持等等。这些情况，一般事实求是的学者也都是认同的，如在《生物进化的新探索》（湖南教育出版社，1998）一书，第319页中写道："虽然现代基因工程已取得了一定成绩，但与投入的研究力量和资金相比是微不足道的，造成这种局面的主要原因是现在的基因工程带有很大的盲目性。""有点像买彩票那样靠碰运气。"

宋安群女士为何要批评以往的基因理论呢？她说，这是因为由"基因"理论导出了种种荒谬的结论。她列举了几方面的例子。

（1）"人的命运由基因决定"，一个人出生时，基因"程序"就已编好，这人一辈子的能力、才干、能做什么事、能生什么病（包括最终得什么病而死）等均由基因决定，甚至是否犯罪也由基因决定（有所谓"犯罪基因"），人成了"没有个人意志自由的遗传学机器人"。现基因决定论在国内外都遭到了普遍的反对。我国科学家在2001年4月2日于杭州举行的"联合国教科文组织生命伦理与生物技术及生物安全研讨会"上，明确指出，必须坚决反对"基因决定论"。

（2）"人类的进化趋于停止"，这是美国科学家根据"基因"的性质等所作的"科学论断"（《中国科学报》《文汇报》等几家报纸都先后刊载了这一"科学论断"）。这一"论断"也是人们所完全不能接受的，人类的进化不仅不会趋于停止，相反，当人们认识与遵循自身的运动发展规律后，将可获得更快、更大、更好的进化，人类的进化永远不会停止（《新论》中对其作了具体讨论）。

（3）"证明了上帝存在"，许多西方学者根据分子生物学的"基因"理论，认为一切都是基因事先安排的，这就证明了上帝确实存在。如美国分子生物学家斯登特发表论文说："分子生物学的成就，就是上帝存在的真实证明。"又回到了"神创论"。

（4）"证明了辩证唯物主义认识论破产了"，法国分子生物学家雅克·莫诺根据基因有忠实的复制性，而变化无规律性等特点，在他的《偶然性与必然性》一书中称"现代生物学证明了'辩证唯物主义认识论破产了'。"

宋安群女士说："我通过二十多年的探索，通过收集大量的资料，通过实地考察及多年的试验等等，逐渐看到生物的进化并非由'自然选择'造成。生物本有自身的运动（变化）发展、进化规律，并总结出了十多条生物所共有的基本的运动规律与多条遗传规律。应用这些规律不仅能较好地解释生物的进化，能解释许多重要而复杂的生物现象的形成及其演变（如本能、生物钟，各种动植物各不相同的体型、体色等的形成及其演变），更重要的是遵循其规律能定向改造生物。如我使试验田小麦增产 20%～30%；使棉花的植株结棉桃数增加 1～2 倍；使辣椒抗病性显著提高：在同一块地里经处理的辣椒全长得很好，未处理的全因病害死光了，两者对比鲜明。在微生物上尤为显著（因微生物繁殖周期短、发展快），如我在重庆制药五厂、河北省高碑店生化制品厂、大港油田、北京美的生物技术有限公司等单位，对其多种生产上的菌种进行定向改造，在短期内（半月至两个多月内），使其菌种的生产能力（效价）成倍提高，繁殖周期缩短，抗杂菌污染能力显著增强，且改造后的菌种稳定性好等等。2000 年 4 月我到新疆农科院微生物所，对该所嗜热芽孢杆菌 XJT－9503 进行定向改造，只用了半月时间，使该菌的产酶率由 4000U/ml 左右，提高到 10000U/ml 以上，而且很稳定，多次测量均稳定在 10000U/ml 以上（此为国家 863 项目）。在多种应用微生物上均产生如此快捷稳定显著的效果，是应用传统理论（包括'基因'理论），在当今世界上没有哪个国家能做得出来的。（这些微生物试验结果均有本厂家、单位所开证明）通过试验我们清楚看到，作为生物的遗传物质并非细胞内的某一孤立物质，而是细胞本身是一个整体，有整体统一的运动规律，它制约着里面所有物质的运动。"

细胞的发现，是现代科学、现代医学的一大成就。但是，细胞的调控，却是现代科学、医学的一大难题。

细胞调控带来的难题

根据科学分析，每一个人拥有 400 万亿个细胞（皮肤、肌肉、神经等），人体细胞除了红细胞外都拥有一个由 46 种染色体组成的细胞核，染色体本身又由 DNA 染色体丝构成，这种染色体丝在所有细胞中都是相同的。DNA 由被称作 A（adenine）、T（thymine）、G（guanine）和 C（cytosine）的核酸组成，以往认为正是它们构成人们人体的"基因"。

高级生命是由酵母和蠕虫之类的简单生物，逐渐进化而来的。单个细胞自身的调节、代谢、繁殖、分裂过程，也是一系列很复杂的事情，牵涉到很多分解与合成过程，这些过程必须是有序的，也有很多是同时发生的。如果一个细胞的自然代谢要靠人工模拟完成的话，也许不知道有多少个工程师一起参与其间，才能准确无误；也不知道需要设计多少道工序、需要多少设备一起运转才能做到恰到好处，而自然状态下的单细胞生物悄悄地、无声无息地完成了。生命起源的过程是一个伟大的科研课题，很多科学家为此奋斗终生，至今没有见到从无机物到生命诞生"完整程序"的模拟过程，也没有见到科学家设计的"某一棵小草"出现在人们的视野里。研究单细胞生命代谢的复杂过程，是科学家认识生命现象的基础和开端。当然，由单细胞生物进化成多细胞生物之后，就有了"细胞之间的相互关系"，因此，多细胞生物自身的整体协调发展问题，就是在单细胞生存代谢基础上，再添加一些调节、协调的复杂机制，既增加物质"成本"，也增添联系"代价"。然而，整个生命进化的历史进程，却是"去简就繁"，向着更复杂、更繁难的方向进化，逐步出现了高等生命，甚至还进化成人类，产生了语言文字，形成了认识世界、改造世界的巨大能力。尽管如此，人们认识生命的规律，还是要从最简单的单细胞开始。

通过研究简单生物与鸟和哺乳动物的 DNA，科学家发现，生物越复杂，其携带的"垃圾 DNA"就越多，而恰恰是这些没有编码的"无用"DNA，帮助高等生物进化出了复杂的机体。人们评价基因是否属于"垃圾"、"无用"，就是看它是否属于决定着蛋白质合成的模板。直接决定蛋白质的基因就是有用的基因，否则就是"垃圾"基因。

科学家一直想知道，为什么生物的大多数 DNA 并没有形成有用的基因？从突变保护到染色体的结构支撑，对于这种所谓的垃圾 DNA，提出了许多假说。近年以来的研究，从人类、小鼠和大鼠身上都得到一致的研究结果，正是所谓的垃圾 DNA，在这一区域中具有重要调节作用，从而能够控制基础的生物化学反应和发育进程，这将帮助生物进化出更为复杂的机体。与简单的真核生物相比，复杂生物的基因比较稳定，不易发生突变，保证了生物的遗传稳定性和进化的可持续性。

中医学有气一元论，认为气聚则生物，气散则物亡，这样的认识说明了万物都有物质基础。尽管这种学说具有广泛的"普适性"，却解释不了为何物质会变化？为何必须变化？如何变化？因此，后来就有了阴阳学说，这是用古代汉语写成的辩证法，它对于解释两个相对属性的矛盾运动非常便利，用这个纲领来归类万物，也很有价值。因此，《易经》倡导一阴一阳之谓道，老子说"万物负阴而抱阳"，医学的经典《内经》也说："阴阳者，天地之道也，万物之纲纪，变化之父母，生杀之本始，神明之府也。治病必求于本。"但是，阴阳学说对于万物的复杂联系和相互作用的解释，仍然不是十分圆满、恰当，因此，就产生了五行学说、生克制化、乘侮胜负等基本规则的确立，比较圆满地解释了世界万物联系的复杂性。这几套学说互相联系，互相补充，与自然界万物由简单向复杂的演变规律，也是一致的。也就是说，人类对于世界的认识，也是由简单向复杂逐渐发展的。

美国加利福尼亚大学圣塔克鲁斯分校（UCSC）的计算生物学家 David Haussler 领导的一个研究小组，对 5 种脊椎动物——人、小鼠、大鼠、鸡和河豚的垃圾 DNA 序列与 4 种昆虫、两种蠕虫和 7 种酵母的垃圾 DNA 序列进行了比较。研究人员从对比结果中得到了一个惊人的模式：生物越复杂，垃圾 DNA 似乎就越重要。如果不同种类的生物具有相同的 DNA，那么这些 DNA 必定是用来解决一些关键性的问题的。酵母与脊椎动物共享了一定数量的 DNA，毕竟它们都需要制造蛋白质，但是只有 15% 的共有 DNA 与基因无关。研究小组在《基因组研究》杂志网络版上报告说，他们将酵母与更为复杂的蠕虫进行了比较，后者是一种多细胞生物，发现有 40% 的共有 DNA 没有被编码。随后，研究人员又将脊椎动物与昆虫进行了对比，这些生物比蠕虫更为复杂，结果发现，有超过 66% 的共有 DNA 包含有没有编码的 DNA。

每一个人体虽然从单细胞的受精卵开始，但是出生为人体的时候，已经在母亲的子宫里"迅速地重演了一遍生物进化的整个过程"。人体的细胞，以及由细胞产生的"间质"，组成了复杂的有机体，是一个超级细胞王国。人体首先由受精卵分裂为桑椹胚，然后形成双胚层胚胎，再形成三胚层胚胎。内胚层细胞组建形成气管、肠管的上皮，外胚层逐渐形成皮肤和脑神经系统，其他的器官组织大多由中胚层分化形成。按组织学的划分，人体的组织分成上皮组织、神经组织、肌组织、结缔组织四大类。上皮组织来源于外胚层和内胚层，神经组织来源于外胚层，肌组织和结缔组织来源于中胚层。

细胞有了分工之后，它们主要的基础代谢还是一样的，都需要接受外来的物质进入细胞，自己的代谢产物也要排泄到内环境里，并且还要完成整体"分配"来的任务。因此，即使是每一个活的肝细胞、肺细胞、肾细胞，也要同时开展不同的生物代谢，可能同时进行着几十种以上的分解与合成的代谢。把不同的体细胞核移植到一个发育的卵细胞里，就可以克隆出完全相同的生命体。因此说，身体里的每一个细胞，无论是多能的干细胞，还是已经分化的细胞，它们所携带的 DNA 并没有区别，都具有全部潜在的细胞功能，只是功能分工有所区别，有所为、有所不为而已。克隆羊、克隆牛、克隆猪等，都是按照每个细胞都具有"全息性"这一原理"制作"的。克隆人也应该是这样一个原理，只是受法律、道德的约束还没有形成事实。

全能细胞核挑战器官解剖

细胞分化之后，"各司其职"的细胞分工，有许多有趣的细节，打破了器官解剖的认识。比如，原来的器官解剖认为，肺和气管组成呼吸系统，肺的作用就是维持呼吸，心的功能就是射血的泵，肾就是排尿的滤过器，胃肠道就是食物加工厂和营养吸收的工具。现在通过组织细胞学分析，看到肺的组成不是一种细胞，而是由很多不同的细胞"组合"起来的，组成气管、支气管、毛细支气管的细胞结构也是不一样的，几乎是"一步一景"，有联系，又有明显的区别。气管的管壁逐渐变化，气管的内膜也逐渐变化，这些变化都与不同"细胞组合"有关系。气管内膜的细胞，有的形状像一个酒杯，主要管分泌液体、黏液，可以湿润吸进来的空气，起到加湿器的作用，也可以黏附吸进来的粉尘颗粒、细菌、病毒颗粒，起到清洁和防御感染的作用。气管内膜里的脏东西、有害物质，无论是自己分泌的，还是外来的，都需要排出体外，这就是柱状细胞的作用，一个一个的柱状细胞表面，都长满了纤毛，这些纤毛都按照相同的方向、按照相同的节拍摆动，像一个一个的齿轮传送带，把气管里不需要的东西传送到咽部，变成痰液，通过刺激感受器，形成一个咳嗽反射，然后才能排出体外。这个过程，就像一个组织有序的集体舞，不允许出现错误和不协调。

那么，是谁在组织这场舞会？这就是人体的自组织能力。

当然，空气进到肺泡里之后，并没有完成代谢作用，空气里的氧气要穿越肺泡的上皮细胞和肺毛细血管的内皮细胞，以及两个内皮细胞之间的基底层物质（肺间质），进入血液的红细胞里；另一方面，红细胞里的二氧化碳也要按照这条道路，进入肺里，然后排出体外，完成空气的新陈代谢交换。肺泡的内皮细胞也不是单一组成，而是由分工不同的细胞来构成，有的主管分泌黏液，维持黏弹性和肺泡张力，防止肺泡塌陷、闭合的作用；有的分泌抗体；有的可以吞噬外来的侵入者。肺泡分泌的许多化学物质，具有重要的内分泌作用，现在已经出现了一门新兴的《心肺内分泌学》。外周血里的一半白细胞，存在于肺毛细血管组成的"边缘池"里。因此，肺尽管有着开放的呼吸道，空气之中悬浮的尘埃和微生物可以直接进入肺里，但是肺脏能够阻挡和消灭外来致病细菌、病毒，具有强大的自洁功能和卫外免疫作用。所以，从细胞组成和分子生物学的角度看，肺除了呼吸功能之外，还有循环功能、免疫功能、内分泌功能等，有很复杂的生理功能。因此，不能整齐划一地，用器官解剖简单地说肺是一个呼吸器官，它的复杂功能不能如此粗犷地进行概括。

其实，就是呼吸这一项功能的实现来说，也绝对不是由肺独立完成的。首先，呼吸中枢的兴奋性，要靠脑神经细胞的正常工作来支撑。而脑呼吸中枢功能的实现，要靠血液里的氧气、二氧化碳水平，酸碱度、电解质的正常比例来维持。在这样的基础上，再加上膈肌、肋间肌、肋骨、胸锁关节、脊肋关节等协调一致，腹部压力的大小适中，才能维持肺的呼吸功能。由此可见，气体出入人体，完成新陈代谢，是一个全身参与的过程，不是肺脏独立完成的工作。

如果把参与呼吸的每个细胞的作用，用分子水平的数据进行书写，那么这个过程的实现，或者维护，其数据将是海量的。

心脏是循环系统的主要器官，但是，血液、血压、血管都是血液循环不可缺少的因素，神经调节、血管活性物质的调节、代谢产物、酸碱平衡、血管活性物质都是影响心脏完成血液循环的重要因素，血液循环的正常进行，必须依赖全身各个有关因素的协调一致的工作才能完成。对于某种物质的过敏，就可以形成过敏性休克。而休克的出现，首先是有效循环的崩溃。可见循环功能的维持，也不是一个简单的事情，更不是心脏一个器官所能主宰的。

消化吸收、尿液排泄、大便畅通、汗液显性与隐性排泄、人体情绪的正常维持，各种肢体活动的实现，都是全身各个脏腑器官协调一致才能完成的，都不是某个器官孤立进行的。

因此说，器官解剖对于人们认识身体结构，认识各个功能的参与因素，都是有帮助的，但是仅仅依靠器官解剖是远远不够的，容易陷入机械唯物论的错误，容易把全身密切相关的功能联系割裂开来，容易把人当作机器来看待。

器官解剖决定论的指导思想，容易把活人与死人的界限模糊起来。

中医认为，在人体没有了进出身体的那口气的时候，已经是"阴阳两界"的区别。尽管他（她）的体温正常，细胞也还大部分活着，可以做各种器官移植的供体，但是没有了升降出入的气化过程，在整体上这个人已经死了，生命已经消失，变为了"非人"的尸体。有了人与尸体这么大的差异性，依靠器官解剖却发现不了这个区别，这就是它的局限性。

器官解剖的认识论，也容易忽视人的精神心理作用，因为解剖刀下没有思想、没有精神，也就是看不到人的精神和社会属性，会把人降低为一般动物看待。

关于细胞之间的复杂调控，我们还可以通过白细胞在体内的免疫监视过程来了解。

免疫中的细胞吞噬

人类的吞噬细胞有大、小两种，它们都是以"胞饮"的方式，把细菌、病毒、破损细胞的组织碎片、异物颗粒等，先吞进来，再进行破坏消化的，就像蛇吞动物一样，是整体吞入的。所谓"小吞噬细胞"，指的是外周血中的中性粒细胞。"大吞噬细胞"是血中的单核细胞和多种器官、组织中的巨噬细胞，两者构成单核－巨噬细胞系统。

一旦病原体穿透人的皮肤或黏膜，进一步到达体内组织后，组织细胞首先"报警"，释放白细胞趋化物质，吸引吞噬细胞的到来。白细胞首先从毛细血管中，在血管内皮细胞的表面震动、黏附，然后穿越内皮细胞的缝隙，做变形运动，来到组织之中，这个过程叫白细胞的"逸出"。这就好像警察出动，来到事变现场的过程一样。白细胞聚集到病原体所在部位之后，多数情况下，病原体被吞噬杀灭。

若病原体未被杀死，则经淋巴管到附近淋巴结，在淋巴结内的吞噬细胞进一步把它们消灭。淋巴结的这种过滤作用在人体免疫防御能力上占有重要地位，一般只有毒力强、数量多的病原体，才有可能不被完全阻挡而侵入血流及其他脏器。但是在血液、肝、脾或骨髓等处的吞噬细胞，也会对病原体继续进行吞噬杀灭。

病原体进入人体之后，引起一系列变化，大致可以分为三个阶段，即吞噬细胞和病菌接触、吞入病菌、杀死和破坏病原菌。吞噬细胞内含有溶酶体，其中的溶菌酶、髓过氧化物酶、乳铁蛋白、防御素、活性氧物质、活性氮物质等能杀死病菌，而蛋白酶、多糖酶、核酸酶、脂酶等则可将菌体降解，把大分子变成小分子物质。这个过程就是在吞噬细胞内，先灭活病原微生物，后溶解、分解，变成无害化的简单化合物。最后不能消化的菌体残渣，将被排到吞噬细胞外。

医学上把细菌被吞噬之后，在吞噬细胞内形成的结构，叫做"吞噬体"；吞噬细胞内含着丰富溶解酶的结构，叫"溶酶体"，二者互相融合形成"吞噬溶酶体"。溶酶体中多种杀菌物质和水解酶将细菌杀死并消化。

在有些情况下，病菌被吞噬细胞吞噬后，没有被杀死和溶解，反而会造成细菌的进一步蔓延和疾病向慢性方向迁移。这是因为病菌的类型、毒力和人体免疫力不同而出现的"意外情况"。

一般情况下，化脓性球菌被吞噬后，经5~10分钟死亡，30~60分钟被破坏，这是"完全吞噬"。而结核分枝杆菌、布鲁氏菌、伤寒沙门氏菌、军团菌等，被吞噬细胞吞噬后，积极适应吞噬细胞的内部环境，未被溶解却在那里寄居下来，成了吞噬细胞的"胞内菌"。在无特异性免疫力的人体中，它们虽然也可以被吞噬细胞吞入，但不被杀死，这就是"不完全吞噬"。

不完全吞噬使人体与细菌的关系复杂起来，它一方面使这些病菌在吞噬细胞内得到保护，免受机体体液中特异性抗体、非特异性抗菌物质或抗菌药物的打击；有的病菌还能在吞噬细胞内生长繁殖，反使吞噬细胞死亡；有的可随游走的吞噬细胞经淋巴液或血流扩散到人体其他部位，造成广泛病变。此外，吞噬细胞在吞噬过程中，溶酶体释放出的多种水解酶也能破坏邻近的正常组织细胞，造成对人体不利的免疫病理性损伤。

中医药治疗的作用，尽管其具体的作用细节不够清晰，但是在很多情况下就是增强机体吞噬细胞作用的过程，很多清热解毒药过去认为它们治疗感染是因为能够杀菌、抑制病毒，实验的结果往往不具备这种作用，而是增强机体吞噬细胞功能作用。至于是什么物质，几种物质起了这样的作用，则缺乏进一步的研究。

朱良春先生说，有一种中药在民间叫"铁脚将军草"，治疗肺脓疡效果很好，把这个药物带到南京植物园去请教，才知道这叫金荞麦。后来上报到中国医学科学院，进行药物抗菌试验研究，结果金荞麦不仅不杀菌，而且菌落生长得很好，它的作用原理就不能用抗菌来解释了。后来用同位素示踪发现，这种药物吸收之后就向病灶周围聚集，有利于吞噬细胞消灭化脓菌。

针灸、按摩之所以能够帮助有感染的病人恢复，也主要是提高了患者白细胞的吞噬功能。

体液免疫和细胞免疫

除了吞噬细胞的吞噬作用，正常人体里还有特异性和非特异性的"体液免疫"。特异性的体液免疫，就是抗体免疫；非特异性的体液免疫，就是一般的对抗外来微生物的体液物质。

在人的血液、组织液、分泌液等体液中，含有多种具有杀伤或抑制病原体的物质。主要有补体、溶菌酶、防御素、乙型溶素、吞噬细胞杀菌素、组蛋白、正常调理素等。这些物质的直接杀伤病原体的作用不如吞噬细胞强大，往往只是配合其他抗菌因素发挥作用。例如补体对霍乱弧菌只有比较弱的抑菌效应，但在霍乱弧菌与其特异抗体结合的复合物中，若再加入补体，则很快发生溶解霍乱弧菌的溶菌反应。也就是说，特异性的抗体与非特异性的免疫物质，往往是协同作用的。体液免疫与细胞免疫也有协同作用，是一个整体，是分工不同，都是机体免疫监视的一部分。

人体的免疫系统像一支精密的军队，有野战军，也有武警和各种警察，它们在海陆空每一个领域里，24小时昼夜不停地保护着我们的健康。在任何一秒钟内，免疫系统都能协调调派不计其数、不同职能的免疫"部队"从事复杂的任务。它不仅时刻保护我们免受外来入侵物的危害，同时也能预防体内细胞突变引发癌症的威胁。

免疫细胞识别自身细胞发生的变异，就可以将其破坏清除，把癌症消灭于未萌状态，人体就不会得癌症。相反，自身细胞一旦失去免疫控制，不受节制地复制分裂，形成没有原来功能，堆积起来的大量无用的细胞，就是癌症。癌症细胞不仅无用，而且有害，它无节制地分裂，破坏周围正常组织细胞，来大量生产自身。

癌症细胞无限增殖的现象，是所有"个体化"细胞的特点，就好像每一粒种子都希望发育成一个完整生命一样，癌细胞也希望脱离人体的制约，另立王国，在人体里再建设一个整体。它建的这个结构，没有人体的组织结构，也没有人体的功能，是一个没有设计，没有功能的结构，是"很糟糕的设计"，是随意涂抹的一幅画面，是胡乱堆积的一个结构。这样的现象，不应该发生，这也是人体免疫监视希望避免的现象。

假如没有免疫系统的保护，没有"整体观念"，每一个细胞都想着自我的膨胀，生命整体就将瓦解。即使是一个细胞突变，失去控制的努力成功了，就足以让人致命。这就是癌症的危害性。

根据医学研究显示，人体百分之九十以上的疾病，都与免疫系统失调有关。因此说，中医主张的"正气存内，邪不可干"是很有道理的；"扶正祛邪"的治疗思想，也是充满真理光辉的治疗原则，它并不会因为词语的古老而失去魅力。

中医对于人体免疫系统的调节，是通过人体反应这个"中介"完成的，不是直接作用于免疫细胞，不是在免疫细胞的分子靶点上做文章，而是通过人体自组织能力的增强而起作用，是宏观调控，而不是局部修理。宏观调控是粗犷的影响，而不是具体细部的——对应。因此，中医的治疗尽管显效比较慢，却往往是可持续的良性变化，"副作用"很少。

人体免疫系统的结构是繁多而复杂的，并不局限于某一个特定的位置或是器官，相反它是由人体多个器官共同协调运作。骨髓和胸腺是人体淋巴细胞的主要制造器官，外围的淋巴器官则包括扁桃体、脾、淋巴结、集合淋巴结与盲肠。这些组织结构，像一道道关卡，都是用来防堵入侵的毒素及微生物。当人们喉咙发痒或眼睛流泪时，都是他的免疫系统在努力工作的信号。长久以来，人们因为没有看到盲肠（阑尾）和扁桃体的明显功能，就认为它们是无用的赘尤，主张用手术刀割除它们。那些割除扁桃体的人患链球菌咽喉炎和霍奇金病的概率明显升高。这证明扁桃体在保护上呼吸道方面具有非常重要的作用。有的医生曾经把充满细菌的结肠，看作是各种慢性病的根源，制造了很多切除手术，也就制造了很多灾难性后果。最近的研究显示，盲肠和扁桃体内有大量的淋巴结，这些结构能够协助免疫系统运作，是整体免疫力的一部分。

病从口入是一个常识，病原微生物最易入侵的部位是口，而肠道与口相通，所以肠道的免疫功能非常重要。集合淋巴结是肠道黏膜固有层中的一种无被膜淋巴组织，富含 B 淋巴细胞、巨噬细胞和少量 T 淋巴细胞等。对入侵肠道的病原微生物形成一道有力的防线。盲肠能够帮助 B 细胞成熟发展以及抗体（IgA）的生产。它也扮演着交通指挥员的角色，生产细胞因子来指挥白细胞到身体的各个部位。盲肠还能"通知"白细胞在消化道内存在有入侵者。在帮助局部免疫的同时，盲肠还能帮助控制抗体的过度免疫反应。

自从抗生素发明以来，科学界一直致力于药物的发明，期望它能治疗疾病，也的确有了很多进步。但事与愿违的事件也不少，研究人员逐渐发现，人们对化学药物的使用，只会刺激免疫系统中的某种成分，但它无法替代免疫系统的功能，并且还会产生对人体健康有害的副作用，扰乱免疫系统平衡，反而降低了人体本身的防御机制，使免疫系统不能发挥作用。一旦人体的免疫力量发挥出来，就会具有不可思议的力量。

中医提倡的养生、食疗、针灸、气功、精神保健等措施，都有利于自身免疫力的提高，而适当的营养也能使免疫系统全面有效地运作，有助于人体更好地防御疾病、克服环境污染及毒素的侵袭。

一般说来，免疫系统具有保护人体的功能，它们使人体免于病毒、细菌、污染物质及疾病的攻击。免疫系统还有清除体内异物的作用，新陈代谢后的废物，免疫细胞与病原微生物接触后形成的碎片，都必须靠免疫细胞加以清除。免疫过程能帮助机体修补受损的器官和组织，使其恢复原来的功能。

身体抵抗病原微生物反复侵犯的一个有效方法，就是特异性免疫反应，是由淋巴细胞来完成的。这也就是抗原与机体互相作用，产生针对性、特殊免疫反应的过程。

我们了解这些知识，就是为了说明人体强大而复杂的自组织能力，我们应该通过各种措施加强这种能力，而不是代替它、削弱它。

抗原与抗体的相互斗争

所谓抗原，就是一种能诱发机体产生特异性免疫反应的大分子物质，如蛋白质、多糖、核酸等，在自然界中抗原分布很广，如细菌、病毒、组织细胞、血细胞、血清蛋白、毒素、花粉等都含有抗原。通过人工方法也可以改造抗原或合成抗原。

外来抗原进入机体以后，能诱导机体产生特异的免疫反应（抗原的这种能力叫做抗原性），这种免疫反应是通过淋巴细胞来完成的，是先由巨噬细胞积极参与的。巨噬细胞将病原微生物吞噬之后，然后通过酶的作用，把它们分解成一个个片断，并将这些微生物的片断显现在巨噬细胞的表面，成为抗原，表示自己已经吞噬过入侵的病菌，并让免疫系统中的 T 细胞知道。

淋巴细胞分为 T 淋巴细胞和 B 淋巴细胞两类。T 淋巴细胞受到抗原刺激就会产生排除抗原的反应。B 淋巴细胞受到抗原刺激后就会分化为浆细胞，浆细胞则能产生抗体，抗体也就是免疫球蛋白（Ig），能与抗原特异性结合，这样就可以在体内中和或者排除抗原，保护了机体不受异物的侵犯。

淋巴细胞中 T 细胞与巨噬细胞表面的微生物片断，或者说微生物的抗原相遇后，连接起来如同原配的锁和钥匙一样，马上发生反应。这时，巨噬细胞便会产生出一种淋巴因子的物质，它最大的作用就是激活 T 细胞。T 细胞一旦"醒来"便立即向整个免疫系统发出"警报"，报告有"敌人"入侵的消息。这时，免疫系统会出动一种杀伤性 T 淋巴细胞，并由它发出专门的信息，通过 B 淋巴细胞产生专一的抗体。在杀伤性 T 细胞摧毁受感染的细胞的同时，B 淋巴细胞也在积极产生抗体。这就是细胞免疫与体液免疫的有机配合，是免疫反应互相依存的两个方面，各有特长，互相促进。

杀伤性 T 淋巴细胞能够找到那些已经被感染的人体细胞，一旦找到之后便像杀手那样将这些受感染的细胞摧毁掉，防止致病微生物的进一步繁殖。

当第一次的感染被抑制住以后，免疫系统会把这种致病微生物的所有的特征记录下来。如果人体再次受到同样的致病微生物入侵，免疫系统已经清楚地知道该怎样对付它们，并能够很容易、很准确、很迅速地作出反应，将入侵的病原微生物消灭掉。

抗原有一个重要的特性就是它具有特异性（即专一性）和选择性。例如抗原甲诱导的免疫反应，只针对抗原甲而不针对无关的抗原乙或丙。同样，抗原乙诱导的免疫反应，也只针对抗原乙，而不针对无关的抗原甲或丙。因此，抗体也是特异地与某种抗原结合的，如针对感染因素的不同，就有抗细菌抗体、抗病毒抗体、抗真菌抗体、抗寄生虫抗体、抗毒素抗体等等。借助抗原和抗体之间免疫反应的这种专一的特异性，就可以通过检验方法来鉴定抗原或抗体，用于疾病诊断。

免疫过程一旦失调，就会产生自身免疫性疾病。在正常的人体里，都会检测到一定的针对自己身体物质的少量抗体，但是一般不会形成自身免疫性疾病。这种自身抗体的出现，也是很复杂的一个过程。自身抗体主要是为了清除衰老、退变的自身组织（这叫做自身免疫反应），这种自身抗体含量极低，不会破坏自身成分，但如果在病理情况下，机体针对自身的组织、血液成分产生大量自身抗体就要严重破坏自身的组织，由此产生的疾病称"自身免疫性疾病"。

为了说明自身免疫性疾病的道理，我们还必须弄明白几个名词术语。

所谓"免疫原性"，是指抗原刺激机体后，机体免疫系统能形成抗体或致敏 T 淋巴细胞，产生特异性免疫反应。所谓"反应原性"是指产生的抗体或致敏 T 淋巴细胞，能与抗原进行特异性结合的免疫反应。既具免疫原性，又具反应原性的抗原称"免疫原"。

某种物质被称为良好的免疫原，是因为它有特异的化学结构，这就是"抗原决定簇"。抗原决定簇可以与相应的淋巴细胞表面的受体蛋白结合引起免疫应答。一个抗原决定簇，只能激活一种 B 淋巴细胞，只刺激产生一种类型抗体。而一个抗原可以有一个或多个抗原决定簇。根据流感病毒表面抗原决定簇的不同，才能划分出哪一个是禽流感病毒、哪一个是猪流感病毒。

抗原功能性决定簇的总数，被称为抗原结合价。抗原决定簇少，抗体与抗原结合就少，往往就见不到反应。天然抗原或复杂的半抗原决定簇往往多达几十个，因此可以与很多抗体分子交互结合。也就是说，当致病微生物再次感染的时候，可以有很多种的不同抗体与之结合，把它缠绕起来，将它杀死、清除。

有些化学分子本身没有免疫原性，不能引起免疫反应，但是如果把它们和某些载体分子，如蛋白质分子结合起来就有了免疫原性，就能使动物对这一复合分子产生特异的抗体。这种本身无免疫原性，但有反应原性，一旦把它与载体结合就有了免疫原性的物质，就称半抗原或不完全抗原。如寡糖、类脂和一些简单的化学物质等。吗啡就是一种半抗原，把它与蛋白分子结合起来，就可以使动物体产生相应抗体，此抗体可作为检测是否吸毒的试剂。

抗原相对分子量一般都在 10×10^3 以上，而在 4×10^3 以下者一般无免疫原性。在一定相对分子量范围内，分子量大者免疫原性强，这是因为分子量大，表面抗原决定簇就多，而淋巴细胞要求一定数量抗原决定簇刺激才能活化；大分子化学结构稳定，在水中呈胶体，不易被机体破坏或排除，这样在体内存留时间就长，有利于持续刺激淋巴细胞。核酸本身免疫原性很低，但只要有 5 个核苷酸与蛋白质分子载体连接，就能刺激机体产生抗体。

根据抗原的来源，可分外源性抗原和内源性抗原两类，前者如细菌、病毒、花粉、各种毒素以及小型动植物；后者主要为机体的免疫细胞从未接触过的自身物质（如晶状体物质、精子、脑组织等），或者机体原有物质的空间构象发生了改变的自身成分，如变性的 IgG 重链等。

抗体是人或动物受抗原物质（如细菌或其毒素、病毒等）刺激后，由浆细胞合成和分泌的一种特异性蛋白质。抗体是人体抵抗感染的一种重要武器。19 世纪末，德国科学家 Behring 发明了用含抗白喉毒素的动物血清，注射给白喉患儿，使其治愈，开创了免疫血清治疗的方法。此后，医学家们用含有不同抗体的动物血清，或人血清来治疗或预防多种传染病。由于 Behring 开创了抗体治疗传染病的方法，对防治传染病作出了卓越贡献，20 世纪初荣获诺贝尔医学奖。

抗原和抗体的结合虽然是互补性的特异性结合，但并不形成牢固的共价键，只是通过非共价键结合。抗原与抗体这种弱的结合力涉及到种分子间的作用力。作用力的大小与抗原、抗体分子之间的距离密切相关，只有两分子表面广泛密切接触时，才能产生足够的力使其结合。抗原与对应抗体之间高度的空间互补结构，为这些结合力的发挥提供了条件。

亲和性（affinity）是抗体分子上一个抗原结合部位，与对应的抗原决定簇之间的相适性而存在着的引力，是抗原与抗体之间固有的结合力。

亲和力（avidity）是指反应系统中复杂抗原与相应抗体之间的结合能力。亲和力与亲和性有关，也与抗体的结合价和抗原的有效决定簇数目相关。

抗体与抗原结合是可逆的反应，抗体与抗原结合牢固，不易解离，说明该抗体有高亲和力。

抗体和大多数抗原都属蛋白质。在通常的抗原抗体反应条件下，均带有负电荷，使极化的水分子在其周围形成水化层，成为亲水胶体，因此蛋白质不会自行凝集出现沉淀。当抗原与抗体结合后，表面电荷减少，水化层变薄；而且由于抗原抗体复合物形成后，与水接触的表面积减少，由亲水胶体转化为疏水胶体。此时在电解质的作用下，使各疏水胶体之间进一步靠拢、沉淀，形成可见的抗原抗体复合物。

这种抗原抗体复合物，可以在身体各部沉积下来，形成免疫损伤，或者成为自身免疫疾病。另外，各种自身免疫疾病的医学诊断之中，免疫复合物被广泛用为各种检查方法，制成了许多试剂盒，提高了疾病诊断分类的准确性。

抗原抗体反应是生命自身自我保护反应的一种机制，中医用古老的语言概括为"邪正斗争"，对于二者的矛盾，中医主张"扶正祛邪"，尽管有失于粗浅的嫌疑，但是其高度概括的大智慧，的确有提纲挈领、执简驭繁的作用。中医不仅在理论方面有"认识论"，更重要的是还有临床可操作性的"实践论"。许多中医药治疗措施，在改善、提高免疫力低下患者的免疫状态，以及治疗自身免疫性疾病方面，都显示了高超的疗效。这就是中医药"善于改变微观"领域一个不可思议的优点。

抗原抗体反应过程，其具体化学变化十分复杂，人为的外在干预不容易成功，也不容易时刻不停地随机进行。这就是中医学所说的"化不可代，时不可违"，必须尊重人体的自组织能力，而不是"越俎代庖"，让生命听命于"他组织"的安排。

用免疫原理进行诊断

以免疫原理研究出来的诊断技术，目前在临床上应用很广泛，现在我们以病毒性乙型肝炎的诊断为例加以介绍。

研究发现，乙型肝炎病毒（HBV）是嗜肝脱氧核糖核酸（DNA）病毒。完整的乙型肝炎病毒颗粒又称为丹氏颗粒，是成熟的病毒，有很强的感染性，具有双层核壳结构，外壳相当于包膜，含有乙型肝炎病毒表面抗原，俗称"澳抗"。剥去外膜则为 HBV 的核心部分，核心内含有核心抗原和 e 抗原，颗粒内部有 HBV 的脱氧核糖核酸（HBV – DNA）。除丹氏颗粒外，还有直径 22nm 的小球型颗粒和长度不一的管型颗粒，这两种颗粒是不完整的HBV，因不含核酸，不能复制，因此没有传染性。HBV 的抵抗力很强，能耐受 60℃ 4 小时及一般浓度的消毒液，但是，煮沸 10 分钟或 65℃ 10 小时或高压蒸汽消毒液可以灭活。在血清中 30 ~ 32℃ 可保存 6 个月， – 20℃ 中可保存 15 年。

乙肝病毒颗粒的三种"抗原"，即外膜的表面抗原（HBsAg），核心抗原（HBcAg）和 e 抗原（HBeAg）。三种抗原可分别诱生相应的"抗体"，分别是表面抗体（抗 HBs）、核心抗体（抗 HBc）和 e 抗体（抗 HBe）。这就是人们经常说的"两对半"。它们本来是三对抗原抗体，为什么医院通常验血是查"两对半"呢？原因是在外周血液中无游离的核心抗原，如要测出体内有无核心抗原，则需用较复杂的技术，而一般实验室不做此项检测，三对中少了这一项，故称"两对半"。

表面抗原（HBsAg）阳性，是人体已被乙肝病毒入侵的信息，一般是乙肝病毒现存感染的标志。

体内有乙肝病毒存在，当然可以经常产生表面抗原。但是，即使人体内没有完整的乙肝病毒，只要乙肝病毒核酸的片断，已经整合到人体的肝细胞内，就可以产生表面抗原。此种病人虽然血中表面抗原阳性，但体内没有完整的乙肝病毒，故无传染性，被称为健康"带毒者"。因此，单从表面抗原阳性本身不能判断病人有无传染性，需要结合其他检验来分析。

分析乙肝带毒者有无传染性，比较常用的是检测 e 抗原（HBeAg）、e抗体。e 抗原是在乙肝病毒复制过程中产生的，因此 e 抗原阳性常表示人体内有乙肝病毒复制，提示有传染性。相应的是 e 抗体阳性则表示乙肝病毒复制减少或停止，因而"小三阳"的传染性亦较小。

核心抗体阳性表示有过乙肝病毒感染，其本身不能区别是现症感染或既往感染，核心抗体一旦出现则可在体内长期存在，持续数年至数十年。通俗所说的"大三阳"是指表面抗原、e抗原、核心抗体阳性；"小三阳"是表面抗原、e抗体、核心抗体阳性。对"大、小三阳"有一些看法是不正确的，应予纠正。

一是不能认为"小三阳"表示无传染性。有无传染性取决于病毒有无复制，血清e抗原阴性、e抗体阳性只是其中一项指标。血清中检测到乙肝病毒核酸（HBVDNA）、核酸聚合酶（DNAP）和电镜下观察到乙肝病毒颗粒，以及免疫球蛋白M型核心抗体阳性等，均表示乙肝病毒复制，有传染性。

二是不要把"大、小三阳"与乙型肝炎病情等同起来。有人错误地认为"大三阳"就是肝炎严重，"小三阳"则肝炎较轻。

目前认为，人体感染病毒不一定患肝炎，乙肝病毒本身并不引起明显的肝细胞损伤。引起乙型肝炎主要取决于人体对乙肝病毒的免疫（抵抗）反应。免疫反应正常的人，能够消灭病毒而极少损害肝细胞；免疫反应过强（亢进）的人，虽然消灭病毒但对肝细胞破坏较大，可导致较重的肝炎；免疫反应低的人，消灭不了病毒，对肝细胞损害亦较轻，可发展为慢性肝炎；免疫反应更低（免疫耐受）的人，肝内可没有病变，但病毒长期存在于体内，成为无症状表面抗原携带者。也就是说，"大三阳"、"小三阳"者，可以是慢性肝炎、重症肝炎病人或无症状携带者。

乙肝表面抗原携带者的传染性，可随着时间的推移而逐步下降。有研究表明，在7年内约有半数e抗原阳性者会自然阴转，而表面抗原自然阴转率每年1%～2%。表面抗原携带者肝脏可完全正常，一部分亦可有病变，不要把无症状携带者按肝炎病人治疗，但由于有些人可能因身体抵抗力下降，免疫反应低而发生肝炎，故应定期进行体格检查及抽血化验。

"两对半"中还有一项是表面抗体，表面抗体阳性常说明曾经感染过乙肝病毒，但病毒已被清除，对乙肝病毒有了免疫力，不会再感染乙肝病毒。这种人常常还有核心抗体阳性，但不必因有核心抗体阳性而忧虑。注射乙肝疫苗后，90%接种者表面抗体阳性，说明已有免疫力。

正确诊断疾病，属于"认识论"，要为治疗服务。也就是"认识论"来源于"实践论"，又服务于实践。现在，临床上抗乙肝病毒的手段还比较少，效果也不理想。正确的认识可以促使人们积极接种疫苗预防，依靠主动免疫，减少发病。而已经患病的患者，保持良好的抗病能力，就可以"带毒生存"。

中医一贯倡导，用有毒副作用的药物治疗疾病，"衰其大半而止"，不可为了追求"除恶务尽"而伤害人体的正气。药物治疗之外，"谷肉果菜，食养尽之"，依靠人体自组织能力战胜疾病，是一种大智慧。

炎症介质引发炎症

炎症反应是生命自我保护的一种有效形式，也是许多疾病的基本病理过程。许多事物都有两面性，恰如其分的炎症反应，可以帮助机体消灭外来微生物的入侵，对抗外来伤害因素的危害性。假如炎症反应太过激烈，就会造成生命机体的损伤，形成疾病，甚至有可能成为死亡的主要原因，比如SARS 过程中的肺损伤，就有可能是免疫损伤引起的。

前面我们说过免疫过程，有巨噬细胞、中性粒细胞和淋巴细胞的参与，除了产生免疫蛋白的抗体之外，还有许多化学物质参与其间，被称为"炎症介质"。

一旦有了外来的微生物入侵，机体就会发生一系列的变化，比如，血管扩张、毛细血管通透性升高，以便有利于白细胞从血管里渗出，进入这个部位，这个过程就是炎症发生的机制问题。有些化学物质，可以直接损伤血管内皮，被称为致炎因子，引起血管通透性升高，但许多致炎因子并不直接作用于局部组织，而主要是通过内源性化学因子的作用而导致炎症，故又称之为化学介质或炎症介质（inflammatory mediator）。

由机体细胞释放的炎症介质有很多种，主要有：

（1）血管活性胺：包括组胺和 5 - 羟色胺（5 - HT）。组胺主要存在于肥大细胞和嗜碱性粒细胞的颗粒中，也存在于血小板内。引起肥大细胞释放组胺的刺激包括：①创伤或热等物理因子；②免疫反应，即抗原与结合于肥大细胞表面的 IgE 相互作用时，可使肥大细胞释放颗粒；③补体片断，如过敏毒素（anaphylatoxin）；④中性粒细胞溶酶体阳离子蛋白；⑤某些神经肽。

在人类，组胺可使细动脉扩张、细静脉内皮细胞收缩，导致血管通透性升高。组胺可被组胺酶灭活。组胺还有对嗜酸性粒细胞的吸引作用，被称为"趋化作用"。

5 - HT 由血小板释放，胶原和抗原抗体复合物可刺激血小板发生释放反应。虽然在大鼠其作用与组胺相似，但在人类炎症中的作用尚不十分清楚。

（2）花生四烯酸代谢产物：包括前列腺素（PG）和白三烯（leukot-riene，LT），二者均为花生四烯酸（arachidonic acid，AA）的代谢产物。AA是二十碳不饱和脂肪酸，是在炎症刺激和炎症介质的作用下激活磷脂酶产生的。

在炎症过程中，中性粒细胞的溶酶体是磷脂酶的重要来源。AA 经环加氧酶和脂质加氧酶途径代谢，生成各种产物。炎症的时候，刺激花生四烯酸代谢并释放其代谢产物，导致发热、疼痛、血管扩张、通透性升高及白细胞渗出等炎症反应。

治疗过程的抗炎药物，如阿司匹林、消炎痛和炎固醇激素等，能够抑制花生四烯酸代谢、减轻炎症反应。

（3）白细胞产物：白细胞被致炎因子激活后，中性粒细胞和单核细胞可释放氧自由基和溶酶体酶，促进炎症反应和破坏组织，成为炎症介质。

氧自由基是活性氧，它的代谢产物具有的作用包括：①损伤血管内皮细胞导致血管通透性增加。②灭活抗蛋白酶（如可灭活 α_1 抗胰蛋白酶），导致蛋白酶活性增加，可破坏组织结构成分，如弹力纤维。③损伤红细胞或其他实质细胞。在健康状态下，血清、组织液和细胞，有完整的抗氧化保护机制，所以氧自由基是否引起损伤，取决于两者之间的复杂平衡状态。

中性粒细胞内的溶酶体，包含着很丰富的化学成分，在中性粒细胞的死亡、吞噬泡形成过程中，这些化学成分溢出白细胞体外，其中的蛋白酶，如弹力蛋白酶、胶原酶和组织蛋白酶，可以溶解有关的人体组织成分，引起组织损伤。

中性粒细胞之中的阳离子蛋白质，一旦释放到组织之中，则具有很强的生物活性，主要是：①引起肥大细胞脱颗粒而增加血管通透性；②对单核细胞的趋化作用；③起中性和嗜酸性粒细胞游走抑制因子的作用。

（4）激活的淋巴细胞和单核细胞产生的细胞因子（cytokines），可调节其他类型细胞的功能，在细胞免疫反应中起重要作用，在介导炎症反应中亦有重要功能。它们可以分泌白介素–1（IL–1）和肿瘤坏死因子（TNF），这些化学物质可被内毒素、免疫复合物、物理性损伤等多种致炎因子刺激，引起释放。释放的途径可通过自分泌、旁分泌和全身作用等方式起作用。特别是它们可促进内皮细胞表达黏附分子，增进白细胞与内皮细胞之间的黏着，有利于血流之中的白细胞穿越内皮，进入炎症区域。

IL-1 和 TNF 可以引起急性炎症的发热。TNF 还能促进中性粒细胞的聚集和激活间质组织释放蛋白水解酶。IL-8 是强有力的中性粒细胞的趋化因子和激活因子。

（5）血小板激活因子（platelet activating factor，PAF）是一种磷脂类的炎症介质，它是由 IgE 致敏的嗜碱性粒细胞在遇到、结合抗原之后产生的。

PAF 除了能激活血小板外，还可增加血管的通透性、促进白细胞聚集和黏着，以及趋化作用。此外还具有影响全身血液动力学的功能。

嗜碱性粒细胞、中性粒细胞、单核细胞和内皮细胞均能释放 PAF。

PAF 一方面可直接作用于靶细胞，还可刺激细胞合成其他炎症介质，特别是 PG 和白三烯的合成。

（6）其他炎症介质：P 物质可直接和间接刺激肥大细胞脱颗粒而引起血管扩张和通透性增加。内皮细胞、巨噬细胞和其他细胞所产生的一氧化氮可引起血管扩张和具细胞毒性。

炎症介质在血浆中有三种相互关联的系统，即激肽、补体和凝血系统。

（1）激肽系统：激肽系统激活之后，最终产生缓激肽（bradykinin），后者可引起细动脉扩张、内皮细胞收缩、细静脉通透性增加，以及血管以外的平滑肌收缩。缓激肽很快被血浆和组织内的激肽酶灭活，其作用主要局限在血管通透性增加的早期。

（2）补体系统：补体系统由一系列蛋白质组成，补体的激活有两种途径，即经典途径和替代途径。

在急性炎症的复杂环境中，下列因素可激活补体：①病原微生物的抗原成分与抗体结合之后，通过经典途径激活补体；而革兰阴性细菌的内毒素则通过替代途径激活补体。此外，某些细菌所产生的酶也能激活 C3 和 C5。②坏死组织释放的酶能激活 C3 和 C5。③激肽、纤维蛋白形成和降解系统的激活及其产物也能激活补体。

补体可从三个方面影响急性炎症：①C3a 和 C5a（又称过敏毒素）增加血管的通透性，引起血管扩张，都是通过引起肥大细胞和单核细胞进一步释放炎症介质；C5a 还能激活花生四烯酸代谢的脂质加氧酶途径，使中性粒细胞和单核细胞进一步释放炎症介质。②C5a 引起中性粒细胞黏着于血管内皮细胞，并且是中性粒细胞和单核细胞的趋化因子。③C3b 结合于细菌细胞壁时具有调理素作用，可增强中性粒细胞和单核细胞的吞噬活性，因为在这些吞噬细胞表面有 C3b 的受体。

补体 C3 和 C5 是最重要的炎症介质。除了前述的激活途径外，C3 和 C5 还能被存在于炎症渗出物中的蛋白水解酶激活，包括纤维蛋白溶酶和溶酶体酶。因此，这就形成了中性粒细胞游出的不休止的环路（炎症放大机制），即补体对中性粒细胞有趋化作用，中性粒细胞释放的溶酶体又能激活补体。

（3）凝血系统：ⅩⅡ因子激活不仅能启动激肽系统，而且同时还能启动血液凝固和纤维蛋白溶解两个系统。凝血酶在使纤维蛋白原转化为纤维蛋白的过程中释放纤维蛋白多肽，后者可使血管通透性升高，又是白细胞的趋化因子。

纤维蛋白溶解系统可通过激肽系统引起炎症的血管变化。由内皮细胞、白细胞和其他组织产生的纤维蛋白溶酶原激活因子，能使纤维蛋白溶酶原转变成纤维蛋白溶酶，后者通过如下三种反应影响炎症的进程：①通激活第ⅩⅡ因子启动缓激肽的生成过程；②裂解 C3 产生 C3 片断；③降解纤维蛋白产生其裂解产物，进而使血管通透性增加。

炎症过程形成复杂的细胞因子网络，可以因为细胞因子之间的级联作用，而引起"呼吸爆发"产生大量的细胞因子，有利于机体在短时间内消灭入侵的病原微生物，也可以因为反应过于强烈，而造成微生物侵害之后的次生损伤，加重机体的损害。

通过对于炎症因子的了解，我们知道了生命有机体为了保卫自身，具备十分强大、复杂的防御机制，也就是每个生命自身就带着一个大"制药厂"，可以在短时间内生产"试销对路"的各种产品，有效治愈各种内外感染。这也充分说明了，在没有医药的情况下，为什么生物逐渐进化到了现在，而不是走向衰退和灭绝。因此，我们应该充分尊重人体的自组织能力，不要把人体看成是被动接受医药治疗的机器，不要过高地估计医疗的作用，而看不到人体自组织的力量。

西医对于疾病的认识，尽管追求病因明确，希望通过消除病因而治愈疾病。但是，其所谓病因大多都是结果而不是病因。即使是细菌感染、病毒性疾病，找到了致病的微生物，也不是真正的病因。因为致病性微生物早就存在，为何在这一时刻造成感染，形成疾病？绝不能只从微生物本身来找原因，也绝对不是靠检查出来微生物就能解决所有临床问题。血脂高、血压高、血糖高等都不是病因，而是机体代谢失衡造成的结果。

中医认识和治疗疾病的过程，尽管所使用的语言不是细胞，也不是生物分子，但是其所概括出来的正气、阴液、津液、脏腑、气血、经络，都是对于人体自组织能力的一种描述和概括。中医所使用的药物虽然主要是草根树皮，但是经过化学分析其中所含的化学物质，往往是陆海空集团军式的"应有尽有"，是"一揽子解决"疾病治疗问题的综合措施，不可因为缺乏"分子水平"的说明，就轻易否定其蕴含的科学道理，更不能因为还原论的定性定量分析，一时说不明白中药的物质组成，就随意捡起一个"玄虚"、"巫术"的大帽子扣过去，把自己的"无力解释"视为"不科学"，而轻易否定中医的科学性。

研究生物治疗技术

在免疫思想的启发下，最初的生物治疗措施，除了疫苗接种的主动免疫方法之外，还通过人工生产抗体的方法，直接帮助患者获得免疫抗体，也就是被动免疫。

最早生产抗体的方法，是将抗原物质（如细菌或其毒素等）注射给动物（如马、羊等），使动物产生针对该抗原物质的抗体。再抽取免疫动物的血液，分离出含抗体的血清。这种在动物体内生产抗体的传统方法虽然可行，但是存在许多缺点。例如所获得的抗体不纯，不能连续生产，动物饲养与管理工作繁重等，因此，医学家们一直在探索在试管内（即体外）生产抗体的方法。

1958 年，Burnet 提出了抗体形成的克隆学说，即抗原上的每一个抗原决定簇可分别刺激相应的 B 淋巴细胞。这些 B 淋巴细胞经一系列复杂变化形成浆细胞，并分泌针对各抗原决定簇的抗体。即每个 B 淋巴细胞表面的抗原受体只识别一种抗原决定簇，并产生针对该决定簇的抗体。这一特征是由遗传决定的。

这种由单一无性系的 B 淋巴细胞产生的抗体即称为单克隆抗体（monoclonal antibody，McAb）。单克隆抗体是指由单个杂交瘤细胞增殖而成的细胞克隆产生的，针对某一抗原决定簇的、完全均一的、单一特异性的抗体。单克隆抗体的理化性状高度均一，生物活性单一，只与一种抗原表位发生反应，具有高度的特异性。因此，单克隆抗体一问世便受到广泛的欢迎和重视。特别是在检验医学领域，单克隆抗体的应用提高了实验方法的特异性，促进了商品化试剂盒的发展。如何制备单克隆抗体一直是人们努力的方向。

1960 年 Barski 在研究细胞杂交时发现，两种体细胞融合后，其中一些杂交细胞的核具有双方亲代的特征。

1963 年 Littlefield 首先提出了用选择性培养基分离杂交瘤细胞的方法。以后，Schwader 将小鼠的骨髓瘤细胞和人的外周淋巴细胞融合，所得到的杂交瘤细胞可以同时分泌人和鼠的免疫球蛋白。

1976 年英国剑桥大学两位科学家，Milstein 和 Koh1er 用仙台素将小鼠骨髓瘤细胞与免疫小鼠的脾细胞杂交。小鼠骨髓瘤细胞能在体外无限增殖传代，并能分泌无抗体活性的球蛋白；免疫小鼠脾细胞能产生针对某种抗原的抗体，但不能在体外无限增殖。将两者融合成一种杂交瘤细胞，后者继承了两个亲代细胞的特点，既可在体外无限增殖，又可产生针对某种抗原的抗体。

一个杂交瘤细胞在体外不断增殖所形成的细胞集团，被称之为克隆。在同一克隆中，所有的细胞产生相同的抗体，此抗体称之为单克隆抗体（简称 McAb）。它是单一特异性的高纯度的抗体，可在体外连续大量生产。McAb 在临床医学及基础医学领域发挥了巨大作用，给某些难治疾病的诊断、防治带来了新的希望。如针对某种肿瘤细胞的 McAb 与毒素、抗癌药物或放射性物质结合成复合物（医学上称为生物导弹），将此复合物注射到病人体内，可定向杀伤 McAb 所针对的肿瘤细胞，而对其他正常细胞则无作用，这是任何其他抗癌治疗方法办不到的。

由于 Milstein 和 kohler 的杰出贡献，1984 年他俩共同获取了诺贝尔医学奖。

单克隆抗体技术被誉为现代生物科学的一项革命性突破，是当今四大生物工程技术之一，目前很多科学家正在开展这种研究工作。

单克隆抗体技术虽然有着极大的优势，对于人体的自组织能力来说，也是一种外源性的干预因素，并且是十分昂贵的、制作过程比较复杂的技术。因为每个人患病时的抗原特性会有所区别，即使都是一种癌症，其抗原性也不会相同。如果是外来细菌、病毒感染，治疗的时候直接输入抗体，不仅在抗体数量上难于准确控制，并且抗体只针对病原微生物而不诱导机体产生免疫反应。因为从理论上说，外来的抗体也是一种蛋白质，一旦输入了外来的抗体蛋白质，病人自身就可能会产生针对该抗体的抗体，也可以叫"抗抗体"。也就是说，外源性抗体的输入，尽管可以解救一时之急，却不能从根本上解决长久的免疫问题，尤其是对于将来再次感染，会起到相反的作用。因为它抑制自身抗体的产生，干扰人体自身的免疫调节。中医学所说的"化不可代，时不可违"，在这里仍然有一定的指导意义。

另外，单克隆抗体个性化治疗需要分别进行细胞培养，以生产不同的单克隆抗体，这个过程的费用之高，也会让很多人望而却步。

中医药所倡导的以病人为本，以提高病人抗病能力为目的的思想，尽管与单克隆抗体技术有所不同，但是，中医主张的辨证论治的个体化治疗原则，却与此不谋而合。

我们通过机体的免疫机制和炎症过程的复杂调节过程，了解了机体强大的自组织能力。其实除了免疫和炎症调节之外，整个机体在生长和日常代谢里还有许多复杂调节机制没有搞清楚，远远没有了解到整个生命体的自组织过程的细节。仅仅依靠杀菌、抗病毒药物治疗传染性、感染性疾病，也只是在许多复杂环节之中，攻击了某一个点，绝不是解决了疾病与健康的所有问题，这也是还原论科学所难以解决的复杂性问题。

美籍奥地利理论生物学家贝塔朗菲（Bertalanffy，Ludwig von，1901～1972）指出："机械论并没有真正探讨生命的基本问题——有序、组织、整体性、自我调整。这些生命的基本问题是不能用分析的研究方法来解决的。试图用机器理论即依据先前存在的结构来解释生命的基本现象和问题，也遭到了失败。"

贝塔郎菲经过多年的深入研究，先后创立了系统论和理论生物学，他发表的一系列研究成果，如：系统生态学（1966）、系统生理学（1973）、系统生物医学（1992）、系统生物学（1993）、系统生物工程（1994）、系统遗传学（1994）等，改变了以往机械唯物主义对于生命现象的解读，标志着系统科学指导生命科学研究新时代的到来。

生命的整体涌现性

结构与功能，广泛地存在于人们的生活里。人们通过制造机械，带来了工业文明，极大地改变了人与自然的关系。最先发展起来的科学里，机械唯物论占有很重要的地位，它也曾经长期地指导着人们对于生命现象的认识，"人就是机器"的观点，曾经盛行一时。

贝塔郎菲说："机器结构与有机体结构之间有根本的区别。前者总是由同样的成分构成的，而后者则是在其自身构成物质不断分解和替换的连续流动状态中得以保存的。有机结构本身是一种有序过程的表现，它们只能在这种过程中，且通过这种过程才得以保存。因此，有机过程的基本有序性必须在这些过程本身中寻得，而不可能从先前确立的结构中找到。"也就是说，生命结构的维持，是一系列连续不断变化过程的总合，一旦这些过程走向无序，生命就会得病，这些有序的过程一旦停止，生命的结构也就不存在了，这与机器结构以及运转原理是完全不同的。

人和机器的区别，不仅是来源上（所生）不同，而且其组织形式也不一样。机器部件的物质结构，其材料是"标准化"的，其作用也是恒定不变的。生命体的结构是由细胞及其间质构成的，这个结构的材料是活的有机细胞，为了维持这个结构的完整性，必须随时随地进行代谢更新，"变动不居"是机体结构的主要特征。一旦停止变化，有机体的细胞结构就会土崩瓦解。一旦离开了生命的整体，局部结构也会迅速解体，化为一堆没有结构的有机物。

不仅生命机体的结构，不同于无机机械的结构，其中的化学、物理变化，也不同于自然界的物理化学变化。

贝塔郎菲说："当我们考察活机体中发生的个别化学反应时，我们不能指出它们与无生命物体或腐尸中发生的化学反应之间的任何根本区别。但是，在我们考察有机体或有机体的部分系统，例如细胞或器官内的化学反应过程的整体而不是单个过程时，可以发现生命过程与非生命过程的根本差别。例如，我们发现有机系统内所有组成部分和过程如此高度有序，以致使该系统能够保存、建造、恢复和增殖。这种有序性从根本上将活机体内的事件与非生命系统或尸体中发生的反应区别开来。"

生命的整体性和高度的自组织性，是无生命物质所不具备的根本特征。

贝塔郎菲说："生命的特征，是从物质和过程的组织中产生的，有与这种组织相关联的系统的特征。因而，生命的特征随着整体的改变而改变，当整体遭到毁坏时，生命的特征就随之消失。"

生命机体之中，每时每刻都进行着分解，有组织的损伤、细胞的凋亡、蛋白的分解、脂肪的分解、糖原的分解等，但是也同时进行着合成，因此，每时每刻也进行着组织的修复、细胞的分裂、蛋白的合成、脂肪的积累、糖原的储存，所以才会有旺盛的生命力，有巨大的创造力。一旦生命的整体性被破坏了，在被肢解的躯体上，就不会有完整的生命特征，生命不是机械的组合和叠加，而是在自组织力统治下的整体紧密配合。

贝塔郎菲说："我们在生命系统中看到的各个部分和过程进行的奇异而特殊的有序活动，提出了一个根本性的新问题。即使我们有了构成细胞的所有化合物的知识，也还不能解释清楚生命现象。最简单的细胞已经是极其复杂的组织，目前人们只是模糊地认识到它的规律。"

人体尽管由器官、组织、细胞、生物大分子、小分子、无机物所组成，但是一旦离开了生命的整体，这些生命物质就会失去活性，而且也就看不到人体的思想、精神、语言、情感。不仅人体的精神意识是生命整体的涌现现象，就是饮食的摄入、呼吸吐纳、水液代谢、四肢运动等等，都是整体配合的结果，而不能归结为某一局部独立完成的功能。因此说，一旦离开了人的整体性，活人与死人、人与动物的区别就无从查考了。

生命整体所具有，生命机体部分所不具有的特征，就是生命的整体涌现性。中医学就是在生命整体涌现性的基础上，开始研究健康与疾病转化关系的，而且具有解决许多分析还原方法所不能解决疑难问题的能力，充满了许多大智慧，这也是许多中医学家治愈了不少被西医宣布为不治之症的道理所在。不是说中医学家个个都比西医强，而是说中医学家往往具有西医知识体系所不具备的方法论优势。

中医学有其独特的"认识论"与"实践论"。

第三章　中医以独特方法认识人体

贝塔郎菲说："一切知识始于感觉经验。因此，科学活动的最初倾向是要设计形象化的模型。例如，当科学得出结论，认为称作原子的基本单位是实在的基础时，它的最初概念是相似于小型台球的微小而坚固的物体。不久，人们认识到原子并不是如此，最终单位不是用形象化的模型所能定义的实体，而是只能用数学的抽象语言加以规定，使用像'物质'和'能量'、'微粒'和'波'这样的概念，仅仅表明它们的某些行为特征。当人类观察星星有规律地运动的景象时，他们首先寻找宇宙中巨大的机器，认为是这些机器的旋转使星星——亚里士多德想象的水晶般的球体——保持和谐的运动。直到天文学打破了这幅画面，人们才认识到，行星运动的秩序只是由于天体在空虚的太空中相互吸引而造成的。因此，结构是人类为解释自然过程的有序性而首先寻求的东西；至于从组织力方面来解释，则困难得多。"

贝塔郎菲的论述，恰好说明了西方科学是从构成论出发，来研究客观世界规律的特点，这与中国古人从生成论开始研究世界和生命，有着明显的区别。

我们都学习过"氢原子的电子云图"，试想，氢原子只有一个核外电子，它哪里来的电子云？这不过是把不同时期的一个电子的运行轨迹加以叠加描述罢了。一个电子，应该外绕原子核做圆周运动，为何这个电子的运行轨迹不是一条线？这说明，电子的运行受到各种外来影响，必然不能按照理想的轨迹运行，因此才会有"电子云图"的形成。这样"科学"的"电子云图"是被迫无奈的表示方法，尽管符合实际，但是它不具有科学要求的"普适性"。假如城市的道路交通状况，也采用这样的方法，就是一片混乱，道路上的行人就会人踩着人、车压着车，是一幅惨不忍睹的"交通事故图"！

中国古人一向善于表述运动、变化的事物，山水人物画都注重传神、写意，而不是仅仅写形、传实。西方的天使一定要有翅膀，中国的神仙就不需要翅膀，只要衣服飘飘，周围有几朵云，就是在飞行。

中医对人体的认识，也是一种大写意的方法，是描述动态变化的方法，而不是写形、写实。中医依靠生成论的独特方法，构建认识模型，解释了人体生理病理的秘密，指导着养生、治病。

认识疾病，首先应该从认识人开始。中医、西医都有独特的人体观。

天地合气，命之曰人

茫茫宇宙之间，人是从哪里来的？对于这个问题，曾经激起世界各个民族人们的探索热情，也曾经产生过许多不同的说法。

古希腊神话认为，宙斯和奥林匹斯圣山上的众神，是人类的缔造者。信仰《圣经》的人，认为是上帝造的人，先有了亚当，后来又从亚当的肋骨培育出夏娃，在伊甸园里产生了人类的后代。亚里士多德的解剖学著作，就说男人比女人少一根肋骨，因为改正这个讳莫如深的错误，曾经使早期的解剖学家深受教会迫害。

当然，中国古代的传说不止一种，对于人类起源的看法也不一样，有的似乎玄虚，如女娲造人的传说；有的朴实，那就是中医经典著作《内经》等对于人的生命来源的正确描述。那么，产生于几千年的中医学是怎样论述人类起源的呢？

中医学没有上帝造人、神仙造人的说法，而是按着自然界自身发展的思路，解释人类诞生的原因。《内经》说："人生于地，悬命于天，天地合气，命之曰人。"也就是说，人体虽然生活在地上，但是他们的生命一刻也离不开天的空气。人如果不呼吸，马上就会死亡，所以古人把去世叫做"咽气"。也有的说人的死亡是"没气了"，一个朝代即将灭亡的时候也可以形容为"气数已尽"，不可挽救了。地气形成的五味，也是人体生存所依赖的基本物质，所以在一说"人绝胃气则亡"。

中医非常重视人体的呼吸，重视气，而对于心跳的认识则属于相对次要一级，这是中医与西医不同的地方。在气与血的关系中，气属于主动的动力部分，血属于相对安静的部分。中医认为，血液的流动，要靠气的推动。所以中医说，气行则血行，气滞则血瘀；气虚的时候，无力推动血液运行，血液也会瘀滞。

自然界里的气，不是固定不变的，而是流动的，是有温度变化的。这变化的根本原因，是出于地球的自转和日月星辰的旋转。因此，有太阳的时候，气温高；没有了太阳，气温就降低。春天的气温暖，夏天的气炎热，秋天的气凉爽，冬天的气寒冷，一直在变化不停。

中国古人很善于观察，也很善于总结。"立竿见影"是一个成语，人们往往借此形容办事效率快，或者成效显著，但是很多人不知道"立竿见影"是最早的科学研究。树立一个杆子，测量日影的变化，这就产生了古代的历法，也就阐明了太阳与月亮、太阳与地球的运动关系。因此，就萌生了古老的农业科学，当然，也给古老的医学建立了科学的方法论：天人相应。

古人在很早的时候就有了四季的划分，而且，又把四季进一步细化，5天是一候，3候是一气，也就是15天一个节气，6气是一季，把全年分成24个节气。在春秋战国之前，人们就重视建立日历，"授民以时"是国家领导人的重要职责，违背了农时，就无法取得人民的信任，政权就不牢固。

如何保证月亮十五圆，那可不是一般的学问。欧洲人不讲农历，只讲公历，也就是只研究太阳与地球的关系，不研究地球与月亮的运动关系，所以，他们的月亮"随便圆"。刘明武先生说，中国人的历法是一个阴阳合历的历法，既有望朔，也有闰月，正是《易经》所说的"日月相推而明生焉，寒来暑往而岁成焉"。

中国古代把一年划分农历24节气，气候与节气是否相符，气候降临的早与晚，不仅与农作物生长有关系，也与人体的疾病发生与否，甚至与发生什么病都有密切的关系。所以，农历与中医也有密切的联系。

值得重视的是，中国的农历很注意远期预测，在天气很热的时候，他们就想到了寒冬腊月，想到了阴阳气的变化，因此说"夏至一阴生"。

农历规定："夏至三庚便数伏"，因此"夏至"之后到"数伏"，还有20来天。每年伏天为30～40天，最热的时候是"中伏"。伏天是酷热难耐的时候，但是在"初伏"到来之前的"夏至"，古人通过测量，知道日晷的影子已经到了最短的时刻，马上就要发生转化了，"重阳必阴"，因此就发出来第一份阴气增长的预报："夏至一阴生"。因此，夏至就是阴阳转化的一个"拐点"。

冬至的时候，刚开始数九，"冷在三九"，所以，冬至的时候，天气还不太冷，最冷的时刻还未到来，然而，日晷的影子已经达到了最长，此后必将一天一天地缩短，阳气已经萌动。所以，古人据此又发出来一份阳气增长的预报："冬至一阳生"。这就是"重阴必阳"所揭示的规律，冬至是阴阳转化的另一个"拐点"。

由此可见，古人"立竿见影"，进行科学研究的结果是很可靠的。

这说明，天地阳气的变化，出现在气候变化之前，天地的阳气是动力，而气候的变化，必须按照阴阳的变化而变化。所以，《内经》说："阴阳者，天地之道也，万物之纲纪，变化之父母，生杀之本始，神明之府也，治病必求于本。"

古人靠着多年的客观观测，得出来阴气、阳气变化的规律。年复一年，屡试不爽。因此，他们坚信自己的主张：阴阳气的变化，出现在气温的变化之前，是万物变化的动力。

人是自然界自身发展而形成的，人体也要按着自然界的阴阳变化，而改变自己的节律。当然，知道这种变化规律，主动适应这种变化，就能保持健康防止疾病；否则，逆时而动，就有可能生病、短寿。

《内经》说："人以天地之气生，四时之法成。"讲的就是人体与自然界阴阳变化的密切关系。

人体出生之后，要靠自然物质的补充与营养。人必须不断地与自然界交换物质，才能维持生命的状态，古人称之为"天食人以五气，地食人以五味"。

天的五气，就是风、火、湿、燥、寒。这五种性质的气候，是划分四季的主要因素。

地的五味，就是酸、苦、甘、辛、咸。这五种滋味，是一切食物营养的基本要素。

五气入鼻，藏在心肺；五味入口，先入肠胃。五气、五味可以代表对人体有益的万物。

在五行学说的指导下，五就是全部，五气指的是全部的天气，五味也就是天地万物的所有滋味。人的生存离不开五气与五味，离开了人的生命也就停止了。

因此说，古人对于自然，有一种与生俱来的敬畏，即所谓"顺之者昌，逆之者亡"。就是说，人类只有顺应自然界的变化，才能生得自由，活得滋润。如果人不能顺应自然，不能从自然界不断获取物质，人的生命就结束了。

古人把气看得很重要，认为"气聚则生，气散则亡"。具体到身体的内部，与气有关的内容进一步丰富起来，比如把人划分为有形的物质与无形的功能，叫做形与气的关系。一个人必须形和气相平衡，才是健康的。如果一个人太肥胖，一动就气短，没有力气，活动不灵便，中医就称之为"形盛气衰"；如果一个人过度消瘦，虽然力气不小，行动灵活，但是不丰满，甚至是皮包骨头，就叫做"气盛形衰"。

在气与形的关系之中，气为阳，形为阴。

身体里的气进一步细化，就可以因为它分布的部位不同、作用不同而形成不同的名称，就有了肺气、心气、肝气、脾气、肾气、胃气、宗气、营气、卫气等不同的称谓。当然，这里所说的"气"，就像力学取得统治地位之后很多自然作用都被称为"力"一样，"气"只是一个词尾，肺气、心气、肝气、脾气的核心是前边的脏腑，气只是表示肺、心、肝、脾等脏器的功能。

阴阳是古代汉语写的辩证法

很多不了解中医的人，往往说阴阳是玄虚的，说那是算命先生的把戏。其实，这是一种误解。

阴阳学说一点也不玄虚，或者说它"玄而不虚"，因为"玄"就是规律，《老子》说"玄之又玄，众妙之门"，可见玄就是万物变化的规律。阴阳学说是古人对于自然界万事万物观察、总结之后，提出来的普遍规律。

古人怎么就认识了阴阳？其实并不复杂。

为了说明这个问题，我们必须回到从前，在那物质极度贫乏，满眼都是广阔原野的古代，古人有了余暇，开启了智慧的思考，他们认真观察自然的时候，体会最深的东西首先是白天与黑夜的交替出现。经过多年的体验之后，聪明的古人就会思考，对比强烈的白天和黑夜，它们是如何形成的？一个答案"很容易"地就浮现出来：是太阳的光照。因此，古人崇拜太阳。

古人另一个体会比较深刻的感受，是炎热与寒冷、水与火的对比。

炎热的夏天，经过缓慢而悠长的时日，不可逆转地转化为寒冷的冬季；寒冷的冬季，同样经过悠长而缓慢的变化，不可逆转地要到达夏天。这样的体验，一次一次地出现，不断积累，不断思索，就找出来规律。也就是说，寒暑冷暖变化的背后，一定有什么东西在支配着，或者是什么力量在推动着日月星辰的运动。

"法相莫大乎天地，变化莫大乎四时"，"日月相推，而明生焉；寒来暑往，而岁成焉。"地球与太阳的关系，古人研究得最早，印象最深刻，结论也很可靠，以至于今天还是正确的，这也是中医理论具有"普适性"的一个证明。

有了太阳，就有了光明，就有了温暖。背离了太阳，就会产生黑暗，就会有寒冷。

火与太阳一样，也有光明与温暖的属性，而且火还有向上、向外、轻盈易动的特性。水与火的性质相反，寒凉而且向下，沉静而质重。

古人有了用火的经验，也有了测量日晷观察寒暑变化的"实验"，规律性的认识逐渐出现了。

经过千万年的观察、总结，古人逐渐形成了阴阳的概念。

古人认为，凡是温暖、向上、向外、光明、活动、清虚的物质属性，都是属于阳的范畴；与阳恰成对比的就是阴，凡是寒冷、向下、向内、黑暗、静止、浑浊的物质属性，都属于阴的范畴。

比如，一天之中，白天因为光明温暖而属阳，夜晚由于黑暗寒凉而属阴。四季之中，春夏季节因为温暖暑热而属阳，秋冬季节由于寒凉清冷而属阴。

因此，中医的经典著作《内经》说："阴阳者，天地之道也，万物之纲纪，变化之父母，生杀之本始，神明之府也。故治病必求于本。"

也就是说"阴"与"阳"，是天地之间最根本的规律；是划分、归类万物最高的纲领；是一切量变与质变的力量源泉；是万物产生和死亡的根本原因；宇宙之间鲜明的巨变与微小的变化，都是由阴阳的变化引起的。因此，治疗疾病必须从根本上找原因，这根本的原因就是阴阳。

《内经》说，天地的形成过程，阳气积累就形成天，阴气积累就形成地。天上的日月星辰不停地变动，所以天的性质属于阳；地相对不动，所以地的性质属于阴。古人从天地那里学来了智慧，因此《易经》说："天行健，君子以自强不息；地势坤，君子以厚德载物。"

春天阳气逐渐强盛，万物复苏萌生，所以阳气主生；秋冬阴气逐渐加强，万物凋零，叶落归根，所以阴气主杀藏。《易经》说"生生之为易"，天地之大德曰生。

世界万物具有无限的可分性，阴阳之中也可以进一步划分阴阳。

比如，虽然春夏总体上属阳，但是春夏的每一天也有阴阳；一天中的阴阳，根据阴阳气的多少，还可以划分为阳中之阳、阳中之阴；阴中之阳，阴中之阴。

比如，上午整体上属阳，而且是阳气逐渐增加的过程，所以是阳中之阳；下午虽然总体上属于阳，但是由于属于阳气在逐渐减少的过程，所以属于阳中之阴。

自然界是变动不居的，阴阳也是不断变化的，不会总停留在某一个水平上。

这就形成了中国古代的辩证法，是非常符合事物本来面目的认识方法。

阴与阳之间的互相转化，往往是阴消阳长，或者是阳消阴长的过程。而且，量变会逐渐积累为质变，质变也就是"界变"，由阳界变为阴界，或者由阴界变为阳界，都是质变。比如，白天变为黑夜，黑夜变为白天，或者春夏变秋冬，秋冬变春夏，都属于质变、界变（阴阳界变）。

古人称"重阳必阴，重阴必阳"。

比如，日出的时候，阳气逐渐增加，到了中午阳气达到最盛，然后逐渐衰退，到了傍晚转为阴。入夜的时候属于阴，而且阴气逐渐增加，到夜半的时候，阴气最盛，然后逐渐衰退，到黎明转为阳。这就是"重阳必阴，重阴必阳"，"日月相推而明生焉，寒来暑往而岁成焉。"不仅年的变化有规律，月的轮回也有规律，一日就可以分为四时，都具有规律性。

阴与阳之间，既相互依存，又相互对立，还要不断地相互消长、转化。

因此，我们不难看出，阴阳学说是古人对自然界的日月运行、四时变化规律进行总结而提出来的，一点也不抽象难懂。只要你睁眼看世界，就离不开阴阳组成的万物。换句话说，万物都有阴阳的属性，一睁眼就见到了阴阳。

人体既然是自然界阴阳之气变化的产物，也必然会有阴阳的属性。

正是在这样的认识基础上，中医学治疗疾病的根本问题就提了出来："治病必求于本。"

本就是根，本就是基础。古人说："君子务本，本立而道生。"

《内经》所说的"生之本，本于阴阳"。也就是说，生命的根本必须建立在自然阴阳变化的基础上，人体的生理、病理、诊断、治疗，都必须在阴阳学说的指导下，进行求索。

具体地说，人的体表可见，所以体表属阳；体内脏器深藏不露，所以体内相对体表来说属阴。都在体表，腹部经常屈曲，因此属阴；背部经常伸展，因此属阳。人体的上部属阳，下部属阴。

古人研究人体也必须建立标准，其对体位的描述也有"标准体位"，这就是"坐北朝南"，以此为基准，进行描述和概括。这就是"建正、立极"。太阳从人体的左侧升起，从右侧降落，所以，古人说"左右者，阴阳之道路也"。因此，人体左为阳，右为阴。男为阳，女为阴，因此说男左女右。

人的身体里的内脏，根据其不同的生理特点，也被划分为阴与阳的属性。心、肝、脾、肺、肾，这几个内脏，由于它们的功能主要是储存精气，属于一种静态，而不是传导饮食水谷的动态，所以属阴；胃、小肠、大肠、胆、膀胱，这几个器官，主要功能属于传导水谷代谢产物，是动态活动，而不是储存精气的静态储藏，因此属于阳。

人的身体里阴阳之气的关系，决定人体的健康状态。

人体的活动属阳，而物质基础属阴。因此，一切活动都必须以物质为基础；基础物质发挥作用，必须通过功能活动才能实现。中医说："阳在外，阴之使也；阴在内，阳之守也。"说的就是两者的互相依存关系。

如果一个人活动量太大，就会消耗过多的基础物质，造成基础物质的严重不足，就会形成疾病，中医叫做"阳损及阴"。如果基础物质被耗竭，人体的生命活动也就受限制，或者会因此而死亡，中医叫做"阴损及阳"。

当然，一个人，只有基础物质，没有生命的活动，这些基础物质就会停滞下来，运动不好。流通不畅的物质，不但无法发挥作用，而且会影响生命活动的进行，形成疾病。生命依赖的物质，如果完全处于停止状态，失去了活力，生命也就结束了。

所以，中医的经典《内经》说："阴平阳秘，精神乃治；阴阳离决，精气乃绝。"

五行是以人为本的哲学

所谓五行，是古人总结的一套学说，主要用来说明万事万物的互相联系、互相资生、互相制约，达到生态平衡。五行学说是一个善于解决多因素平衡、和谐、共存的学问，是很可贵的理论方法。

五行的具体内容很简明，说的就是土生金，金生水，水生木，木生火，火生土；以及土克水，水克火，火克金，金克木，木克土的关系。也就是金木水火土五种要素之间存在的相生、相克的复杂关系。

所谓相生，就是五种要素之间的相互资助，都有"我生者"和"生我者"。比如，土生金，是说大地矿脉里含有金属，经过冶炼就能产生金属；金生水，是说金属的工具可以凿井挖渠，开掘水源，所以叫金生水；水生木，是说草木的生长，都必须靠水的滋润，没有水，就不会有草木的生长；木生火，是说草木可以燃烧变成火，这是古人经常做的事情，火是人类征服的第一个自然力，金是人类劳动创造的成果；火生土，是说火热的阳光能够温暖土壤，使土壤充满生机，冬天的土地所以不能生长草木，就是因为没有火力，所以没有生机。

"我生者"是我的"子"，就好像是自己的孩子一样。"生我者"是我的"母"，就好像是自己的母亲。五行之中的每一个要素，都有生我者的"母"，也都有我生者的"子"。五行构成了生生不息的一个生物圈，一个彼此依存的生态系统。五个要素因此都是"亲戚"，是一个充满爱的体系，是互相资助的关系。但是，世界万物不仅需要互相资助的"相生"，还需要"相克"，也就是互相克制、互相制约的力量，才能建立平等和谐的体系。

所谓相克，就是相互制约。比如，土克水，就是土壤的堤坝可以制约水的流向，所谓"水来土挡"就是这个道理；水克火，用水来灭火，现代人都知道，但是古人知道这个道理，也许要摸索很久；火克金，烈火把矿石里的金属冶炼出来，应当是在古人掌握了制陶技术之后逐渐发现的，当然，用火锻造金属制造各种器具、工具，更是伟大的创举；金克木，是说金属的工具可以砍伐树木，可以收割农作物，可以造舟车、木器家具，而"舟车之利，以济不通，致远，以利天下"，制造工具既丰富了古人的创造能力，带来便利，也解放了古人的思想；木克土，是说草木的生长，可以改变土壤结构，使土地疏松而不板结，成为生机盎然的土地。

五行之间的生克制约关系，既是自然的，也是人文的，是人类劳动参与其间的动态变化过程，是人与自然和谐发展的美丽图画。

五行之中每一行都不能缺少，缺少了一行，这个体系就不存在了；哪一个要素也不能过分，过分了就会影响其他几个要素，其他几个要素就要发生相应的变化，通过相克和相生的作用，以便恢复系统的平衡。

尤其值得提出来的是，五行之中的水火木土都可以是自然物质，金却不是自然物质，而是人类的劳动成果；五行之间的生和克，都必须有人类的劳动参与才能实现，没有人类活动的参与，五行不能成立，也不能"行"起来。

考古学证实人类的历史，在金属被冶炼出来之前，只能是石器时代，大量金属工具的出现，才是五行学说产生的物质基础。

也就是说"土生金"，是人类通过冶炼矿石，然后才产生了铜铁白银，金属的产生是人类劳动的成果；"金克木"，也是人类的劳动过程，用金属的工具收割，用金属的工具加工木器；"火克金"的过程，就是人类冶炼金属的过程，也是人类打造金属器皿、制作工具的过程；"金生水"的过程，也是人类挖井修渠，开掘水源的过程。

因此我们说，没有人类的创造，五行就建立不了，只能是木火土水四类物质元素；没有人类劳动的参与，即使有了五类物质，也不能"行"起来，而只好属于"五物"、"五元素"学说。所谓"五行"，就是五种物质元素，在人类劳动的参与下，运动起来，"行起来"，变化起来。

在五行学说之中，"五"就是全部，而不是五个单独的物质要素。五行学说在中医学里的应用非常广泛，比如天的五气，地的五味，就和人体的五脏有着密切的关系，它们之所以有关系，就靠五行学说来解释。

春气通于肝，肝属于木。夏气通于心，心属于火。长夏之气通于脾，脾属于土。秋气通于肺，肺属于金。冬气通于肾，肾属于水。

春天多风，风吹着草木，使其生长，草木生长的特点是向上伸展和向下扎根，初生的草木的滋味多属于酸涩。因此，肝的功能就是主疏泄，生发条达，像树木那样伸展。因此，肝气舒畅，人的血液就流畅，消化吸收功能健壮。树木依赖水土，影响水土。因此，肝的功能正常与否，首先要看肾水是否充足，脾土是否健运。当然，木能生火，火能克金，所以肝的火气太大，就会影响肺气的宣发肃降和心血的流动、心神的安宁。

其他的四脏，也和肝一样，其功能是否正常，不仅关系到自身，而且通过生克关系，会影响其他脏腑，这就是中医"时空整体观"的特点，不单纯看一个局部的脏腑，而是在整个体系里找平衡。想办法恢复五脏之间、脏腑之间的平衡，恢复脏腑与气血津液、五官九窍、皮脉筋骨肉之间的动态平衡关系。

五行学说的体系里，每一行都是平等的。在整个五行的体系里，体现的是和谐的、平衡的、动态的。哪一行也不能太过分，过分了就会引起一系列的变化，就会造成不和谐，就会影响其他的物质因素，就会产生疾病。同样道理，五行之中也不允许出现"一行太弱"。假如一行太弱，也会影响其他几行，也会出现不和谐，会出现失平衡，会产生一系列的变化，会出现疾病。

五行学说强调的就是整体、和谐、动态、平衡。这种"理想状态"的出现，是人体健康状态的保证，是人体自组织能力的体现。平衡需要多元世界互相制约，需要大智慧。一个元素无所谓平衡，两个元素也很难长久保持平衡，只有多元共存才需要平和和谐。中医的大智慧不是凭空想象的，那么它从何而来？《老子》说"道法自然"，也就是从天地日月星辰的运动关系，从四时五行的运动变化之中总结出来的"大道"。

因此可以说，五行学说是人类社会发展到一定阶段而产生的哲学思想，是善于解决复杂问题，构建和谐社会，提倡以人为本的哲学基础，是东方智慧的结晶，是中华文化的优秀思想，是解决世界复杂问题的理论法宝。

时间与空间是物质的存在形式，在以往的哲学里，时间与空间是分别计量的，好像两条可以任意交叉的线段，只要时间与空间一结合，就会产生不同的物质。因此，以往总是把时间与空间分开说，用不同的理论分别计量，分别标识。在五行学说里，借助人的作用，时间与空间溶为了一体。

天之五气，地之五味，本来是没有联系的东西，是互相隔离的，分别具有"纳入标准"和"排除标准"的十种物质要素，然而借助人的五脏六腑，天之五气，地之五味统一起来，一起形成人，一起供养人。

当然，天之五气与地之五味分离，也可以促成人的死亡。

东西南北中空间的五方，春夏秋冬时间的四季，在五行的指导下，通过人体的五脏六腑结合起来了。

比如，东方配春天，属木；南方配夏天，属火；西方配秋天，属金；北方配冬天，属水；中央属土，与四季有关，主要配属于夏末秋初的长夏。这样的配属，就构成了时间上不间断，空间上不分离的整体、动态状态。

人体的五声、五色、五体、五味、七情、九窍等都可以用五行学说贯穿起来，形成完整的体系。

也就是说，人体五脏相关的哲学基础，就是五行学说。

"跳出三界外，不在五行中"，是一种希望摆脱现实世界，成为神仙的"遥远的理想"，也是不太可能的早期"科学幻想"。

五行学说是改良的八卦

人们经常提到《易经》与中医学的关系，大多认为两者关系密切，却又看不见中医的著作里引用《周易》的情况。

其实，《易经》里的医学内容很少，主要是在方法学上，可以启发人们的思考。而且，在方法学上，阴阳和五行学说已经把《易经》的精华，转输给了中医学。所以，中医的经典里，难以看到《易经》文字。

人们在解释《周易》八卦的时候，认为乾卦代表天，坤卦代表地，坎卦代表水，离卦代表火，艮卦代表山，兑卦代表泽，震卦代表雷，巽卦代表风。天地水火山泽雷风八种或者叫八类自然物质，基本上都是人们赖以生存的天然物质环境，八种物质之中并没有人的影响因素在内。

然而，八卦的地、山、泽可以合并为土；天、雷与火可以合并为火；风转变为木；水仍然是水。八卦之中的物质虽然丰富，但是不能涵盖五行之中的金。

也就是说，八卦虽然号称能综括万物，但是，缺少了五行之中的金。

为何会出现这样的现象呢？因为，金不是自然界固有的东西，而是人类劳动之后的成果。

八卦代表的是纯天然的物质元素，它的形成不依赖金属文明，可以出现在比较早的石器时代，而五行学说必须在青铜文明之后出现。在金属未被冶炼出来之前，在金属工具不被普遍应用的时代，出现五行学说是不可能的。因此说，五行学说容纳了人文因素。

在五行学说的体系里，火作为人类掌握的第一个自然力，已经有一百多万年的历史，得到了比在八卦里更加重要的地位；木也由于可以代表生命，也有了不同于在八卦只表示风的特殊意义；土作为凝聚了地、山、泽精华的代表，其地位也更加显著；水是这个星球最丰富的物质，也是生命赖以生存不可或缺的物质，其地位自然不容低估。

在八卦中，"巽"有时被解释为象征风，也有时被解释为象征木。《象传》解释15个含有三画巽卦的合体卦时，10次使用风来解释巽，5次用木来解释巽；坎卦多数情况下被说成是水的象征，有时也被说成是泉、云、雨的象征；离卦多被解释为火的象征，少数情况下被说成是明、电的象征。

《说卦传》把八卦与方位的八方联系起来，而且与身体的首腹足股耳目手口等肢体相配合，把八卦与马牛龙鸡豕雉狗羊等动物相配属。由此可见，八卦所配属事物有逐渐"扩大化"的趋势，并且已经出现了"为加忧、为心病、为耳痛"等疾病的象征。

《汉书·五行志》说："刘歆以为，伏羲氏继天而王，受《河图》，则而画之，八卦是也；禹治洪水，赐《洛书》，法而陈之，《洪范》是也。圣人行其道而宝其真。降及于殷，箕子在父师位而典之。周既克殷，以箕子归，武王亲虚己而问焉。""箕子乃言曰：'我闻在昔，鲧堙洪水，汩陈其五行，帝乃震怒，弗畀《洪范》九畴，彝伦迪叙。鲧则殛死，禹乃嗣兴，天乃锡禹《洪范》九畴……'此武王问《雒书》于箕子，箕子对禹得《雒书》之意也。"颜师古注曰："取法《雒书》而陈《洪范》也。"

由此可见，传说的八卦起源于伏羲时代，比较早；五行学说形成商代之前的禹，晚于八卦学说的出现，可以有所借鉴，也可以有所取舍。

五行不仅简化了八卦的"基本单元"，由八个要素简化为五个要素；而且去掉了借助"道具"复杂运算的神秘外衣；使金木水火土之间的联系更加广泛、普遍、严密。

五行去掉了八卦的"偶然性"、"随机性"的推算结果（即每一次求卦，结果都不一样），形成了经常存在的、具有普遍指导意义的理论体系①。

五行学说还解决了阴阳学说的某些不足，让世界上复杂万物之间的联系除了对立统一之外，还有了生克制化、因果乘侮等复杂的联系形式。

比如，男女是阴阳对立的，但是母亲与儿子之间除了阴与阳的不同属性之外，还有相生、相养的人伦关系；水火寒热除了阴阳的属性对立统一之外，还有不同地域、季节的差异；相同的水火过剩或者不足，在不同的季节、地域，引起的结果将会截然有别。这种复杂的关系用五行学说处理起来，比阴阳学说更加得体。

在中医理论的奠基著作《素问》《灵枢》《难经》之中，我们见到了丰富的五行学说的内容，却没有发现八卦的文辞。

作为六经之首、中华文化源头的"易学理论"，已经被阴阳五行学说吸收、替代，它们与原始的医学知识互相融合、交织在一起，彻底摆脱了"巫师"、"巫术"的影响，摆脱了迷信，走向了科学，形成了完整而系统的医学理论，指导着中医学不断发展、进步、完善，走到了 21 世纪。

在与现代科学的交流与冲击中，阴阳五行学说仍然以它深厚的底蕴、宽阔的视野、善于解决复杂问题的优势，引领着中医药学，安全有效地治病与养生，并且正在逐渐走向世界，走向辉煌的未来。

人人必须升降出入

中医认为，人体是一个不断与外界交换物质的有机整体，这一点与现代生物学关于新陈代谢的认识完全一致，又有所不同。所谓新陈代谢，就是一方面要不断从外界获取有益的物质，另一方面把身体里已经代谢过的，不再需要的陈旧物质输送出去。吸收与排泄，不断进行，以便达到有机体内部的平衡。

"新陈代谢"虽然凝练，但是不够完善，因为其中没有主语；而"升降

---

① 曹东义. 回归中医（第1版）[M]. 北京：中国中医药出版社，2007.

出入"不仅一样词语凝练，而且所谓"出入"，是从人的"主体性"出发看问题，比只从"新旧"论述，更加贴切合理。"升降"一词，可以表述的思想更丰富，升降是阴阳运动的基本形式，也是人体生理机能"高表达"、"低表达"，有余与不足、强与弱的恰当概括。因此，我们说"升降出入"比"新陈代谢"，压缩了更多的知识，包含的"事实"更多，其"理论性"也就更强。

理论的功能就是压缩知识、解释现象、预言事实①，中医理论完全具备这些功能，只是中医的语言是以古代汉语为主要表现形式的，需要我们给予其时代性的解释。

中医的理论具有极大的普适性，也就是说，人类社会虽然发展得很快，但是人类的生存状态、身体情况变化并不大，甚至在体质上比古人有所倒退，而不是增强到了截然不同的阶段。人们依然需要不停地从自然界吸入氧气，排出二氧化碳；人也必须及时进水，排出尿液；人还必须进食，虽然可以饥饿几天、几十天，但是不能长久绝食。人们即使到了外太空，在空间站里长期生活，也必须模拟地球的生活环境，必须和人在地面一样做这些"升降出入"的事情。从神州六号飞船宇航员避免太空病，到安全走出仓门等一系列过程中，中医药起到了保驾护航的作用。

《中国中医药报》记者厉秀昀，于 2006 年 6 月 30 日报道说：6 月 28 日，北京中医药大学召开庆祝建党 85 周年大会，会上表彰了王绵之教授为神州六号航天员费俊龙、聂海胜在飞行过程中的健康保障作出的贡献。

2006 年 4 月，中国航天员科研训练中心在给北京中医药大学党委的感谢信中说："举世瞩目的神州六号载人飞船圆满遨游太空，英雄航天员费俊龙、聂海胜在 5 天飞行过程中，身体健康，表现出色，最后自主出舱。其中中医药发挥了突出的作用。这正是贵校著名中医学家王绵之教授的功劳。我们要特别感谢王绵之教授为神六任务作出的突出贡献，感谢他耄耋之年，为弘扬中国传统医学作出的贡献，同时感谢贵校对我们工作的大力支持。"

中国航天员科研训练中心认为，实践证明与我国传统医学相结合，是我国发展航天医学的独特优势，这不仅为保障航天员身体健康，保持良好工作能力发挥重要作用，而且为建立具有中国特色航天医学体系奠定了基础。航天员中心医监医保研究室主任李勇枝博士说，在神五、神六、神七太空飞行

---

① 李振论. 科学·理性·文明（第 1 版） [M]. 北京：红旗出版社，2009：136－140.

的过程中，宇航员都服用了一种名为"太空养心丸"的中药制剂，以加强身体机能，更好地防治空间运动病。"太空养心丸"内含十几味中药，对提高心血管功能有显著功效。所谓"空间运动病"，是宇航员在空间失重环境下，容易引发心血管功能失调、骨盐丢失、红细胞下降等反应，是一种应激反应。对此，西医缺乏有效而无毒、无副作用的手段，但中医以强身固本的原则来调理和用药，能够提高航天员的生理功能储备，让他们能在特殊环境下的适应性和耐受性得到提高。

出舱活动任务的复杂性，还带来了另外两大医学难题——减压病和体力、耐力的下降。这三大空间病中的任何一个发作，后果都可能很严重。以空间运动病为例，受太空环境因素的影响，航天员可能出现失去方位感、头晕、呕吐、恶心等症状。出舱过程中，呕吐物一旦堵塞舱外航天服的管道，可能把航天员置于非常危险的境地。因此，3 名航天员从飞行前 8 小时就开始服用中药，在出舱前进行了针剂注射，飞行期间还喝了具有电解质补充功能的饮料和医用糖盐补充剂，以缓解疲劳。

中医药在航天医学领域的应用，已经显示出广阔的前景。李勇枝说，"西方国家十分关注中国航天医学的最新进展，俄罗斯、欧洲都在尝试中医药在航天医学的应用，比利时政府则优先资助航天医学专家搞中医药研究。"

比利时的航天医学专家曾用他们的设备，对"神六"飞行乘组任务前后的生理变化进行测定，并与缺乏中药"保驾"的国外航天员进行了比较。他们得出了这样的结论："在短期航天飞行后，中国航天员的心血管自主神经功能变化情况与俄罗斯航天员、欧洲航天员存在着明显的差异。中国航天员的心血管自主神经功能在 5 天的短期太空飞行后，没有明显地受到重力变化的影响，心血管调整控制能力明显优于经历过同等飞行条件的俄罗斯及欧洲航天员。"

同时，由于环境的部分相似性，航天中医药成果还将推广至航海和航空，并进一步投入更广阔的民用市场。这些成果在提高普通人群的免疫力，治疗失眠和老年骨质疏松，让现代都市人摆脱亚健康状态等方面，都将发挥独特的作用。李勇枝说："我们希望让这个中国自主知识产权的产品走向国际。"[①]

---

① http://scitech.people.com.cn/GB/8173310.html

2010 年中医药还参与"火星－500"试验项目，中方参试项目责任总师李莹辉说，这次"火星－500"试验，俄罗斯、中国、美国、德国和欧空局的研究机构共有 100 多个项目参与。我国结合未来载人航天工程发展方向，将开展针对长期密闭环境下人体中医辨证研究、火星任务地面模拟环境对近日生物节律与氧化应激的影响研究、长期密闭环境对乘组成员非言语交流的影响研究等三大项目开展实验研究。具体工作由航天员科研训练中心承担，相关实验设备和器材已经运抵俄罗斯并进舱。通过这些项目的研究，我国将首次获得对长期密闭环境中人体整体功能状态的中医辨证、人体生物节律和氧化应激的规律性认识，了解不同文化背景下乘组相容性特点，积累长期载人航天飞行中的医监技术经验，对于传播中国特色的载人航天技术与文化，提升我国载人航天工程的国际参与度具有重要意义[1]。

值得指出的是，我们现在生活的环境，因为"科技的进步"同时带来了严重污染，已经发生了巨大的变化，古人清新的空气，洁净的水源，现在已经很难找到了。多少万年的"人以食为天"，甚至已经到了"人以食为害"的程度。

吸收与排泄过程的每一个环节上，如果有了障碍，就会妨碍人体的平衡，就要产生疾病。吸收与排泄的过程的障碍，如果严重到停止，生命因此就会结束。

中医的经典《内经》因此说："出入废则神机化灭，升降息则气立孤危。……是以升降出入，无器不有。"也就是说，生命代谢的形式虽然多种多样，但是最基本的就是上升与下降的过程，或者是从人体里排出与从体外吸收的过程。这是一切生命都具有的基本特征，没有例外。当然，每一个细胞生命活力的维持和繁殖，也需要出入代谢。

人们的呼吸需要一系列的生理机能互相配合。吸气的过程，就是把外界气体吸进人体的过程，也是气体由上到下的过程。中医认为，气体的出入，虽然属于肺脏的事情，但是，与其他脏腑的密切配合分不开。也就是说，气体进入人体，向内、向下，是一个属于"阴"的活动过程。

气体那么轻浮，它的本性是向上向外的，它为什么会向人体的内部、下部运动呢？这是因为人体的身体里，有属于阴的肝脏、肾脏的阴气吸引的原因。中医认为，"同气相求"，空气的吸入，在于下焦肝脏与肾脏的参与，

---

[1] http：//mil. news. sina. com. cn/s/2010－05－21/1035594689. html.
http：//news. xinhuanet. com/tech/2010－05/30/c_ 12158602. htm

"肾为气之根"。我们经常会见到，年老的人，或者肾气虚的人，一活动就气短，好像空气稀薄一样，这就是因为肾虚、"肾不纳气"造成的。

经过气体交换，陈旧的气体要排出体外。这是气体从人体的下部、内部，向人体的外部、上部运动的过程。向上、向外，就是属于"阳"的运动。而人体的五脏之中，心与肺的位置最高，处于阳位。因此中医认为，呼出气体的过程，主要由心脏与肺脏主宰，叫做"呼出心与肺，吸入肝与肾"。

这就是人体与自然界交换气体的代谢过程，古人运用阴阳变化的道理，圆满地解释了气体升降出入的原理。这是一种系统关系的描述，而不是具体结构、管道的描述。

我们只有这样理解古人的思想，才能真正理解中医学的基本原理。在这里，我们已经看出了，中医的呼吸生理描述，与西医的呼吸系统结构描述，是完全不一样的。

中医这样描述，与它认识人体的疾病规律，进行中药治疗，或者进行气功锻炼，是完全一致的。我们知道气功师练功，要气沉丹田，然后才能健身治病。

所谓丹田，就是肚脐之下的气海丹田。如果一个人的气，只是浮在上部，不能沉入丹田，气就没根，就练不成气功，也就不会借助于气功健身祛病。

中医呼吸吐纳的气功术，在 2000 年之前的先秦时代就有了。不但内容丰富，而且经过几千年的不断验证、改进，证明练气功确实属于强身健体的好方法，只是不要为邪教所利用，也不能片面追求所谓"特异功能"。现代中医泰斗，广州中医药大学的终身教授邓铁涛先生，已经九十多岁，仍然身体硬朗，这与他经常练习"八段锦"，得益于中医的气功锻炼不无关系。

中医认为，人体与自然界交换的物质，除了气体，就是饮食水液。饮食的五谷，是人体产生有益物质的源泉之一。中医认为：五谷的代谢，主要与脾胃、大小肠有关。

五谷进入人体，首先是胃要接纳，因此说"胃为水谷之海"。

胃不仅接纳水谷，而且还要腐熟水谷，也就是让水谷在胃中进行消化。

古人认为，胃的腐熟过程，就像沤制皮麻的过程一样，叫做"中焦如沤"，其实在沤的过程里，要发生很多变化，就像古人制酒、制醋、熬糖、做酱一样，食物要发生一系列的变化、转化。中医认为，"胃为水谷之海"，人有胃气，则有生命活力；人没有了胃气，也就会丧失生命的活力。因此，中医说："人有胃气则生，人无胃气则亡。"

其实，"沤的变化"，就是质的变化。就像粮食变成酒、变成醋一样，是一种质变。食物的五谷，经过胃的"沤制"的过程，已经发生了质变。

胃里的东西向下传导，在小肠的阶段，要进行"泌别"，也就是要区分精华与糟粕。

精华的部分，上输于脾（中医所说的脾，这个地方相当于接受门静脉的血液的肝脏。脾与肝，都是中医创制的"固有名词"，西医翻译的时候借用了中医的名词，套用得未必恰当，却反过来说中医不懂解剖。中医所说的肝的功能，大致相当于西医说的脾的功能；中医所说的脾的功能，大致相当于西医所说的肝的功能）。由脾转输到肺，通过肺脏与全身血脉的关系，运输全身。也就是通过"肺朝百脉"，使水谷精微物质布散四周，五脏经脉并行到四肢百骸，输送精华到皮毛、全身，发挥水谷精微物质应当具有的营养作用。

饮食精微物质从中焦出来的时候，中医称之为"营"、"营气"，并说营气"独行于经隧"，在脉之内。从脉内渗出来，运行于脉外的精气，叫卫气。心阳作用于输送到血脉里的水谷精微物质，发生质变，就能化生为"血"，也叫"心血"，也就是"营气"经过变化，变成了红颜色的血，心血可以滋润全身，并以此为基础维持人体的各种功能。

水谷之中的精微物质，也可以经过转化，化生成人体的各种体液，比如泪液、汗液、唾液、精液、脑脊液、关节润滑液、乳汁等等，都是与血液一样，全部来源于水谷精微物质。因此，中医有一句很有名的话，就是"血汗同源"。

失血的时候，人体的出汗就会减少；出汗过多的时候，或者烧伤、中暑之时，人的血液循环就会不足，甚至因此而休克、死亡。中医认为，"精血互化"。

肾主藏精，五脏六腑的精气都可以在充足、有余的时候，"溢于肾"，由肾进行储藏。所以说，"肾受五脏六腑之精，而藏之"；"肾为封藏之本"。肾精之中，既有父母先天遗传下来的"先天之精"，又有水谷精微物质转化而来的"后天之精"。因此，中医认为"肾主水，主藏精，主生殖"。

肝主藏血，"人卧则血归于肝"，也就是人体在休息的时候，为人体活动提供物质营养的血，在睡眠的时候要归到肝内进行储藏。人在醒来的时候，血又从肝里出来，供给全身需要。"目受血而能视，足受血而能步，手受血而能握"。"血主濡之"，就是这种机能的体现。

由于"精"与"血"都是人体精微物质所化生，它们之间具有十分密切的关系，共生共荣。因此有"乙癸同源，精血互化"之说。

"乙癸同源"，指的就是肝血与肾精有共同的来源。我国古代，在商代就发明了用干支记述事物的方法。"干"就是主干，一共有十个。也就是甲、乙、丙、丁、戊、己、庚、辛、壬、癸。"支"就是旁支，与"干"相对，一共有十二个。也就是子、丑、寅、卯、辰、巳、午、未、申、酉、戌、亥。商代的帝王，有的叫帝乙、帝太甲、帝辛等等，就是用天干记载的。甲骨文里边，已经用干支结合起来，记录每一天。

只有细心地观察，才能区别今天与昨天有何不同；只有把一天一天的不同记录起来，才能形成关于季节的划分。甲骨文里，已经有了年与月的概念，并且每一天都用不同的干支进行记录，所以说中华文明史有五千年。

古人在发明干支记录事物之前，就用符号、结绳来记录历史，把各种事情用干支的数记录起来，是一个很好的方法。把数字与形象结合起来表示一定的事物，古人下过一翻思考工夫的，这叫做"象数之学"。也就是把所有的物质、事物，都具有一定的形象，或者是具体的形象，或者是抽象的形象，约定俗成，大家把一定的形象用一定的数字来代替，就有了"象与数的学问"。

比如人体的肝脏，古人认为肝藏血，是一切活动的基础，就好像春天一样充满生机，所以就把肝比拟为春天的象征，用甲和乙两个数字来代表；心主火，主神明，像夏天的气候，因此，就把丙与丁两个数字分配给了心；脾主运化，主肌肉四肢，像夏末秋初那样充满生命的活力，因此，把戊与己两个数字分配给了脾；肺主气，司呼吸，主声音，像秋天那样天高气爽，所以把庚与辛两个数字分配给了肺；肾主水，受五脏六腑的精气而藏之，象征着冬天的万物归藏，所以把壬癸两个数字分配给了肾。

通过五脏与自然界四季的变化关系的归纳比附，古人建立了人与自然和谐统一的体系模型。所以，中医的五脏理论，来源于大体的解剖，又不是解剖的实体组织，而是一套关系模型，中医称为藏象，而不是脏器。"器者，生化之宇"，脏腑是否正常，中医不是靠解剖看其具体结构的变化，而是通过其"生化"的物质是否充足来进行推测。所以，中医不是研究脏腑的具体结构，而是从功能推测其机能是否健运。

中医对于每一脏腑的内部，不研究其结构，而是研究其阴阳是否充足。肝有阴阳，肝的阳用甲代表，肝的阴用乙代表。肾的阳用壬代表，肾的阴用癸代表。肝血为肝阴，所以叫乙；肾的精为肾阴，所以叫癸。"乙癸同源"，就是血与精同源的意思。

看起来十分复杂的东西，只要你把握了它的规律，深入到它的精髓里边，就能完全融会贯通。否则，就只能在外边徘徊，人云亦云，如坠云里雾里，永远也进不了中医的门墙，更不用说登堂入室，有所造诣了。

取象比类是难于取代的研究方法

中医学擅长于象思维，与西方逻辑思维习惯不同，是形成中医特色的重要原因。然而，自西医以"破象"的解剖学研究方法，探索人体内部器官结构，被崇为"时代新秀"之后，中医学的象思维则被认为"陈腐玄虚"。有人在国民党统治时期提出取消中医的议案，也有人提出"中医是伪科学"的论调。这是造成中医在近现代逐渐衰落的重要原因。

取象比类的思维，是人类最早的思维方式，也是最根本的思维方式。不仅人类需要象思维，蜜蜂建巢、动物觅食也需要运用象思维。所谓"象"，不仅有整体的形象，而且还有属性的象；有可见的自然之象，也有人心（脑）里抽提出来、整合起来的"意象"。中医的藏象学说，是通过四诊把握外在的象，推测人体的整体状态是否正常。假如判定其属于不正常状态（病象），则进一步推测是属于何种原因，如何调控（即治疗），进而使其转为正常。中医这个诊治疾病的过程，也就是人体的"象变化"、"象转化"的过程。当然，人体是一个自组织整体，其调控过程比控制卫星飞行还要复杂得多。

钱学森先生把人体称为开放的复杂巨系统，认为人体不仅向环境开放，而且是精神力量统摄的高级智慧生命。一句"股票暴跌"的话，不管载体与传播媒介是什么，都有可能击垮一个人的生命。当然，一句激励的话语，也可以塑造一个英雄。一个信息引起人体生命系统的"巨涨落"，足以说明中医"形神一体"观念的巨大价值，不能只靠身体内部结构是否正常来判定人的健康状态。

古人通过"立竿测影"，还进一步总结出阴阳学说，建立起一整套日影、月历、岁润的学问。当然，这些研究太阳月亮的人，也是前赴后继、世代相传的，从黄帝到两汉，他们的"职称"就换了好几次，有的叫羲和，有的称重黎，也有的叫司空、天官、望气。

人体是一个复杂的有机体，很多东西不能从解剖脏器来获得，比如人的感觉、情绪、色泽，我们打开人体之后，这些信息就不见了。它们是整体所有，而局部所没有的东西，必须使用取象比类的研究方法。

当然，说明整体的研究方法，也不是绝对排斥解剖和分析的方法。中医运用的是系统分析法，而不是器官解剖的"破象"研究法。整体有整体的象，系统有系统的象。中医划分五脏六腑、皮脉筋骨肉、气血精津液，可以与天地、四时、五味、五色、五音、五谷、六气等发生广泛的联系。当然通过解剖分析，了解了体内的具体过程，更有利于阐明人体的整体性，这是一个辩证的统一。

取象比类所抓住的"象"，不是偶然的、表浅的东西，而是整体所涌现出来的特征，是其组成部分所不具有的。水分子所表现的特征，不能用其中的两个氢原子来解释，也不能用其中的一个氧原子来解释，不是它们简单相加之后的综合表现。人体也是一样，人的生命特征，只能用整个生命来表征，任何一个肢体、脏腑、器官、组织、细胞都不能代表人体，人体不是这些组织器官的简单"组合"，也不是它们无序的"加合"。即使有人的完整的活身体，没有人的思想，仍然不是完整的人，世界各地的"狼孩"不能融入社会生活就是证明。

中医的"整体观"为什么一定要与自然、社会环境相联系呢？这是因为中医是从"生成论"出发来研究人体的，而不是从主观与客观的对立思想出发的，不是解剖学的"构成论"。

生成论研究生命，一定要看生命存在的环境条件，这是古人在与大自然的长期接触之中所获得的知识。农牧业文明，是一个低级的可持续发展的文明，当时只能看到自然条件来对于动植物的影响，而不可能对动植物的结构进行深入剖析和广泛的改造。生命的动植物为何能够生长、壮大？为何枯萎、消亡？除了从动植物本身找原因之外，更需要用环境条件进行解释。动植物本身的原因，可以从周围同样的个体那里，靠取象比类获得；而整个群体的变化原因，只能从周围环境的变化来认识，这同样需要取象比类的认识方法。

中医研究人体在病理状态下的证候，尽管使用的是取象比类的方法，而不是物理化学的物质属性，这种方法正好适合用来表征生命状态，所以显示出永久的普适性。相反，物理化学方法尽管更"实证"，但是如果过分精细下去，以"纳米级"的物理化学精确度，来观察人体的各项状态指标，不仅"小材大用"无法表达，在细胞、分子层面找不到人的思想精神，而且只从物质结构寻求人的整体性质，排除人体生命的自组织能力，把人体作为可以任意改造的"加工底物"，也是不尊重人体自组织能力的错误做法。我们常听到这样的说法："这个病，有这么多检查结果，给你说，你也不懂；你就听我们的处置吧。"这既背离了"以人为本"的精神，也不是未来医学追求的目标。

模型虚拟化是中医智慧

很多不了解中医的人，往往有一个疑问：中医不做仪器检查，怎么就能了解病情？他们不知道其中的奥妙，甚至百思不得其解。

其实，中医有一套独特的方法，可以通过外在的表现，判断内在的健康情况。这就是中医的"藏象学说"。所谓"藏"，是深藏在身体内部的器官。"象"就是现象，是表现于外的形象。这是中医学建立模型，通过模型说明原型的一套方法。

通过制造模型的方法进行科学研究，是对于现实世界的事物、现象、过程或系统的简化描述，或其部分属性的模仿。这时往往舍去了原型的一些次要的细节、非本质的联系，以简化和理想化的形式，去再现原型的各种复杂结构、功能和联系，是连接理论和应用的桥梁。从思维方法上遵循化繁为简的原则，把复杂的实际问题转化为理想的简单问题。这种方法在中医学里早就有所应用，只是没有明确提出来这个名称而已。

比如，中医把人体看作一个小天地，有结构，有水火，有运动，有变化，有相互之间的联系，这是按照"人以天地之气生，四时之法成"，制造模型的基本法则决定的。《易·系辞》说："法象莫大乎天地，变通莫大乎四时，悬象著明莫大乎日月。"因此，中医说"天有三百六十五日，人有三百六十五节"，"地有十二经水，人有十二经脉"，"五脏之象，可以类推"。人体的五脏六腑，因为象地气、天气的不同，就有了阴阳的区别，而且也有了"藏精气"与"传化物"的不同分工。人体的奇恒之腑，由于"藏于阴，象于地"，在功能上也是"藏而不泻"。在结构上，人体上为阳，下为阴；左为阳，右为阴；气为阳，血为阴；热为阳，寒为阴。因为人体的标准体位"坐北而朝南"，太阳东升而西落，所以说"左右者，阴阳之道路也；水火者，血气之男女也"。

由于中医把人体看作一个小天地，尽管"天至广，不可度，地至大，不可量"，但是"气合而有形，因变以正名。天地之运，阴阳之化，其于万物孰少孰多"，是可以通过研究模型，类推而得其大要的。因此才有了"藏象"学说。中医的五脏，因为能与春气、夏气、秋气、土气、冬气相通，能与五色、五味、五声相合，才使得中医的脏腑，从解剖实体升华出来，成为一个没有边界、没有具体结构、没有一定形态的"关系型脏腑"，是一个被"虚拟化"处理了的脏腑概念，不再是一个个具体的肉质器官了。

每一个人的阴阳变化，气血脉象，既有四季的节律，也有月节律与日节律。中医认为，五脏与四季气候相关，经脉与大地的江河有关。并且人体与万物的生长壮老死一样，五脏之气也是随着时间的推移而有规律地变化，螺旋形上升，有始有终，是一个"神转不回，回则不转"的历史过程。

中医通过模型认识法，把人体的生理病理过程，都作了虚拟化处理，建立了一系列的"理想化模型"，完成了对于人体的认识，形成了"标准化的虚拟人体模型"。并进一步用这些系列人体虚拟模型，建立起一整套理论，以此来压缩知识，解释各种生理病理现象，指导中医临床工作者，进行具体的诊疗活动。

中医模型方法的方法论意义是很值得重视的。中医"理论造模成功"之后，再通过研究模型来揭示原型的形态、特征和本质，是逻辑方法的一种特有形式。模型方法是把认识对象作为一个比较完整的形象表示出来，从而使问题简明扼要，以便窥见其本质。这就是中医不打开人体，却能够认识人体生理病理状态，使用化学成分极为复杂的药物，取得安全有效治疗效果的原因所在。

古人很早就注意到了内容与形式的统一性，坚信"有诸内必形诸外，有诸外必根诸内"。也就是说，各个内在的变化，一定会在事物的外表有所反映，外表的差异来源于内在的区别。

比如，各种水果，尽管古人没有化验设备，不了解它们内部化学成分的差异，但是，梨子与苹果不同，桃与杏也不一样，黄瓜与丝瓜有别，西瓜与冬瓜更是不同。因此，一个家庭妇女，尽管不懂化学分析，她到市场上去买菜，根据外在形象买回来的瓜果蔬菜样样可口，而拿着试管去挑蔬菜、瓜果，希望靠化验化学成分买好菜的大学生，不仅菜农不高兴，而且她买回来的东西，可能远不如她妈买回来的好。

这是为什么？因为，《内经》说："气合而有形，因变以正名。"

形与名是统一的，而不是分裂的。抓住了外在的形，也就是抓住了内在的实质，你买回来的不仅是内容，也不止是外表，而是全部的整体。梨与苹果的外表区别，决定了它们内容上也不会相同。"表里如一"，为中医的藏象学说奠立了基础。

内在脏腑与外在的色脉、五官九窍、四肢肌肤是有密切联系的。内在脏腑功能正常，决定了外在颜色、脉搏、证候的正常表现。

中医学认为，脏腑是"藏精气"与"传化物"的"生化之宇"。如果"宇"里边的精气是充满的，脏腑之间的功能是平衡协调的，精气流动通畅适中，人体就不会感觉不适。因为"不平则鸣"，有诸内之不协的微观变化，必会形诸外而产生各种证候。抓住了外在的证候，也就是同时抓住了内在的病机变化。

那么，具体地说，中医的藏象学说包括哪些内容呢？

中医的藏象学说，是一个以五脏为中心而建立的广泛联系的体系。

中医认为，心脏是生命的根本，因为它主宰着人的精神。心脏功能是否正常，可以从人体的面色上观察出来，因为面色是靠血液来滋润的，心脏主宰血流和脉搏。心脏就像太阳那样重要，心气与夏天的阳气是相通的，与火气、苦味关系密切。人的心气充实，就经常是欢乐的；心气不足，人的精神就不振。

中医认为，人的肺脏主宰气的运行，是人体魄力的所在地，肺气足，人的声音洪亮有魄力。肺气通于皮毛，每一个毛孔的开阖都与肺气有关，所以肺气虚的人容易出虚汗。肺气通于秋，与燥气、辛味关系密切。因此，肺气在体内能够下行，疏通三焦的水道，肺气不利的时候，可以形成水肿、喘咳。人的悲伤与肺有关，这也和肺气通于秋有一定关系。

中医认为，肾主宰水液代谢，主储藏精气，掌管人的生殖功能和大小便的排泄，肾的这些功能与肾气通于冬有关。肾配北方，与寒气、咸味关系密切。肾精是否充足，可以从头发得到反映，因此，先天肾精不足的孩子头发稀疏而枯黄。肾主骨骼是否坚强，肾精亏虚的老人、儿童骨质容易疏松、软弱。骨骼可以产生骨髓，中医认为脊髓与骨髓有一定的相似性，也为肾所主。脊髓通于脑，因此，肾藏志，主记忆，肾精充足的人记忆力好。

中医认为，肝脏主储藏血液，是人体劳作的根本，血液也是魂潜藏的地方。血液是否充足，可以从人的爪甲是否红润、筋腱是否坚强看出来。肝气通于春天，配东方，因此，与风气、酸味关系密切。肝火盛的人，容易发怒。患者震颤摇摆、肢体抽搐的病证，与肝关系密切。

脾藏营，它与胃、大肠、小肠、三焦、膀胱等器官一起，完成水谷的消化、吸收、转运、输布，就好像谷仓转运粮食一样，有出有入，储存精华，剔除糟粕。其功能是否正常，可以从口唇色泽、肌肉是否丰满看出来。脾通土气，与甜味、黄色关系密切。

中医认为，心开窍于舌，心的功能障碍的时候，舌就不能言语流畅，甚至神昏不语。

肺开窍于鼻，当外邪侵袭肺经的时候，不仅皮毛的汗孔容易闭塞，不能出汗而发热恶寒，而且鼻子作为肺窍，也会阻塞流涕，不闻香臭。

肝开窍于目，因此，肝血不足的时候，就会两目干涩，视物昏花；肝火大的时候，就可能两目胀痛，或者眼睛充血流泪。

肾开窍于耳和前后二阴，因此，肾精亏虚的时候，就会出现耳聋耳鸣，男子阳痿，女子不孕，或者小便失禁，遗尿滑精。

由于中医是在活体上动态地观察这些关系与状态，才决定了中医学不采取器官解剖的方法，不是打开来看，在结构的基础上求功能，而是以象来推测，通过关系来推测、判断脏腑的功能是否正常。

假如总是用打开人体的解剖方法，来动态地观察精气的状态与脏腑关系是否协调，不仅见不到"所欲见"，也不可能总是保持"直播状态"看内脏。

因此说，"候之所始，道之所生"，只要出现了外在的表现，就一定有内在的规律可以把握，"司外揣内"的"象研究方法"是不可替代的。这就像人们挑西瓜，尽管可以切开看看，但是，多数情况下，经过反复验证，完全可以在不打开的时候，就根据外在的现象正确判断出西瓜的质量。

中医诊断疾病，判断病情，评价服药后的治疗效果，除了依据色脉的特征进行判断之外，一定要问患者的主观感受，吃得如何，睡得怎样，便得畅否，体力有无增强，主诉与其他不适有无改善等等，都应一一问到。

这就是中医学的特点，以人为本，必然关心病人的主观感觉，因为中医相信人体有能力从总体上，对于自己的健康状态作出总体的自我判断。这就像电子计算机开机的时候，机器要自我检索一样，只有各项程序大致正常，才能进行正常工作。否则，就属于不健康状态，就应当早期干预，进行调整、治疗，这样才能取得比较好的效果。

中医靠模糊集合走向清晰

中医学里有许多概念属于"模糊概念"，这种模糊性不是"概念内涵模糊"，说不清楚概念的定义，而是指这个概念的外延不确定，其所包含的内容因素众多，难于界定其外延的具体范围，或者事物本身处于变化过程之中，事物的界限不清晰，所以就要使用模糊概念。比如，疼痛、乏力、气短、不欲食、痞闷、恶心、严重失眠、轻度恶寒等等，都不是一个界限分明的概念。

模糊性的产生，是由于客观世界的复杂性决定的，从而造成判断的不确定性。在日常生活中，经常遇到许多模糊事物，没有分明的数量界限，要使用一些模糊的词句来形容、描述。尽管如此，人们在生活里大量使用这些模糊概念来描述客观事物，并不影响交流思想，比如说"一个高个子小伙子，看见树下站着一个漂亮姑娘，他的心情马上高兴起来"。其中，够什么标准才是"高个子"？多大年龄才是"小伙子"？怎么才算"漂亮"？"心情"如何衡量？"高兴"如何判定？这些都属于模糊概念，不容易界定。但是，由这些模糊概念组成的句子，并不影响人们理解这一段话所表达的准确含义。因为其中运用了"模糊集合"的方法，是把几个模糊的概念集中在一起运用的，而不是单独使用一个模糊概念。一般来说，人脑具有处理模糊信息的能力，善于判断和处理模糊现象。

模糊集合也叫"模糊集"，这个理论是 1965 年美国自动控制专家查德（L. A. Zadeh）教授，首先在论文《模糊集合》里提出来的，为处理分析"模糊"概念的数据，便产生了模糊集合论。根据集合论的要求，一个对象对应于一个集合，要么属于，要么不属于，二者必居其一，且仅居其一。这样的集合论，其本身虽然无法处理具体的模糊概念，但是几个模糊概念加在一起，就准确地表达了一个对象。为处理这些模糊概念而进行的种种努力，催生了模糊数学。模糊数学的理论基础是模糊集。

模糊集合论的提出虽然较晚，但目前在各个领域的应用十分广泛。实践证明，模糊数学在农业中主要用于病虫测报、种植区划、品种选育等方面，在图像识别、天气预报、地质地震、交通运输、医疗诊断、信息控制、人工智能等诸多领域的应用也已初见成效。从该学科的发展趋势来看，它具有极其强大的生命力和渗透力。

中医学对于模糊集合的运用，有着悠久的历史。恰如河北名医刘亚娴教授在《刘亚娴医论医话》一书之中所指出的："《伤寒论》广泛使用的是模糊概念（即没有明确外延的概念），如发热、恶寒、汗出、脉浮——这是为什么呢？我们知道，模糊性的产生是由于所描述的系统大而复杂，变量及参数众多所造成的。它是多个变量综合的结果，不是单一变量的特性；是系统整体的表现，不是局部和个体的特点。"

张仲景对于伤寒病的诊治论述，充分运用了模糊集合的方法，每一个证候都不是孤立地表述的，比如发热，如果与恶寒同时出现，就是伤寒太阳表证；如果发热与恶寒交替出现，就是半在表、半在里的少阳证；如果只发热而不恶寒，就是阳明里热证。诊断与鉴别诊断，界限很清晰，不会模棱两可，含糊其词。进一步说，虽然都是发热恶寒的表证，如果身痛无汗，脉见浮紧，则需要麻黄汤治疗；如果发热恶寒，兼有汗出恶风，鼻鸣干呕，脉浮缓，就不能使用麻黄汤，而必须使用桂枝汤。除此之外，随着模糊概念的变换，证候也随之而变化，治疗也必须相应地有所调整，这就是"随证治之"的辨证论治思想。因此，《伤寒论》也就出现了众多的桂枝汤类方、麻黄汤类方、柴胡汤类方、承气汤类方等一系列的加减变化。

当然，张仲景也有"伤寒中风，有柴胡证，但见一证便是，不必悉具"的特殊用法，尽管不是"模糊集合"方法，也是与有"纳入标准"的现代医学不一样的诊断方法。

中医的八纲辨证、六经辨证、卫气营血辨证、脏腑辨证、气血津液辨证等，都是经过"模糊集合"而形成一个一个的确切认识，依靠"模糊集合"使"模糊概念"走向清晰，能够准确表述某一个具体的病理状态。靠着"模糊集合"形成的病证诊治思想，中医学者之间就可以无障碍地进行交流，师徒之间也可以进行学术传承，从而不断发展学术，不断丰富辨证论治的内容，也就使中医解决临床问题的能力不断提高。

刘亚娴教授说："用模糊数学研究中医理论和临床工作，尚是一个新课题。"如果"模糊集合"方法能够引起大家的兴趣，不断积累经验，并与人工智能相结合，假以时日，必将有助于中医学术的繁荣。

经脉、络脉联络表里上下

中医学认为，人体的五脏六腑、五官九窍、四肢百节、皮肉筋骨等器官和组织，虽各有不同的生理功能，但又互相联系，从而使全身内外、上下、前后、左右构成一个有机的整体。这种相互联系、有机配合主要依靠经络系统的联络沟通作用来实现。

经络就像地上的河流，交错纵横，有主干，有支流。主干叫经，也叫脉。支流叫络，也就是网络、联络。

脉的名称出现的比较早，后来才有了经和络的说法。所谓脉，也就是脉搏跳动。而脉搏跳动，一是要有血液，二是要有脉管约束，三是要有气的推动。这些活动都是由心脏主宰，所以叫"心主血脉"。

粗大的脉道被称为经，而细小的脉则称为络。主要的脉有十二条，手上六条，足上六条。分别叫手足太阳、少阳、阳明、太阴、少阴、厥阴。它们都很有规律地排列，而且形成首尾相连的闭合体系，既联系体表，也联系内在的脏腑，使全身形成了一个整体网络。

经络系统，以十二经脉为主体，分散为三百六十五络遍布于全身，纵横交错、出表入里、通达上下，将人体各部位紧密地联系起来。经脉更小的分支叫孙络。它们的沿线，分布着很多穴位，就好像河流里的深潭。

除了分布于四肢的十二经脉系统，还有主要分布于身体躯干的奇经八脉，其中对人身体具有重要影响的是身体前正中线上的任脉，后正中线上的督脉，腰部一圈的带脉，还有前正中线两侧的冲脉。

经络系统在正常情况下起着运行气血、协调全身阴阳的作用。《内经》说："经脉者，所以行血气而营阴阳，濡筋骨，利关节者也。"

经脉运行血气首先依靠心气和胸中宗气的推动，具体到沿着经脉运行的时候，脉气又分成了营气和卫气。营气运行于经脉之中，濡养全身，并变化为血液；卫气则散布到经脉之外，保卫全身，抵抗病邪的侵犯，并有调节体温、管理汗液分泌、充实皮肤和温煦肌肉等功能。

经脉运行气血，"内溉脏腑，外濡腠理"，不仅使体内的脏腑和体表的五官七窍、皮肉筋骨息息相通，而且，人体的内外、上下、左右、前后、脏腑、表里之间，由于经脉的联系得以保持相对的平衡，协调一致。

在人体患病的时候，经络系统有抗御病邪、反应证候的作用。当然，经络也是邪气深入人体的通道。体表的穴位（包括反应点）是细小的孙络分布的所在，也是卫气停留和邪气侵犯的部位。当病邪侵犯人体时，孙络和卫气可以发挥重要的抗御作用。

正邪交争，在体表部位可出现异常现象。

如果疾病发展，则可由表及里，从孙络开始，到络脉，再进一步到经脉，逐步深入到体内的脏腑，并出现相应的证候。经络反映证候，可分局部的、一经的、数经的和整体的。

一般来说，经络气血阻滞而不通畅，就会造成有关部位的疼痛或肿胀；气血郁积而化热，则出现红、肿、热、痛，这些都属经络的实证。

如果气血运行不足，就会出现病变部位麻木不仁、肌肤萎软及功能减退等，这些都属经络的虚证。

如果经络的阳气（包括卫气、原气）不足，就会出现局部发凉或全身怕冷等症状，此即"阳虚则寒"；经络的阴气（包括营气、血液）不足而阳气亢盛，则会出现五心烦热（阴虚内热）或全身发热等症状，这就是"阴虚而阳盛，阳盛则热"。

经络系统在防治疾病时，起着传导感应、调整虚实的作用。针灸、按摩、气功等治疗方法就是通过体表的腧穴接受刺激，传导感应，激发经络运行气血、调整阴阳虚实的功能。

运用针灸等治法要讲究"调气"，针刺中的"得气"现象和"行气"现象即是经络传导感应的表现。

经络调整虚实的功能，以它正常情况下协调阴阳的功能，作为诊治疾病的基础，针灸等治法就是通过适当的穴位，运用适量的刺激方法激发经络本身的功能，能使"泻其有余，补其不足，阴阳平复"。

经络理论在临床上的运用，可分别为诊断和治疗两类。诊断方面是根据经络来切脉、诊察体表和辨别证候，称为经络诊法和分经辨证；治疗方面是根据经络来选取腧穴，运用不同治法及药物，称为循经取穴和分经用药。

分经切脉，原属经络诊法的主要内容。《灵枢》以寸口脉诊候阴经病证的虚实，人迎脉诊候阳经病证的虚实。又以阳明脉之最盛，其下部可诊候冲阳（趺阳）脉，肾之盛衰则可诊候太溪脉。

分部诊络，则是指分皮部诊察血络的色泽，以辨痛、痹、寒、热等，这在皮部中已有说明。近人又有从皮疹辨证，也属于诊络法。

压痛的检查，对临床取穴尤为重要。"按其处，应在中而痛解（懈）"（见《灵枢·背腧》），这既是取穴法，也是经络诊法之一。

经络各有所属腧穴，腧穴以经络为纲，经络以腧穴为目。经络的分布既有纵向的分线（分行）关系，还有横向的分部（分段）关系，这种纵横关系结合有关腧穴其意义更为明显。当然，经络、穴位在起源上，可能是分别形成系统，后来慢慢地"移经就穴"，才出现了现在所说的"经穴图"。

循经取穴的意义应当从这种关系去全面理解，因而按经络远道取穴是循经，按经络邻近取穴也是循经。

《内经》所说的"治主病者"就是指能主治该病证的经穴。经脉的"是主某所生病"，说的就是这一经所属穴的主治症，这主要以四肢部经穴为依据。

作为特定类别的四肢经穴就有井、荥、输、原、经、合、络、郄等。在头面、躯干部，则有处于分段关系的脏腑俞募穴及众多的交会穴。

对脏腑五官说来，取用头面躯干部的经穴是近取法，取用四肢部的经穴是远取法。循经远取和远近配合，在临床治疗中具有特殊重要意义。

药物按其主治性能归入某经和某几经，简称药物归经，此说是在分经辨证的基础上发展起来。

因病证可以分经，主治某些病证的药物也就成为某经和某几经之药。

宋、金以来，如医家张元素（洁古）等发扬此说，为掌握药物主治性能提供方便。清代徐灵胎《医学源流论》说："如柴胡治寒热往来，能愈少阳之病；桂枝治畏寒发热，能愈太阳之病；葛根治肢体大热，能愈阳明之病。盖其止寒热、已畏寒、除大热，此乃柴胡、桂枝、葛根专长之事。因其能治何经之病，后人即指为何经之药。"近代药物书中多有归经的记载。

关于经络的本质，学者们研究了许多年，做了大量的工作，在一定程度上证明经络现象的客观性，也找到了很多与经络现象有关的物质结构，取得了不少成就。但是，并没有完全阐明经络的本质是什么，因为只发现了与经络学说相关的一些具体物质，而没有发现完全符合"经络"学说的物质结构。因此，我们就不能希望依靠具体的解剖实证研究，去阐明经络的本质，而是应该转变思想认识，从发生学的角度，看看经络学说是如何形成的，它包含了哪些内容，它的主要作用是什么，用适合这种学术特色的理论进行阐述，才可透彻地认识它的本质。

长沙马王堆汉墓出土的《足臂十一脉灸经》《阴阳十一脉灸经》，湖北江陵张家山汉墓出土的《脉书》，记载了较早的经脉学说，与《素问》《灵枢》关于经脉的理论有着较大的出入，是更古朴的认识，也是经脉学说的早期阶段的作品。其中既没有形成经脉循环概念，经脉与脏腑之间也缺少络属关系，后世广泛认同的腧穴，在早期经脉学说的描述里基本上还未出现，所以那时的经脉理论还很不成熟，也不系统。当然，在经脉理论已经系统化的《素问》《灵枢》里，关于经脉的论述也有不少地方互有矛盾，不是整齐划一地"规范化"和自洽无误。

在经脉学说比较原始的时期，中医关于人体内脏的认识已经成熟了，不仅医学上有了脏与腑的划分，而且在《礼记》里进行祭祀的时候，在不同的季节需要用不同脏器作牺牲祭品，"春祭用肝"、"秋祭用肺"，可见当时的器官解剖知识已经相当成熟。当然，古人在甲骨文里描述脏器的时候，所以要造不同的汉字，就是基于解剖所见。每一个脏器名字都是"专有名词"，心肝脾肺肾肠胃膀胱的文字只要一创造出来，就代表了古人深刻的解剖研究成果，绝不是凭空虚造。

既然在经脉理论出现之前，古人已经有了对于内在脏腑的深刻认识，为什么还要造一套至今还没有证明其本质的经络？难道古人真有现代人所不具备的"特异功能"？笔者认为，经络学说的创立与中医的整体观密不可分。

内在的脏腑与外在的四肢、五官、九窍有没有关系？内在的脏腑与人的喜怒哀乐有没有关系？外在的寒热冷暖、风燥湿干，与内在的脏腑有没有关系？四季变化、五音、五味、五色与人体有无关系？与体内的什么有关系？这种联系是如何实现的？这一系列的疑问肯定困扰过聪明的古人，古人也肯定提出了很多假设。经脉理论、经络学说就是其中的重要组成部分，而不是唯一的理论假说。

能够给古代中医以思想武器的指导理论，就是《易经》和阴阳五行学说。《易经》非常注重事物之间的联系和变化，在交通极为不发达的情况下，他们想到的依然是整个天下，是整体观指导下的世界观。《易经》的"服牛乘马，引重致远，以利天下"，说的是旱路的情况；"舟楫之利，以济不通，致远，以利天下"，说的则是"利涉大川"的"开放心态"。

阴阳学说使运行气血的经脉学说，有了阴阳的属性；五行学说使联系内外的经脉学说，有了与脏腑的属络关系，也有了循环往复的指导思想。

古人杀过动物，也"解剖"过战俘，他们知道肢体残缺不足以丧失生命，内脏破损则难以生存，脏腑的重要性是不言而喻的。对于脏腑功能的认识，古人借助于想象，而不是依靠实证。因此，中医的经典里对于脏腑功能的认识，既不依靠脏器的结构细节和软硬度，也不依靠其重量多少、体积大小，而是说脏腑与全身各个部位的联系如何，与四季、五方、五味、五气、五色的关系如何，论述五脏与饮食的关系，与水液代谢、气血输布的关系，并以证候推测脏腑精气的多少、流通的状况是否有所瘀滞。

中医对于内在脏腑的认识，侧重于相互关系的论述而略于形态的描述，是一个理想化的理论模型，也是一个虚拟的标准模型，而不是实指某一物质结构。

为了说明人体的完整性，说明整体联系的重要性，古人借助于大地的水系，人体表面可见的静脉，可以感知的动脉，以及神经系统传导的感觉，构建了理想化的经脉系统，并逐渐完善为经络学说。可以说，古人构建经脉理论，绝非向壁虚造，而是有所凭依的。他们所凭依的东西，不是人体单一的一种物质结构，也不应该是我们借助于显微镜还发现不了的物质结构。

解剖学对于人们深入认识人体具有重要意义，但是器官、系统解剖的认识有其片面性，比如人体的呼吸运动，绝不是肺和气管的专利，也不是呼吸系统自身的事情。呼吸的维持，与大脑的呼吸中枢、血液的酸碱度、氧气和二氧化碳的浓度、呼吸肌、腹部的压力、神经肌肉的兴奋性等都有关系。人体的思维语言也绝不是大脑特有的一种功能，血液循环、饮食消化、水与电解质平衡的维持，都是全身密切配合完成的功能，绝不是哪一个脏器独有的功能。可以说，身体里所有的细胞，都必须服从整体的需要，必须同步地与生命共舞。一旦某个细胞脱离了整体的约束，就会变成癌细胞。

经络运行气血，沟通内外表里上下，传导生理病理信息的作用，就是依托身体各层结构，而整体涌现的生命现象。没有哪一个特殊组织结构，可以具有经络所概括的全部作用。

只有整体具有，而局部所没有的东西，系统科学称之为"涌现"。经络理论所具有的特点，使我们有理由认为"经络是整体涌现的生命现象"。

灰箱更符合临床实际情况

中医学在研究人体生理和病理的时候，大量使用了"黑箱方法"。就好像老农挑西瓜，以不打开西瓜为前提，推测西瓜的内部情况。这时就要观察西瓜的外部特征，需要手摸的感觉和敲声响，收集一些反应出来的信息，进行判断，这就是"黑箱方法"。这个方法，在日常生活里是经常被运用的，不仅中医判断病情要用它，就是屠夫买猪贩牛，农民种地养花，军人了解敌情，门卫询问来客，也离不了黑箱方法。但是，把这种方法上升到理论高度，能够融入现代科技体系之内，就不是一般人所能做到的。

对于内部结构尚不能直接观测，只能从外部去认识的客体，控制论创始人维纳起先称它为"闭盒"（Closed Box），后来艾什比、维纳又称它为"黑箱"（Black Box，又译为"暗盒"）。当然，黑箱的概念是相对的。买到手的西瓜，回到家里切开吃，就把黑箱变成了"白箱"；今天无法了解的内部情况，日后手段进步而真相大白的时候，也就把黑箱变成了白箱。

研究黑箱形成了认识论和方法论的重要课题，由此发展成一种研究事物的黑箱方法，形成了黑箱理论。中医学经过长期的探索，逐渐熟悉了人体的各种功能，创立了脏腑经络学说，总结出一套通过望、闻、切、问了解病情，根据外在证候辨证施治的诊疗技术和理论，就是运用黑箱方法的典型，只是当时"有其实而无其名"。

控制论黑箱方法一般包括3个基本步骤：确认黑箱、考察黑箱、阐明黑箱。即利用系统的输入、输出，观测试验的数据，参考原先对系统的知识，建立研究对象的模型（框图模型、动态登记表、数学模型等），然后对系统的功能特性，进行定性、定量和静态、动态的分析评价，对系统的未来行为作出某种预测，对系统的内部结构和机理做出某些推测和假说。这就是系统辨识。

其实，现实生活里完全的黑箱与白箱，都是不常见的，常见的是"灰箱"。"灰箱"就是"半知半不知"，而且随着认识的深入，原来以为是白箱的事物，就变成了黑箱或者灰箱。

《灵枢·经水》说："八尺之士，皮肉在此，外可度量切循而得之，其死可解剖而视之。其脏之坚脆，腑之大小，谷之多少，脉之长短，血之清浊，气之多少，十二经之多血少气，与其少血多气，与其皆多血气，与其皆少血气，皆有大数。"在肉眼可见的标准下，《内经》作者对于人体的认识是很自信的。《难经》作者也把各脏腑的大小长短、厚薄重量称量出来，显然他们自己认为对于人体的认识处于"白箱水平"。然而，西方医学的传入，首先使王清任为代表的一批中医学家丧失了对于人体解剖的自信，认为经典对于人体的认识，至多是一个"灰箱"，绝对不属于白箱水平。

西医靠着解剖与化验的精细、实证，在进军中国的时候得心应手，所到之处不仅"如入无人之境"，而且"海归派"学者为之鸣锣开道，中医的处境陷入了困难。其实，解剖化验的精细与实证，仅仅是一个"模型"，充其量只是一个标准的"虚拟人体"结构，而不是每一个医生所面对的具体患者的"白箱展示"。

其实，一个人无论患了什么病，他（她）体内的组织结构、物理化学变化的细节是不可能完全"白箱化"的。比如，中医说的胸痹，西医诊断为冠状动脉硬化性心脏病，可以通过心导管造影，或者开胸探查，明确地看到局部的粥样斑块，似乎已经达到了白箱水平。但是，这个斑块内部的结构如何？它的稳定性怎样？何时将会发生冠脉事件？这个人的斑块是如何形成的？始动因素是什么？现有影响疾病转归的因素有多少？到底如何治疗才是最佳的选择？如此等等的疑问，在只能证实"有病灶"可见的白箱里，都是未知数。那么，这个所谓的白箱诊断，也就成了黑箱，至多是一个灰箱。

微生物感染引起的呼吸道炎症，按道理说，治疗应该有针对性，不仅要区分是细菌还是病毒，而且要培养这个细菌，得出它对于何种抗生素最敏感？需要多大剂量的药物才既不多用，又不少用？精确度是以克为单位，还是以毫克为单位？这样"白箱水平"的治疗，世界上还没有一家医院可以做到。针对病毒感染的"分子靶向"药物，如果能够做到的话，几乎难于登天。临床医生面对病人的紧急病情，也不允许达到最精细的白箱水平。所以，世界上最现代化的西医医院，其治疗的实际状况也是"灰箱水平"。

中医对于脏腑解剖的认识，尽管不是十分精细，但是已经达到"确有其物"的程度，不是向壁虚造，已经属于灰箱水平的认识。中医对于人体升降出入的认识，尽管没有物理化学分子水平的描述，但是其气血循环、水谷代谢、津液输布的理论认识，都是"大体不错"的灰箱水平知识。而且这种灰箱水平知识，与中药方剂理论关于药物气味、升降浮沉、寒热归经的灰箱水平知识，是互相匹配的，可以丝丝入扣地密切契合，彼此互动，达到自洽，取得良好疗效。

如果抛开中医的灰箱理法方药知识，必须以分子水平为标准白箱，那么，中医所说的辨证论治的物质基础，中医所运用方药的分子机制，将会成为天文数字的海量数据，既不便于"客观化"，也是大量社会资源毫无意义的浪费，病人与医生更是无法从中得到明晰的认识。

面对黑箱的时候，中医不会无奈；面对灰箱，我们应该更有信心。

"丸散膏丹，神仙难辨"的"合而治之"，其背后有着"一揽子解决"的智慧；单一化学成分的靶点治疗，"分而治之"尽管方便快捷，但是简单应对"可重复性强"的背后，却控制不了"一因多果"，或者"多因一果"的复杂局面。

合而治之是中医的特长

在讨论中西医思维方式区别的时候，以往强调中医依靠整体综合，而西医注重分析还原，这有一定的道理，但也不是绝对的。中医里边也有分析还原的方法，比如对于人体的躯干和四肢，中医也要运用解剖分析的方法，划分五脏六腑、皮脉筋骨肉，界限分明，而不是混沌不分；西医的解剖，也是从人的整体性出发，不断地深入解剖组织细胞，并试图重新构建一个整体性的认识，神经、免疫、内分泌体系的建立，就是以整体论思想为指导的。中西医尽管都有分析与综合，整体与还原的方法，但是，其临床思维还是有很大的区别的，突出的表现在对于疾病的治疗上，中医强调"合而治之"，而西医重视"分而治之"。

假如一个头痛的患者，中医接诊的时候，尽管也要运用分析的方法，区分其是外感头痛，还是内伤头痛；分析其气血、寒热、虚实的不同；分析其所属经络脏腑的区别，然后加以治疗，似乎运用的都是分析的方法，与西医的分析方法大同小异。但是，中医的分析，为的是综合，是把全部的证候表现都囊括进来，这还不够全面，还要进一步考虑病人的饮食、睡眠、气力、情绪、气候等因素，也就是把"表征生命性状"和影响生命的一切因素，"全部信息"都纳入进来考虑，才能得出最符合病人实际状况的正确判断。当然，这"全部信息"有主次，"抓主证"的辨证方法，在中医临床上也经常为人们所运用。但是，西医"抓主证"分析病情，比中医做得更彻底。

西医见到头痛的患者，也是运用分析的方法，要区分这是什么原因引起的，是血压、炎症、肿瘤、供血不足、神经衰弱等原因之中的哪一种，然后就做一系列的检查，要一一排除疑似者，所运用的"去伪存真"的排除法，就是要排除各种临床表现，找到最直接的内在原因。也就是说，在中医看来都有关系的症状，在西医这里只有作为线索的意义，在确定诊断的时候，这众多的症状都是很肤浅的现象，没有多少诊断意义，一旦内在的病灶、病理关键因素找到了，这些症状就会迎刃而解，根本不需要认真对待，更不需要加以一一关照解决。所有针对症状的措施，在西医的目光里都是分散目标的、不着边际的"乱作为"。

中医的"合而治之"与西医的"分而治之"诊疗思想，在临床工作中的冲突是很严重的。因此，西学中人员、中医的新毕业生们可能一直处于很矛盾的选择之中，想找一个治疗某某病的秘方，一直找不到；所以就希望扩大样本，多筛选一些"有希望"的方剂，用"循证医学"来发现"真正能治病"的药方。这种天真的想法屡屡碰壁，关键是对于中西医的临床思维特点认识不足。

不同的诊疗思想，指导着不同的临床实践，各有特色，也各有优缺点。

中医"合而治之"可以充分利用人体的自组织能力，而不至于顾此失彼，攻其一点不及其余地失于偏颇；使人体的自调节、自修复能力达到最大化、最优化；使病人从偏离健康的疾病状态，重新回到生理的和谐、适中状态，并维持这种健康的状态。

西医"分而治之"面临方法论的困难，因为即使是高血压引起的头痛，降压药也有几大类，选择哪一种最合适，也需要因人因时而异；是用单——种药物，还是几种药物合起来使用，也不是用理论推断就可以解决的问题。更何况，高血压只是一种结果，而不是最初的原因，引起高血压的因素也不是单一的"线性关系"，而是非常复杂的多因素调节的结果。各种慢性病的形成，本身已经是复杂原因引起来的了，更何况细致检查起来，一个老人的不同组织器官，可能同时存在多种慢性病，或者有许多难以计数的指标偏高、偏低。临床医生面对如此复杂局面，应该如何"分而治之"一一应对？如果都是分子靶点的治疗，这众多靶点背后的化学药物，将成为"乱箭齐发"，是人体难以承受的严重化学污染。

风雨寒暑专病虚人

中医学认为，"人以天地之气生，四时之法成。"也就是说，天地自然之气，是人类生存的基本条件，人一刻也离不开天地四时阴阳之气的滋养。天地四时的自然气候是随时变化的，而不是经常处于一个恒定的湿度、温度。

天地四时气候是怎样变化的呢？

《内经》说："天有四时五行，以生长收藏，以生寒暑燥湿风。人有五脏化五气，以生喜怒悲忧恐。故喜怒伤气，寒暑伤形。"

古人认为，万物的生长收藏，靠四季的气候变化。人体也靠四季的正常气候而保持健康，但是，气候变化太快，可以造成人体发生疾病。因此，过于猛烈的风寒暑湿燥火的气候，就叫"六淫"。

所谓"淫"，就是太过分的意思。什么是过分呢？并没有一个绝对值，不是多少度的低温就是寒邪，多少度的高温就是热邪，而是以人体是否发病为尺度，是一个相对值。

同一个气候之下，有的人发病，有的人不病，关键是人体的抗病能力不同。因此，中医虽然重视外在气候变化，更重视人体正气。

所以，《内经》说："风雨寒热，不得虚，邪不能独伤人。卒然逢疾风暴雨而不病者，盖无虚，故邪不能独伤人。此必因虚邪之风，与其身形，两虚相得，乃客其形。"

《内经》还说："夫百病之始生也，皆生于风雨寒暑，清湿喜怒。喜怒不节则伤脏，风雨则伤上，清湿则伤下。"

所以，外邪致病是不容忽视的重要因素。那么，它们在造成疾病的时候各有什么特点呢？

严寒和酷暑的气候，是不良气候的代表，可以从外部损伤人体。甲骨文里就出现过多次"祸风有疾"的记载，而且，大多是在寒冷的 12 月，或者 1 月份。

具体地说，寒气主收引，主疼痛。寒邪侵袭人体的时候，容易损伤人体的阳气，因此而出现身体温度降低，手足发凉，甚至出现冻疮。另外，深重的寒气，还可以损伤全身的阳气，让人得"伤于寒"的热病，也就是感染性、传染性的疾病。人体发病之后，毛孔闭塞，不能出汗，体内阳气抗击外邪，郁积不畅，热气不能外散，就会发热。同时可以出现全身疼痛、头痛、脉搏浮紧。

治疗这一类疾病，应当使用发汗的方法。最早的时候，可能是烤火发汗、运动发汗，后来发明了药物发汗的方法。因为经过发汗之后，毛孔开泄，汗液外出，体温下降，有些人的疾病因此就好了。《内经》总结说："体若燔炭，汗出而散。"身体发热的程度，虽然像炭火那么高，一经汗出就退热。因此，用发汗法治疗外感疾病，一直是中医学的常用方法。

风气太盛也会引起人体发病，风邪致病的特点是动摇不定，而且善于发生变化，疾病的传变很快。

风邪还可以与其他邪气一起为害，比如风邪与湿邪一起，形成风湿之邪；与寒邪一起构成风寒之邪；与热邪一起形成风热之邪等等，危害很广泛，所以叫"风为百病之长"。

风寒湿三种邪气可以一起造成风湿性关节炎，虽然三种邪气都有，但是，可以有先有后，有轻有重。如果以风气为主，则关节的疼痛游走不定，到处窜痛；如果以寒邪为主，则疼痛的程度很重，而且局部发凉、怕冷；如果湿邪为主，则局部肿胀明显，同时肢体沉重；如果邪气瘀滞过久，可以化热，则局部发热、红肿；如果影响血液的流动，则局部青紫，疼痛加重。

各种传染病过程之中，如果患者出现抽风的现象，中医认为这是热邪引动了肝风，所以肢体搐动，就像大风吹动树枝一样。治疗应当清热平肝、息风止痉。

湿邪致病的特点，是重浊黏腻，难以迅速痊愈。同时可以出现头沉目昏、胸脘痞闷、呕吐腹泻、肢体沉重。

暑与火同属于热邪，它们造成疾病的特点，是容易损伤人体的气与阴。暑能伤气，所以中暑的人，气短心慌。中暑的时候，由于出汗很多，所以口渴少尿，脉搏微弱。

燥邪伤人最鲜明的特征，是口干咽燥，皮肤开裂，声音嘶哑，咳声无力，或者咳血，痰中带血，大便干燥。

既然是"天食人以五气，地食人以五味"，人就必须顺从四时阴阳之气的变化，"春夏养阳，秋冬养阴"，善待生命，因此才能与万物充满生机一样，达到健康长寿的目的。

人类的疾病，也是由于天地阴阳之气的变化超过了人体的适应能力，才出现了疾病。

既然"邪气"是"正气"太过，或者是正气错位之后形成的，那么这个"太过"或者"错位"是否可以有精确的量的规定呢？答案是否定的。

邪气与正气的区别，只能从使人体是否形成疾病的后果推定。是什么邪气为病，虽然与季节关系密切，也不能机械规定冬季才会伤寒，夏天一定中暑。应该根据证候表现推测病因，中医称为"审证求因"。

不仅现在有空调、冷饮，使得夏季也可以伤寒，在古代人们也知道贪凉饮冷、露卧当风，或者突然的寒流袭击，都会在夏季使人感受寒邪。

既然我们无法事前规定几级的风气是邪风，也不能确定零下多少度属于寒邪，而只能以患者发病与否确定伤于何邪，这不是古人认识模糊，概念不清，而是正确地把医学的注重点建立在四诊可控的范围内，不死板地看待人与环境因素的关系。

科学发展到今天，我们不但通过显微镜看到了细菌，而且还看见了病毒，难道细菌和病毒就是必须消灭的"邪气"吗？是我们的敌人吗？回答也是否定的。人体发病与否，不取决于自然界是否有细菌、病毒，而是取决于人体与它们的关系。每一个具体的生命个体，都是大自然的一份子，都必须与周围环境取得和谐，才能生存下去，否则"只有死路一条"。

人在风寒较盛的冬季感冒了、患病了，风寒是致病的邪气。但是，我们既不能改变周围的气候，也不能把自己永久地限定在恒温箱里。即使是能够改变周围环境，能够生活在恒温箱里，能保证我们永远不患外感病吗？答案还是否定的。

那么，我们如果正气充足，或者外感病痊愈之后，我们还可以去冬泳，去滑雪，去观赏冰灯，去享受大自然"恩赐"给我们的美丽的冬季！去感受难得一见的寒风与冰雪。

因为寒风与冰雪，也是大自然的"正气"。

儿童对于外界环境的适应能力比较低，主要靠家长的提醒与安排。不少年轻的父母常常犯愁，每天要听天气预报，否则明天送孩子去托儿所，或者去学校，是应当多穿一些呢，还是应当少穿一点呢？天气预报，往往并不能够准确地给出答案，仅仅是个参考。而且，每一个孩子的体质是不相同的，相同的衣物，对于不同的孩子未必合适。

儿童对于外界环境的适应能力，是可以通过锻炼而有所改变的。比如，坚持用凉水洗脸，坚持户外活动，以提高儿童对于寒冷气候的适应能力，以及暑热天气的适应能力，不能见不得孩子出汗，整天关在空调屋里不出去。

但是，一定要掌握好"度"的问题，要循序渐进，而不要急于求成，更不能一蹴而就。

儿童穿得太少，就容易着凉感冒、咳嗽；吃得太凉，也会引发感冒、咳嗽。中医说"形寒，饮冷，则伤肺"，说的就是这个道理。

原因是，中医认为"肺主治节"，肺与全身的皮肤毛孔开阖有关，寒冷的空气来得太快，就会使毛孔闭塞太快，影响肺气向体表的输送宣发，就容易引发咳嗽、感冒。

潘得孚先生说，感冒这个病名并不准确，其实它不是一个疾病的名称，而是一切传染性、感染性疾病的早期阶段共有的表现。它不是一个病原学、病理学的诊断。假如细菌、病毒感染被人体抵抗住了，没有向纵深发展，没有形成某一脏器的病灶，就说这是感冒。假如流感病毒引起了肺炎、脑炎、肠炎，就不叫感冒了，而是被称作病毒性肺炎、病毒性脑炎、病毒性肠炎。脑膜炎球菌、链球菌引起的咽痛、流涕、咳嗽、周身不适，如果没有发生脑膜炎、丹毒、细菌性心内膜炎，也都被当作了感冒。

可以看出，感冒不是由某种微生物的病因决定的，也不是一个严格的病理变化，而是一类疾病早期的表现。因此，感冒治得好，就是一个轻浅的小病，治不好就是一个可以影响内在脏器的大病。所以感冒就是人体抵御外来微生物进犯的第一场遭遇战，应该首战告捷全歼来敌，而不能"一触即溃"引寇入内。首战歼敌的主力军是人体的抗病能力，而不是外援的、大量的抗生素治疗。

饮食自倍先伤肠胃

《内经》说："阴之所生，本在五味；阴之五宫，伤在五味。"说的是人体阴液的来源，要靠五味的滋养。而过盛的滋味，可以损伤人体的脏腑。

五味滋养人体的时候，不是在全身均匀分布的，而是有所侧重，不同的滋味偏爱不同的脏腑。

比如说，酸味进入人体，吸收之后，首先滋养肝气；苦味进入人体，首先对心气有利；甜味的食品，在人体吸收之后，首先使脾气得到补益；辛味对于肺脏有特别的喜好，因此，辛辣味的食物吃了之后，很多人就冒汗，这就是集中在肺的表现，因为肺合皮毛，司汗孔开阖；咸味的食物，首先有利于肾水，因此，很多补肾的中药需要用盐炮制。

但是，事情都是一分为二的，太过分的偏爱往往就是一种损害。

中医的经典《内经》说："久而增气，气增而久，夭之由也。"

比如，辛味的食物药物，本来是有利于肺气的宣发的，但是，太多、太过度的辛味，就会升散太过，反而有损肺气。甜味的食物药物，本来对于脾脏有利，但是，过于甜腻就影响脾的运化功能。咸味本来有利于肾水的储藏，过于咸味的食物药物，就会伤及肾脏主水的功能。酸味本来主收敛，可以柔肝养肝，但是，过多的酸味食物、药物，就会影响肝的疏泄升发功能，造成肝气不舒展。苦味坚阴，有利于心神心血，太过苦味降泄，就会伤及心气。

因此，中医还有一个很有名的话，叫做"少火生气，壮火食气"。所说的也是人体的阳气是很可贵的，而超过一定的限度，过分亢烈的阳气就会造成人体的疾病。

"适中"是中医学十分重视的尺度，超过一定限度的东西，无论是外界的还是自身的，都会造成不良影响。所谓"饮食自倍，肠胃乃伤"，讲的也是这个道理。

中医认为"胃为水谷之海"，水谷经过胃的腐熟作用，就可以变成精微物质，提供全身需要，能够化生血液，也能够形成五脏六腑之精。所以说："人有胃气则生，无胃气则亡。""得谷则生，绝谷则亡。"可见，饮食水谷在人体的生命代谢过程之中，具有非常重要的作用。

但是，人体对于水谷的容纳、消化、吸收、转运都是有限度的。

在生理的条件下，胃满则肠虚，肠满则胃虚。胃和肠道保持着流水作业、交替虚实的生理节奏，也就是在胃进食的时候，肠道应该是"虚位以待"，保持着接待能力。当胃中的食物进入肠道之后，胃中变成空虚状态，进行休整，等待下一批食物的接纳。如果超过一定量限制的暴饮暴食，就会损伤肠胃的消化传导功能，出现胀满不适，不想进食，甚至恶心呕吐。

中医说，脾胃为枢，是一身气机升降的枢纽。脾胃枢纽瘫痪，就会造成一系列疾病。

不同的人，脾胃的机能强弱不同，消化强弱有别。所以，进食多少，应当因人而异，不能千篇一律，不能攀比。同时，我们还要看到，不同年龄阶段，不同活动状态，人体需要水谷的量也是不同的，必须随时调整。

人们在自觉与不自觉之间，把吃饱作为一个人生的基本目标。追求温饱，暖衣饱食，也是小康水平的标志。在短缺经济时代，经常的饥饿状态，把人们饿怕了，因此见面之后的第一句问候的话就是"吃了吗"，这虽然被当作笑话，但是在食物短缺的那个时代如果经常保持着饱食状态，那就是生活富足的表现，连《西游记》里的猪八戒也宁愿选择做"饱死鬼"，而不愿当"饿死鬼"。

科学技术的进步，使食物空前丰富起来。但是，人们仍然为追求"饱食文化"所影响，使人们误以为吃得多就好，能吃就能干。甚至有不少人追求"享口服"，是所谓的"美食家"，喜欢吃大餐、山珍海味、生猛海鲜，"食不厌精"，酒肉叠进，日甚一日。

但是，日积月累，饱食终于带来营养过盛，甚至产生了疾病。营养过盛的疾病，俗称"文明病"，冠心病、高血压、脂肪肝、糖尿病、肥胖、中风、高血脂、高黏血症等等，往往与营养过盛有关。

还有许多疾病与饮食有关，比如各种食品的污染，激素、农药、化肥残留，转基因食品，食品添加剂、着色剂、防腐剂、防潮剂、化学包装等等，现代高科技对于人们身体的影响，还远远没有弄清楚。

毫无疑问，古人生活的环境已经不复存在了，几百万年以来，人类所习惯的清新的空气，洁净的水源，生态的环境，日出而作、日入而息的生活状态，都已经不见了。化学农药已经污染了土壤，通过土壤又污染了地下水源，甚至连南极、北极都遭到了污染。这些因素对于人类健康的远期影响，今天还无从谈起。

虽然已经有了"民以食为害"的现象，许多疾病都是吃出来的。但是，吃出来的疾病，自古就有。《内经》说："膏粱之变，足生大丁。"也就是说，过度地进食高营养的食物，可以引发糖尿病，可以产生反复的疖肿疮疡，古代中医对此早有认识。

老年人怕食物剩下了，口味不再好吃，或者扔了可惜，就经常吃剩饭。今天多吃一口，明日多吃一口，年深日久积累起来，就形成了疾病，是吃出来的疾病。

儿童喂养不当，可以产生很多疾病。

优生优育的现行政策，独生子女的基本国策，使许多年轻父母"养育子女"这件神圣的使命，既是第一次光荣经历，也是最后一次机会。由于缺乏经验，虽然对孩子呵护有加，但往往是事与愿违，孩子总也长不好，长不壮。

比如吃饭，许多年轻的父母一提起孩子吃饭就头痛，那么多好吃的东西，孩子哪一样也不喜欢。什么都不爱吃，让孩子吃饭就成了一件天大的事情。追着喂，哄着吃，孩子每吃一口饭，就好像给父母极大的奖赏一样，是那么艰难。有的人急得没有办法，连"小祖宗"都喊出来了，孩子就是不领情："不吃！不吃！就是不吃！"看你怎么办？

许多孩子为五颜六色的小食品所吸引，整天吃一些膨化小食品，或者块糖巧克力。食欲越来越差，身体也是每况愈下，经常厌食、腹胀、便秘、腹泻。天长日久之后，或者面黄肌瘦，或者虚胖体软，经常盗汗，常常上火，不断感冒，反复扁桃体发炎。或者咳嗽连绵，经常打针输液，时常奔走于各大医院之间。

应该怎样喂养孩子？古代中医在这方面有什么经验？

春秋时期的医学家扁鹊，曾经到秦国一带行医治病，他听说秦国人格外喜爱小儿，就细心研究儿童的生理特点，成了最早的儿科医生，深受三秦人民的爱戴，他的事迹被司马迁记录在《史记》之中。

古人说，孩子不是成人按比例的缩小，而是有一套自己的生理病理特点。

中医学认为，儿童处在生长发育期，属于"稚阴稚阳"的阶段，脏腑娇嫩，容易产生脾胃虚损，也容易形成肠胃积滞；皮肤肌肤薄弱，容易受风、受寒，也容易因为捂得太多，而伤热上火，因此有"易虚易实"的情况。也有的因为患病日久，影响生长发育。也有的因为发热而引动肝风，出现"高热惊厥"。

辨证地看问题，儿童虽然肌肤娇嫩，抗病能力低下，容易患病，但是，儿童正处于生长旺盛的阶段，不像老年人那样容易受情绪的影响，也没有对于复杂社会关系的忧虑。所以，中医认为儿童"脏器轻灵，随拨随应"，病容易治疗，容易取得良好的效果。很多儿童经过中医的调理、治疗，告别了疾病，治愈了反复感冒、咳喘，恢复了体质，走向了健康。

那么，怎样做才是合理的喂养措施呢？

中医认为，首先要根据不同儿童的特点，因人而异，不能千篇一律，一样对待。总的指导思想，是根据儿童的体质特点，有节制地喂养。

"饮食自倍，肠胃乃伤"。意思就是说，饮食的量太多了，超过了儿童自身的消化能力，就会形成伤害胃肠的因素，造成儿童消化能力的下降，产生胃肠疾病。比如，吃得太多，儿童的食欲就会下降，出现腹部胀满，口气酸腐，舌苔厚腻，白腐，矢气秽浊，臭不可闻，便秘或者腹痛、腹泻。这时就应当减少喂食的量，和减少喂食的次数，让胃肠道得到应有的休息，恢复其功能。

古人认为，过分的喂食，甚至不如适当的饥饿，对健康更有利。甚至提出了"要让小儿安，三分饥与寒"的主张。

但是，饥与寒的程度，仅仅是"三分"，而且，这一主张也是针对过分喂养提出来的，不能当作常规措施，动不动就"三分饥与寒"。

出现了过分喂养，或者儿童自身不能掌握进食的尺度，好的东西吃得太多了，就应当通过腹部按摩，或者适当活动，或者吃一点有助于消化的食物，或者药物，来帮助儿童进行消化，而不应当放任不管，不能仍然按过去的时间间隔，继续进食，或者强迫儿童进食。否则，就容易伤害儿童的消化功能，出现伤食的一系列反应。

喝太多的冷饮，不仅容易损伤胃肠消化功能，也会导致感冒、咳嗽。因为，中医认为人的饮食，要经过脾转输于肺，脾胃的寒气，会影响到肺，影响肺气的下降，可以造成咳嗽，或者喘促气急。

医学研究表明，食物过分纯净，容易患哮喘病。

欧美发达国家的普查资料显示，哮喘病的发病率上升，虽然与环境污染有关，也与人们食物过于纯净有关。

为什么吃过于精细的食物容易患哮喘呢？原因就在于人生活在大自然里，不可避免地要接触环境里的大分子物质，如果食物过于精细，在小的时候没有与这些大分子物质接触过，长大之后再接触这类物质，就容易引发过敏性哮喘。

虽然，谚语所说的"没干没净，吃了没病"不十分准确、可靠，但是，也提醒我们，人类进化的过程，就是与环境互相适应的过程，把人类与环境严密隔绝起来，怕孩子一出去就弄脏了衣服，吃了不干净的食物，不接触外界复杂的环境物质，容易形成"温室里的花朵"，难于经受风雨的考验。

我们应当有意识地让孩子多接近大自然，亲近大自然，而不应当像有些人那样"捧在手里，含在嘴里"地养孩子，那样是不利于孩子健康成长的。

孩子不是自己的私物，而是祖国的未来，也是人类的未来。我们有责任让他们经风雨，见世面，要关心他们，而不是越俎代庖，包打天下，培养出弱不禁风的花朵。

情志过激伤人正气

中医的经典《内经》说："人有五脏化五气，以生喜怒悲忧恐。故喜怒伤气，寒暑伤形；暴怒伤阴，暴喜伤阳。"

也就是说，喜怒忧思悲恐惊，是人体正常的情志，中医称之为"七情"，是人体本来应该有的生理现象，是人体对于外界各种信息的正常反应，也是人类进化后获得的高级生命成果，一般不引起人体发生疾病。

适度的欣喜情绪是心主神明、心气充足的反映，是有利于健康的。但是，"七情"之中任何一种情绪失去控制，就可能引起人体生理功能的失调，从而产生疾病，中医称之为"七情致病"。

也就是说，如果情志太过分，引起人体产生疾病，就转化为致病的邪气。

情志是否引起疾病，也是事后推定的，而事前是难以预料的。当"破涕为笑"、"泪飞顿作倾盆雨"的时候，过激的情志竟然成了化解内部气机郁结的良药；本来可以致病的过激情绪，却成了治疗疾病的措施，邪与正的转化正如古人所说，处处充满了"神机"。

所谓"神机"，就是变化莫测的机制。当然，在一般人看来难以把握的变化，中医学却积累了丰富的经验。"神乎神，客在门"，古人化害为利，转邪为正的种种举措，充满了辩证法的妙趣。

战国时期，宋国名医文挚通过激怒的方法，治愈了齐闵王的忧郁证；华佗也通过激怒的方法，治好了郡守的顽疾，都是"心病还须心药医"的例子。一般的人是难以把握其尺度的。

中医认为，"怒则气上，思则气结"。我们经常看到，有些人生气、发怒之后，面红耳赤，气喘吁吁，瞪眼立目，这就是"怒则气上"的表现。怒气上冲，则血液也随之而上行，"气血并走于上"，有人就出现头痛、血压升高、耳鸣眩晕等证候。

忧愁思虑的时候，人们就吃不下饭，睡不着觉，不言不语，沉默叹息，所谓"曾子衔哀，七日不食"，这就是"思则气结"的现象。如果气结过久，气机无法舒展，就可能产生严重的疾病。闷在心里的思虑，郁久化热，也可以使人转化为狂躁暴怒。这是因为，思虑伤脾，脾气不舒，影响肝气的疏泄，肝气横逆，爆发为怒。

中医说："气有余就是火。"说的就是这个道理。

《素问·阴阳应象大论》说"喜怒不节，寒暑过度，生乃不固"，这是说内在的情志郁结，与外在的邪气侵犯一样，都可导致人们产生严重的疾病，甚至会让人丧失生命。

中医认为，"惊则气乱"。一个人如果突然之间，遭受了意外打击，完全没有思想准备，就会心慌意乱，六神无主，反应失常。这是因为，人的思虑、谋略、情志、神态，都是受人体正气的支配，突发的外来打击，让人体的正气发生混乱，人就不可能集中精力去应对这突然的事变，而出现手足无措的一系列现象。严重的时候，惊吓可以造成精神失常，可以影响人一生。

中医认为，"恐则气下"。与惊相似，恐也是害怕。但是，惊是突发事件，毫无准备；而恐则可以缓慢发生，可以长久存在，一般是从内心里产生的感觉。恐慌的时候，人体可以出现尿裤子，可以大小便同时失禁。不少人一遇到紧急事件，或者是要上考场的时候，频繁地去厕所，这就是中医说的"恐则气下"。

惊恐在不太严格的条件下，可以混称互换而不需要区分。

惊恐伤肾，肾司二便，所以人遇到惊恐的时候，会出现经常想去厕所，或者二便失禁，或者阳痿滑精。这都是"惊恐伤肾"的表现。

中医认为，"喜则气缓"。我们说一个人的欣喜情绪是好现象，但是，也有的人控制不住情绪，经常大笑不止，别人认为完全不值得笑的事情，他也笑个不止，甚至眼泪都笑出来，这也是一种病态。

中医认为，"过喜伤心"，大喜的过程之中，心神不宁，难以把持人的精神状态。也可以见到一般人，在大笑之后，浑身没了力气，软绵绵地。这就是中医所说的"喜则气缓"。气缓之后，散漫难收，自然不会集中体力。

悲伤过度，也可以耗伤正气，引发疾病。过度悲伤，肺的呼吸节律也发生改变，抽泣不仅会影响当时的呼吸，甚至在事过很长时间之后，还会发生抽泣。有的孩子在睡梦里，也要抽泣几次。

严重的悲伤情绪，往往使人胸阳不展，经常要深吸气才能继续维持正常呼吸，这也是悲伤伤气的表现。

祖国医学认为，精、气、神为人身三宝。神是人体生命活动总的外在表现，又指精神意识活动。《内经》说："神者，水谷之精气也。"也就是说，神是以精气为物质基础的，所以又称精神。精神是脏腑气血盛衰的外露征象，它通过机体的形态动静、面部表情、语言气息等方面表现出来。

古人所谓的神与精神，与现代所说的精神、心理活动基本上是一致的。我国古代思想家都十分强调神在人体生命活动中的重要作用。认为"得神则昌，失神则亡"。察神的存亡，对判断正气盛衰、病情轻重以及预后好坏都有重要意义。

儒家经典《中庸》说："喜怒哀乐之未发谓之中，发而皆中节谓之和。中也者，天下之大本也；和也者，天下之达道也。致中和，天地位焉，万物育焉。"把人体的喜怒哀乐的变化，看成有关天下的"大本"、"达道"，可见人体的精神状态，对于整个世界和谐与繁荣是至关重要的。喜怒哀乐的情绪变化，也受"升降出入"规律的支配。喜怒哀乐只要是"适中"地发放，就是生命和谐的音符，是一个人正常生理的表现。假如喜怒哀乐不加节制，或者不适当地发放，这个人的神智就出了问题，健康也就会受影响。假如世人都能够喜怒哀乐"发而中节"，这个世界就美好、和谐；如果世人的喜怒哀乐不是"发而中节"，而是随意地释放，整个世界就会一片混乱。

近年来，中医学的心理保健思想正在逐渐引起人们的注意。

世界卫生组织给健康下的定义是：健康不仅仅是没有疾病，而且是个体在身体上、精神上、社会上完好的状态。由于人类已进入情绪负重的非常时代，当代社会由精神因素引起的心身疾患，已是人类社会普遍存在的多发病和流行病。从现在疾病谱的改变可充分说明精神不当致病的广泛性，心脑血管疾病和恶性肿瘤已经构成对人民健康和生命的主要威胁，而这些疾病的产生与社会心理因素有着密切的关系。

因此，情志保健必须重视，不可等闲视之。

望神是望诊中的重要方面。望神就是观察病人的精神好坏，意识是否清楚、动作是否矫健协调、反应是否灵敏等。

中医认为，神与五脏均有联系，但与心脏关系最为密切。正如《内经》

指出："心者，五藏六府之大主也，精神之所舍也，其藏坚固，邪弗能容也，容之则心伤，心伤则神去，神去则死矣。"

在疾病的发生发展过程中，如患者两眼灵活、神志清楚、反应灵敏、语言清晰、声音洪亮、呼吸正常者为有神，表示正气未伤、脏腑功能未衰、病情较轻、预后多良好；而病人表现为目光晦暗、瞳仁呆滞、精神萎靡、反应迟钝、呼吸气微，甚至神志昏迷等为"无神"或"失神"，表示正气已伤、病情危重、预后不好；此外，久病、重病患者，本来精神已极度衰微，而突然出现"精神转佳"、"面红如妆"等"假神"现象，称为"回光返照"或"残灯复明"，应引起特别注意。总之，中医认为"精神内伤，身必败亡"，"精神内守，病安从来"。

如何养神？应重视以下方法：

形神兼养，古人认为"形恃神以立，神须形以存"。《内经》指出："食饮有节，起居有常，不妄作劳，故能形与神具，而尽终其天年。"也就是说，必须重视生活规律、调节饮食、锻炼身体，保证身体健康，精神才能健旺。

以静养神，《内经》指出："静则神藏，躁则消亡。"说明了以静养神的道理和必要性。特别是在嘈杂的环境中工作时间较长，劳累或心情烦乱时，都需要在安静的环境中休息、睡眠以保养精神。此外，在工作之余，即使闭目养神（一定要排除杂念）十几分钟，对精神和体力的恢复都是非常重要的。

养心安神，"心藏神"，心脏有病，心神躁动不安，则"五脏六腑皆摇"。所以，必须重视养心以安神。如心血虚则神不守舍，治疗则当养血安神；心火亢盛，扰乱心神，则宜降火安神；痰火扰心，神志不安，则当清心豁痰。此外，若肝郁化火、扰乱心神，则当泄肝安神；若心肾不交，心神不宁，则又当交通心肾。

调情安神，中医认为，七情过度会耗精伤神。如《内经》指出："怵惕思虑者则伤神"，"喜乐者，神惮散而不藏"，"恐惧者，神惮散而不收"。

所以，保持精神愉快、乐观开朗，"戒怒"、"慎思"，避免各种不良精神刺激，是调养精神的重要方面。

保精养神，精充则精神健壮，精气不足则神浮躁而不安。所以，可采用修身养性、加强营养、节制性欲、调整睡眠等方法以保精养神。

此外，还可采用松静功法、食疗（龙眼肉、百合、莲子等）等方法以安神。

祖国医学强调人的精神因素与身体健康的关系，认为人的形体与精神活动密切相关，即良好的精神状态可以增进人体健康与益寿延年，而不良的精神刺激可使人致病。所谓调神养生，即精神养生，就是在"天人相应"整体观念的指导下，通过对心神的怡养、情志的调摄等方法，增强人的心理健康，达到形神的高度统一，以延年益寿。

中医认为形神一体，心主神明又与五脏有关，所谓肺藏魄，肝藏魂，肾藏志，脾藏思，五脏都与人的精神思维活动有关，把五脏称为"五神脏"，这与西医所说的大脑主管人体的精神思维活动不同。有的人主张用脑主神明代替心主神明，以表明中医可以"与时俱进"，弥补其学说的不足。这是一种误解。中医以五脏分主神明，并不否定眼耳鼻舌的感觉作用，也不否定大脑对于人体的重要作用，但是神明的归属却不能只属于大脑。这是因为中医主张整体观，五脏就是代表整体的，所以精神也要分属于五脏，这与心主神明也不矛盾。五脏主宰神明，就可以把人体的生理、病理过程都置于神明的监视之下，也就是说一切生理、病理的过程，都可与神明同在，而不至于把整体表现的精神归结于一个局部器官，这是中医的特点，也是中医的长处。

一个人在四肢、脏腑患病的时候，必然会影响其精神，中医治疗的时候也必须兼顾其情绪，"五神脏"的指导理论就很好地解决了这个问题，而不是让精神与形体、内脏割裂开来，让患者再去"精神科"另找医生诊治。

久视长卧损伤气血

生命是运动的，变化的。运动变化不畅就会得病，运动变化停止，也就意味着生命的终结。

中医的养生健身思想，始终贯彻着运动的精神。生命的运动，是有规律的运动，有规律的运动，就是有限度的运动，过度的运动就是造成疾病的因素。《内经》说："久视伤血，久坐伤肉，久行伤筋，久立伤骨，久卧伤气。"就是说各种运动，都不要过分，否则就会伤害身体。

长期坚持运动锻炼，是人体维持健康、增强体质、永葆青春的秘诀。《内经》中早就有了"导引术"的记载。我国一千八百多年前的著名外科学家华佗，就自创"五禽戏"作为健身运动的手段，达到了"年且九十，犹有壮容"的境界。他认为："人体欲得劳动。但不当使极耳，动摇则谷气得消，血脉流通，病不得生，犹如流水不腐，户枢不蠹是也。"他的学生吴曾如法锻炼，坚持不懈，活到九十多岁，仍耳不聋、目不昏，齿牙完坚。说明长期的运动使人体的肌肉、骨骼得到锻炼，使生理、心理得到调节，气血畅通，阴阳协调，就可起到祛病延年的作用。

对于劳动者，尽力使他们不要过度劳累；对于不进行体力劳动的人，则开发出五禽戏、气功导引、太极拳、八段锦，让人进行锻炼，以便养生保健，减少疾病。因为生命在于运动，适度运动可以舒展气机，流通气血，通利关节，使人体动作协调，放松紧张情绪，愉悦心身。

然而，不是每一个人都能认识运动养生的好处，也不是每个人都能实行运动锻炼。那么，中医是怎样认识运动不够，或者过度运动对于人体的危害的呢？

中医认为，"病起于过用"。人体的生理机能"过度使用"，就会造成疾病，因此《内经》说："久视伤血，久坐伤肉，久行伤筋，久立伤骨，久卧伤气。"

所谓"久视伤血"，是说长久地看东西，会耗伤人体的血液。古人在两千年之前提出来的这个命题还准确吗？那时的"久视"，能看什么呢？今天的电视、上网、苦读书，其"久视"的程度要远远大于古人，真的伤血了吗？古人为什么这样说呢？道理何在？

中医认为，肝藏血，人体在睡眠的时候，血液流归肝脏储存，人在活动的时候，血液又从肝里流出来，供给人体需要。因此，眼睛得到血液的滋润，就能审短长，别白黑，看清东西。手得到血液的滋润，就能够握住东西，就有力气。足部得到血液的滋养，就能行走。"血主濡之"，说的就是这种营养、支持作用。

"肝开窍于目"，也是肝血对于眼睛重要影响的描述。人体的功能发挥，需要基本物质的支持，所以，眼睛看东西要消耗一定的血液。现代快节奏的生活，以及人们用眼程度空前提高，使得眼睛干涩、视物昏花的人，在人群里占有很大比例，不少中小学里，已经是眼镜一片，光闪闪的眼镜取代了黑油油的眸子。尽管眼保健操有一定的作用，然而应试教育逼出来的近视眼，大有越来越多的趋势。

"久坐伤肉"，好像难以理解，其实，伤肉不是伤肌肉，而是伤脾，因为脾主肌肉四肢。当然，久坐不运动，人体的肌肉就没有力量，就可能出现肥胖的同时而肌肉萎缩。

汉朝初年，齐国的国君由于吃得好，又不运动，20 多岁的时候，肥胖的程度很严重，他自己难以行走，每当出行的时候，首先要人帮忙抬着肚子，然后才能开步走，是典型的形盛气衰。久坐对于很多人来说，气机不展，消化不好，难以保持旺盛的食欲。这都是久坐伤肉的表现。

肝主筋，"久行伤筋"。在古代主要是指那些劳苦的人，由于终日劳累奔波，往往是筋疲力尽。现代的运动员，虽然身体条件很好，但是，由于追求极限运动的错误导向，往往每一个人都是一身病伤，有的运动员惨死在运动场上，这都是运动商业化运作的结果，也是"过犹不及"的表现。古人提倡的适度运动，以健身强体，反对极限运动对于人体的残害，认为那样"逆于生乐"，"以妄为常"，必然会损伤人的身体。

肺主气，"久卧伤气"。长期卧床的人，必然会气虚。现代有人统计认为，卧床三个月等于衰老三十年。一个人即使没有病，一直在床上躺着，几天之后下床活动就会气短心慌，好像已经到了老年一样。因为卧床日久，肺气的宣发肃降不利，日久就可以造成气虚。

肾主骨，"久立伤骨"。骨骼是人身体的支柱，承载着全身的重量。站立是骨骼强壮的一个条件，不站立骨质就会疏松。宇航员在太空时间一长，就会发生骨质脱钙，或者骨质疏松。而一个经常站立的人，或者以站立为工作岗位的工作人员，往往容易患腰腿痛的毛病，这就是中医所说的"久立伤骨"。

中医重视自身功能的和谐适中，自身物质的充实流通。即使是自然界的外来因素伤害，也必须通过破坏人体自身的功能，才能引起疾病。所以，中医依靠的是人体自身脏腑功能的和谐，基本精微物质的升降出入、循环不已。

健康长寿是人类梦寐以求的愿望。统计资料表明，经常运动的人比不运动或运动少的人寿命长；长期生活在山区的人比生活在城市的人寿命长；住楼房比住平房的人寿命长。散步、慢跑锻炼作为一项健身运动，越来越受到人们的青睐。

中医认为人体的五脏六腑都与脚有关，直接到达足部的经脉有十条，脚踝以下有50多个穴位，其中脚底有15个穴位，散步、慢跑就等于不断地在按摩第二心脏。人体的老化首先也是从脚开始的。俗话说："树枯根先竭，人老脚先衰。"古人说："万病从脚生。"足底按摩保健，是一种方便易行的自我保健措施。

俗话说："预防脚先老，坚持走和跑。"愿人人参加到步行活动中来，健康的身心就在您的脚下。在日常生活中，除了要坚持多走步，加强锻炼，给脚以良性的刺激外，还应注意爱护脚，防治脚病和进行必要的保健按摩和热水洗脚。

酒色过度身乃不固

中国的酒文化源远流长，酒的产生历史很悠久，它的出现无疑是劳动果实过剩的产物，因为过剩的食物在堆积的过程之中，经过醇化就产生了原始的酒。

酒产生之后，由于它的清香，由于它的甘美，也因为数量有限，最先用来敬神和祭祀祖先。慢慢地，食物越来越丰富，酒越生产越多，有地位的人也就享受起来，到了商纣王，甚至出现了"以酒为池，以肉为林"，过起了荒淫无度的奢靡生活，为周武王伐纣创造了理由。

谷物中的淀粉要经过糖化和酒（醇）化两道工序才能制成。酒曲之中不但富含促成糖化的丝状菌毛霉，而且含有促成酒化的酵母，由酒曲酿酒，可以把两个步骤合并起来，称为"复式发酵法"。欧洲直到19世纪末，才经过巴斯德等人的研究，从我国的酒曲之中找到一种毛霉，学到了我国独特的发酵法，用之于酒精工业，并称为"淀粉发酵法"。我国在殷周之际就掌握了这种方法。

河北省藁城台西先商遗址出土了大量的酒器、酒曲，是3000多年之前的制造酒的实物，并且有陶文记载，意义重大。

《诗经》《尚书》都有记载，告诫人们不可过量饮酒，"酒诰"就是劝诫人们不要多饮酒的国家通告，由此推想当时饮酒过量已是常事，需要国家强行禁止。因为，酒不仅富含着营养，可以有助于提升气氛，也可以使人忘记礼节，"乱性"之后胡言乱为，以致伤害身体。

酒的出现，还促进了医学的进步。古代"医"的繁体字的下部，原先写作"巫"，后来逐渐用"酉"替换了"巫"字，反应了医与巫的决裂。《说文》："酉，就也，八月黍成，可为酎酒。"

河北省满城西汉中山靖王刘胜墓出土了"鸟篆文壶"，其中的铭文说："盛兄盛味，于心佳都。壹于口味，充闰血肤。延寿却病，万年有余。"是用药酒治病养生最早的实物证据。

汉代末年。张仲景《伤寒杂病论》中还有"栝楼薤白白酒汤"，是用酒与水一起煎药，增加药物的溶解度，增加疗效。当然，现今中医治病、养生，还使用大量的药酒，其丰富的内涵值得进一步发掘、继承、提高。

在现实的生活里，酒色无度，"革命小酒天天醉，喝坏了身体，喝坏了胃"的人，也是屡见不鲜的。在酒色财气上不予节制，放纵恣为，或所欲不遂，而悲嗔连连，借酒浇愁，均可导致损正折寿。因而，前人提出了薄名利，禁声色，廉货财，损滋味，除佞妄，去妒嫉等要求。

《内经》里有一篇"论勇"的文章，说一个怯懦的人，当他喝了酒之后，发起怒来和勇士一样，这怎样解释呢？酒在体内发生了怎样的作用？

黄帝的医生少俞解释说，酒是水谷的精华部分，是谷类经过发酵酿造而制成的液体。酒气迅利猛急，酒液进入胃中之后，迅速膨胀，鼓舞气机上行，充满胸中，也造成肝气大涨，胆气横溢。在这个时候，人体就可能做出一些平时不能做的事情，甚至会像一个勇士那样，冲锋陷阵，不怕生死；也可以失去理智，做出一些有悖常理的事情。酒醒之后，乱气平复，不但恢复常态，而且经常会后悔喝酒之后的作为，这就叫做"酒悖"。

俗语说的"酒能乱性"，在中医的典籍里，得到了理论上的阐述。

另外，饮酒的时候，常会吃不少"好菜"，营养价值高，远远超过了人体需要，天长日久就会造成肥胖，形成疾病。

中医学的经典著作《内经》，开卷第一篇就是"上古天真论"，主要讨论人类健康长寿的问题。其中说："上古之人，其知道者，法于阴阳，和于术数，饮食有节，起居有常，不妄作劳，故能形与神俱，而尽终其天年，度百岁乃去。"

也就是说，自古以来，了解养生之道的人，应当取法于自然界的阴阳变化，选用适当的养生技术、方法，饮水、饮酒、进食，都必须有节制，生活、睡眠、劳作皆有规律，不放浪形骸透支体力，所以能够形体健壮，精神饱满，形体与精神完美合一，所以他们都能够享受整个自然寿命，生活100岁才离开人生舞台。

这充分说明，健康长寿离不开正确的思想认识，也离不开正确的养生措施。

《内经》紧接着说，与正确养生形成鲜明对照的是，有些人违背养生的正确方法，把酒像饮料那样拿来就喝，经常过着没有规律的生活，喝醉酒之后还要纵欲竭精，声色无度，大量耗散人体的精血，不知道保持旺盛的精力，不能经常驾驭自己的精神意志，只图放纵快乐，违背生活自身规律，活动睡眠完全没有规律，这样的人能够活到人类寿命的一半，也就是能活50

岁也就不错了。

《内经》的这些论述，不是凭空而论的，完全基于此前和当时社会的真实生活。在悠久的历史上，前人有许多不正确的做法，可以作我们的反面教员。比如，公元前 541 年，晋国的晋平公因为贪恋女色，就得过"蛊惑病"，秦国的名医医和就这个问题的论述，至今还有借鉴意义。

根据人体的生理特点，采取科学而健康的性行为，以提高生活质量，维护身心健康，是非常必要的。古人甚至把食与色等同看待，作为人生天性之中不可缺少的内容。

中医认为，通过房事养生有着悠久的历史，丰富的内涵。

在 20 世纪 70 年代，长沙马王堆出土的汉代医书里，就有许多房中养生的内容。《汉书·艺文志》把"房中"类书籍，当作四大类医书之一，可见其内容相当丰富。在倡导普及性保健知识的今天，研究和借鉴古人房事养生的科学理论，有着积极的意义。

中医性保健内容总的说来，可以概括为：欲不可禁，欲不可纵，欲不可早。而要有时有节，慎房事以养生。

所谓房事，即性生活。房事养生，是我国古代养生学的一大特色。有资料说性生活所消耗的能量，相当于一场体育运动，适当的性生活有利于养生。但是，中医认为，性不可绝，欲不可纵，必须处理好两者的关系。

中医认为，"房中之事，能生人，能煞人。譬如水火，知用之者，可以养生；不能用之者，立可尸之矣。"

性生活应本于自然之道，避免损伤，需得其术，也是养生延寿必不可少的内容。实践证明，适度而愉快的性活动对人的精神与身体健康有益无弊。但是，人类的性行为除机体本身以外，还受社会环境、心理、遗传、疾病等因素的影响。因此，正确地认识和过好性生活，才有益于身心健康。

不可"醉以入房"。酒精是刺激性很强的物质，易引起性器官充血兴奋，使人失去自制力，而导致房事过度，使肾精耗散过多。所以古人反复告诫，"醉不可以接房，醉饱交接，小者面黯咳喘，大者伤绝脏脉损命"，"大醉入房，气竭肝肠，男人则精液衰少，阳痿不举；女子则月事衰微，恶白淹留"。现代医学认为，长期的醉以入房，会使人体免疫系统的调节功能适应性减弱。临床所见阳痿、早泄、月经不调等病，常与酒后房事有关。

节欲保精促长寿。《内经》说："夫精者，生之本也。"精是构成人体的基本物质，是维持人体生命活动的物质基础，保精是强身的重要环节。精乃肾之主，纵欲太过，除伤肾精之外，进而还可伤及其他各脏腑，影响身体健康，甚至促人早衰或短寿。现代医学认为，长期性生活过度，会使人的免疫系统调节功能减退，这是因为性交可引起全身高度兴奋，促使能量高度消耗，器官功能适应性减退。

据统计，中国古代帝王能查出生卒年份的有209人，他们平均寿命只有39岁，其中不到20岁驾崩的就有31人。清乾隆皇帝吸取了短命皇帝们的教训，总结出"酒勿醉，色勿过"等养生术，结果活到了88岁。唐代大医家孙思邈活到了101岁，他的养生名言主张，人不仅要避免大寒、大热，而且要"莫贪色欲，醉饱莫行房"。

另外，肾虚之人，为了获得满意的性生活，应当注意常做强肾保健功。

依据证候治疗未病

中医认为，每一个人尽管阴阳气血不同，可以划分为不同的体质，但是都是自主生活，从出生之后的幼年，到肾气逐渐强盛的青壮年，再到肾气逐渐衰弱的老年，都是自我发展变化的过程。

医学就是为人类的这个过程服务的，只能帮助患者由不健康状态，转化为健康状态，而不能代替患者的生长壮老已的规律。中医的所有治疗措施，都是建立在患者自我康复能力之上的辅助措施。因此，中医强调患者是本，医生为标，只有患者与医生密切配合，才能顺利战胜疾病，恢复健康。

正因为中医重视患者的"主体性"、"自主性"，所以，中医在诊治疾病的时候，一直把患者的感觉作为诊治的主要依据，而不是轻易否定患者的"主观感觉"，不把症状视为表面现象，而是认为通过辨析证候就足以把握疾病的本质。

中医对于疾病的认识依靠四诊所见，尽管有望而所得、切而所得，主要的是问而所得、闻而所得，依靠的主要是症状，古人称其为证候。

西医认为症状是不可靠的，疾病的本质在症状的后边藏着，必须舍弃症状才能发现疾病的本质，一定要找到病灶，这才算断清了病情，抓住了本质。

但是，病灶的出现只是结果，而不是原因，它的形成需要或长或短的过程，很多慢性病的形成往往需要很长的时间。在没有形成病灶之前，往往就形成了中医可以把握的证候。也就是说，在西医还不能确诊，还没有找到病灶的时候，只要你有了身体和心里的不舒服，中医就可以进行治疗。这是中医能够"治疗未病"的长处。

急性病的诊治过程中，也经常可以见到只有证候，而难于发现病灶，或者难于确诊是何种疾病的情况。比如，2003 年的"非典"（SARS）疫情，很多人首先出现发热、身体疼痛等不适，却无法确定是否患了"非典"，处于"疑似"状态。

西医的诊治指导思想是要先找出致病微生物，然后再使用抗击、杀灭微生物的药物，如果找不到致病微生物，就没有可以攻击的目标。在一个新的致病微生物出现之后，研究疫苗、治疗药物的周期也很长，远水不解近渴，也很难办。如果错认了微生物，就有可能发生错误治疗，不仅无效，进一步还会造成不必要的损伤。

中医学自古以来就是研究证候，不管是什么致病微生物引起的传染病，只要出现了发热、头痛、恶寒等证候，就可以进行治疗，而且不用等待确诊病灶、病原微生物，从一开始有不舒服就可以治疗，到以后的各个环节，都有相应的消除证候的方法。因此，中医的治疗可以早期介入，而且越早治疗，疗效越好。

中医依靠形象思维，紧紧抓住症状、体征，把它称为"证候"，作为治疗的依据。因为"证"者，信而有征，可以作为诊治的凭证。中医坚信"有诸内必形诸外，有诸外必根诸内"，抓住了外在的证候，也就是同时抓住了内在的病机变化。这叫做"候之所始，道之所生"。又说："君子务本，本立而道生。"通过反复研究，不断总结，古人建立了"辨证论治"的诊治体系，取得了很好结果。

世界卫生组织曾经发布数据说，世界上有 20% 的人群患有各种疾病，只有 5% 的人是健康的，而 75% 的人群属于亚临床状态，也就是"亚健康"。

亚健康其实是一个含糊的名称，它把众多的自觉身心不适，又无法找到病理证实的人群，含糊其词地称为"亚健康"。

严格地说，这些亚健康的人们，都离开了健康的状态，体内一定发生了某种程度的化学的，或者物理、生物的变化，只是这些变化细微而复杂，还没有形成"病灶"，还没有达到理想的"实证"的程度。然而，每年全世界有 1000 多万人死于亚健康、"过劳死"；几十亿人身心不适，甚至是痛苦不堪，却被当作"没病"，而必须等到有了病灶、需要手术切除、需要器官移植等严重不健康状态时，才能被纳入西医的救治对象，才能得到医疗的帮助，这样的"实证观"，凸显出其认识论上的不足。

中医把追求的目标指向"未病"，当人的健康状态发生了偏移，还未构成明显的疾病状态时就必须治疗，故认为善于诊治的医生应当救其未萌，这才是"上工"的本事。

因为病越轻浅，越容易获得疗效，越容易帮助患者恢复健康。所以中医善于观察，"候之所始，道之所生"，推崇"见微知著"，重视细微证候的捕捉，而且追求动态的"随证治之"。

中医反对在病人患病过程之中，始终拘守一方。不管疾病过程中证候的变化如何，始终用一个药方治疗到最后，这就不是中医的特色。

中医更不赞成对于同一种疾病的不同病人，只应用相同一个药方治疗，而是主张要时刻根据证候的变化"辨证论治"，而不能"病不变方亦不变"，不是"以不变应万变"，是药随证转的治病"活法巧治"。

中医治疗疾病本来不限于药物，更不是只会让人服药。导引、针灸、按摩、祝说疾病之由、心理开导、饮食调节、内服外用，中医治病的方法十分丰富，绝不是仅仅依靠对抗、切除、改造。

中医所用的药物，古人称其为"毒药"，靠丰富的理论与应用经验，可以化毒为药，变废为宝；不按中医理论用药，或者背弃中医的理论，就有可能变药为毒，化宝为害。

因此说，按照中医的理论，萝卜、绿豆皆为治病良药；背离了中医理论，人参、甘草也可致人夭殃。划分毒与药的标准，就是看这个物质对于人体是有利还是有害。有害就是毒，有利就是药。对于张三有利的，未必适合于李四。也就是说，张三的药，可能就是李四的毒。当然，张三这个时候的药，过一个时期可能就是毒。一切以是否有利于健康而定。即使是维生素、阳光、氧气，只要太过分，就会变成毒。

中药是历代中医人的"研究成果"，是道道地地的"分子水平的药物"，而且所含化学成分十分复杂，作用面十分宽阔，影响领域非常广泛，可以称之为"集团军协作作用"的化学药物。正是靠了这十分复杂的中药，中医中药才显示出不同于西医学单一化学成分药的优良作用。

中药追求的是组合效应，西药强调的是个性化的效应。

治病八法代表众法

中药的化学成分复杂，一味药就含着几十种以上的化学物质，一包中药十几味，经过煎煮之后，什么成分煎出来了，煎出来多少，煎出来的成分之间发生了什么变化，产生了什么新物质，新的、旧的物质如何吸收，如何分布，如何代谢，如何起作用等等，用现代的分析化学的方法是难以说清楚的。那么，中医是如何使用具有如此复杂化学成分的中药的呢？

中医是实践性很强的科学，是经过几千年不断总结经验的医学。经过历代中医学家的不断探索，把一个一个独立的经验贯穿起来，逐渐产生了中医理论。使理、法、方、药形成了一个系统的体系，这样就把丰富的经验系统化，有利于传递下去，也有利于继承下来，进一步发扬光大。

首先，中医把人体疾病过程的全部证候，进行归类总结，提出来疾病在表、在里、半在表半在里的病位概念，而不是西医把病位定位于器官结构；把疾病划分为寒性、热性的不同性质，而不是西医的良性、恶性；根据邪气与正气的不同关系，又划分出实证、虚证的差别，而不是西医的具体理化指标过高、过低。当然，这些划分都是为了便于中医治疗。

如果进行总的概括，也可以概括为阴阳两类：表证、热证、实证属于阳证，而里证、寒证、虚证属于阴证。

这种辨别证候、划分归类的过程，就叫做"八纲辨证"。

尽管"八纲辨证"的提法出现于元明时期，但是，八纲辨证丰富内容的积累过程，可以说已经有几千年，中医一直按着这个思路提出问题、思考问题、解决问题，也是中医治疗疾病的特色所在。

在八纲辨证的基础上，形成了治疗疾病的常用方法，也可以概括为"治病八法"。治病八法实际上是中医对于各种治疗方法，进行的总概括。

具体说来，八法就是汗、吐、下、和、温、清、消、补，八种不同治疗方法的总称，各个治疗方法还可以进一步细分，相互之间也可以互相兼顾，所以变化很多，妙用无穷，而不是西医所倡导的"具体化、标准化、规范化"。

中医所说的药性的温凉寒热，不是物理学上的温凉寒热，而是说能够治疗寒性病的药物叫热药，能够治疗热性病的药物叫寒性药。

所以，躺在中医所说的大热药里，你也感不到它热；躺在大寒之物的药里，你也不会觉得它冷。热药只有吃下去之后，你的寒冷才会消失；寒药吃下去之后，你的上火的痛苦也就能够平息。当然，有些药物经过煎煮，再外洗、熏蒸、药浴，也可以通过皮肤经络吸收而起作用。经过人体的"翻译过程"，中药才具有寒热温凉的属性，而不是天然的寒热温凉。

物理学上的寒热温凉，在经过"人体翻译"的时候，结果可能一样。比如，一个人经过桑拿浴的高温蒸，和经过在冰水里的冬泳之后，过几分钟量体温可能都是一样的结果。我们不能说，桑拿浴和冬泳的水温一样，只是人体在接受刺激之后，所作的调整抵消了刺激应该形成的降温和升温。

中药药性的凉热，针对的都是患者的病态，而不是简单的物理现象，它们的温凉寒热属性需要人体患病时的"翻译"。因为患病的人是主体，是一个高度自组织的复杂生命，绝不是医生的"化学实验工厂"，更不是等同于一个药物反应的试管。

对于中药药性的认识，属于中医的"知识产权"，是中医人几千年积累的成果，其基本原理依靠定性、定量的化学分析还不能完全揭示出来。

（1）汗法，亦称解表法。即通过开泄腠理，促进发汗，使表邪随汗而解的治法。

中医认为，一切疾病都可以分为在表与在里两大类，只要邪气在表，或者疾病的位置在表，一般可以因势利导，通过发汗的方法，使疾病随着汗出而解除。

比如各种传染病的早期，大多首先见到既发热又怕冷的现象，中医就把这一阶段的疾病叫做表证。如果病人只发热而没有怕冷的现象，就是里证而不是表证。

表证的治疗可以通过使用发散药物，以祛除表邪，解除表证。

表证虽然都是发热恶寒，但是根据病人的表现特点，可以分为表寒证、表热证。

所谓表寒证，是病人怕冷很严重，而没有咽痛、口渴等上火的表现。可以使用辛温解表发汗的方法治疗，代表方有麻黄汤、桂枝汤、荆防败毒散。

治疗这一类表寒证，一定要注意证候的变化，如果患者服药之后，汗出热退，就不能再继续服用，以免引起不良反应。

如果服药之后，无论出汗与不出汗，只要患者还是发热，已经不怕冷了，表示疾病离开了表证，转成了里证，就不能再吃辛温解表发汗的药方，而必须重新调换方药，清泄里热。

所谓表热证，说的是在发热的同时，还有明显的怕冷，并且口渴、咽痛、舌偏红。这时可以使用辛凉解表的方法治疗，以桑菊饮、银翘散等为代表方。

病人服药之后，热退身凉为病愈，即不需要再服。

如果转为只发热、不怕冷的里热证，就应当加大清热药的使用，以免病重药轻，不能获效。

当然，无论表寒、表热，只要患者平素体质虚弱，就应该在发汗的时候，加一些扶助正气，或是养阴的药物，不能单纯解表发汗。

（2）吐法，亦称涌吐法，主要治疗胸膈以上的病证，属于中医的急救方法之一。

吐法是通过呕吐排除留在咽喉、胸膈、胃脘的痰涎、宿食和毒物等有形实邪，以达治疗之目的的一种方法。包括峻吐法、缓吐法和外探法三种。

峻吐法：用于体壮邪实，痰食留在胸膈、咽喉的病证。如痰涎壅塞胸膈的癫痫，宿食停留上脘之证。代表方有三圣散、瓜蒂散等。

缓吐法：用于虚证催吐。对虚证病人在痰涎壅塞非吐难以祛邪的情况下，可用缓吐法。代表方有参芦饮等。

外探法：以鹅翎或压舌板探喉以催吐。用于开肺气而通癃闭，或助催吐方药迅速达到致吐目的，以及急性中毒的病人，在神志清楚的情况下作急救时用。

（3）下法，亦称泻下法。即通过通便、下积、泻实、逐水，以消除燥屎、积滞、实热及水饮等证的方法。

寒下：主要用于里实热证，大便燥结，腹胀疼痛，高热烦渴，或积滞生热，腹胀而痛；或肠痈为患，腑气不通；或湿热下痢，里急后重特甚；或血热妄行、吐血衄血等。代表方有大承气汤、增液承气汤、大黄牡丹皮汤和三黄泻心汤等。

温下：主要用于脾虚寒积，脐下硬结，大便不通，腹隐痛，四肢冷，脉沉迟；或阴寒内结，腹胀水肿，大便不畅等。代表方有温脾汤、大黄附子汤；也有酌选巴豆以逐寒积的，如备急丸。

润下：主要用于热盛伤津，或病后津亏，或年老津涸，或产后血虚便秘，或习惯性便秘等。代表方有五仁汤、麻仁丸等。

逐水：主要用于水饮停聚体内，或胸胁有水气，或腹肿胀满，凡脉证俱实者，皆可逐水。代表方有十枣汤、舟车丸、甘遂通结汤等。

（4）和法，亦称和解法。是通过和解表里的方药，达到和解半表半里证的一种方法。

和解少阳：主要用于邪在半表半里有少阳证。证候有寒热往来，胸胁苦满，心烦喜呕，口苦咽干，苔薄脉弦等。代表方为小柴胡汤。

调和肝脾：主要用于肝脾失调，情志抑郁，胸闷不舒，胁痛，腹胀，腹泻等病证。代表方为痛泻要方。

调理胃肠：主要用于胃肠功能失调，寒热往来，升降失司而出现的脘腹胀满，恶心呕吐，腹痛或肠鸣泄泻等证。代表方为半夏泻心汤、黄连汤等。

调和胆胃：主要用于胆气犯胃，胃失和降。证见胸胁胀满，恶心呕吐，心下痞满，时或发热，心烦少寐，或寒热如疟，口苦吐酸，舌红苔白，脉弦而数者。代表方为蒿芩清胆汤。

（5）温法，亦称温阳法。即通过扶助人体阳气，以温里祛寒、回阳救逆的一种方法。

温里散寒：主要用于寒邪直中脏腑，或阳虚内寒而出现的身寒肢冷，脘腹冷痛，呕吐泄泻，舌淡苔润，脉沉迟弱等。代表方为理中汤、吴茱萸汤等。若见腰痛水肿，夜尿频数等脾肾虚寒，阳不化水，水湿泛滥之证，宜用真武汤、济生肾气丸等方药。

温经散寒：主要用于寒邪凝滞经络，血脉不畅而见的四肢冷痛，肤色紫暗，面青舌瘀，脉细而涩等证。代表方选用当归四逆汤等。

回阳救逆：主要用于疾病发展到阳气衰微，阴寒内盛而见四肢逆冷，恶寒踡卧，下利清谷，冷汗淋漓，脉微欲绝等。代表方为四逆汤、参附汤等。

（6）清法，亦称清热法。即通过寒凉泄热的方药和措施，使邪热外泄，清除里热证的一种方法。

清气分热：主要用于邪入气分，里热渐盛，出现发热，不恶寒反恶热，汗出、口渴、烦躁、苔黄，脉洪大或数。代表方为白虎汤。

清热解毒：主要用于热毒诸证，如温疫、火毒内痈等。代表方为五味消毒饮、黄连解毒汤和普济消毒饮、清瘟败毒饮等。

清热凉血：主要用于邪热入营分，神昏谵语，或热入血分，见舌红绛，脉数及吐血、衄血、发斑等情况。代表方为清营汤、犀角地黄汤。

清热养阴：主要用于热病后期，津伤阴虚，夜热早凉，或肺痨阴虚，午后潮热，盗汗咳血等证。代表方为青蒿鳖甲汤、秦艽鳖甲汤。

清脏腑热：适用于邪入于某一脏腑。如心火炽盛，烦躁失眠，口舌糜烂，大便秘结。代表方为大黄泻心汤。心火下移小肠，兼见尿赤涩痛者，用导赤散泻心火。肝胆火旺可用龙胆泻肝汤等。

清热除湿：主要用于湿邪为患，根据其病性病位不同选用不同方药。如肝胆湿热用龙胆泻肝汤；湿热黄疸用茵陈蒿汤；湿热下痢用香连丸或白头翁汤等。

（7）消法，亦称消导法。即通过消导和散结，使积聚之邪逐渐消散的一种方法。

化食：主要用于消食化滞的方药以消导积滞。如见胸脘痞闷，嗳腐吞酸，腹胀或泄泻等证。常用药为大山楂丸、保和丸、枳实导滞丸等。

磨积：主要用于气积证，用良附丸；火郁证，用越鞠丸；肝郁气滞证，用柴胡疏肝散；血瘀刺痛，用丹参饮等。

血积而言，以活血为主，如失笑散治真心痛及胸胁痛。破血，常用血府逐瘀汤、桃核承气汤等。

豁痰：主要用于风寒犯肺，痰湿停滞，用止嗽散、杏苏散；痰热互结，壅滞于肺，用清气化痰丸；痰湿内滞，肺气上逆，用射干麻黄汤等。

利水：主要用于水饮证，根据停留的部位不同，选用不同方药。如水饮内停中焦者，可选用茯苓、白术、半夏、吴萸等药物；其在下焦者，虚寒用肾气丸，湿热选八正散；水饮外溢，阴水选实脾饮、阳水用疏凿饮子等。

（8）补法，亦称补益法。是指人体阴阳气血之不足，或补益某一脏之虚损的方法。

补气：主要用于气虚病证，如倦怠乏力，呼吸短促，动则气喘，面色苍白，食欲不振，便溏、脉弱或虚大等。代表方为四君子汤、补中益气汤。

补血：主要用于血虚病证，如头眩目花，耳鸣耳聋，心悸失眠，面色无华，脉细数或细涩等。代表方四物汤、归脾汤、当归补血汤。

补阴：主要用于阴虚病证，如口干，咽燥，虚烦不眠，便秘，甚则骨蒸潮热，盗汗，舌红少苔，脉细数等。代表方为六味地黄汤、左归丸、大补阴丸等。

补阳：主要用于阳虚病证，如畏寒肢冷，冷汗虚喘，腰膝酸软，泄泻水肿，舌胖而淡，脉沉而迟等。

中医历代医家总结的治疗疾病的方法很丰富，初步介绍了上述具有代表性的八法。

八法的使用，可以单独运用，也可以综合起来使用。使用的原则是使治疗方法与人体的疾病性质互相契合，灵活变通运用，而不是始终守着一种方法，这实际是一种创新过程，也只有这样才能取得好的疗效。

清代名医程仲龄《医学心悟》说："一法之中八法备焉，八法之中百法备焉。"说的就是中医治疗的原则性与灵活性的完美结合，活法巧治，善于变通，因人、因时、因病而异，这就是中医临床辨证论治的灵魂。

治病寻求阴阳平衡

阴阳是天地之间最根本的规律。中医学认为，疾病可知、可防、可治，要达到防治疾病的效果，就要依靠阴阳、调节阴阳、恢复阴阳的平衡关系。

中医认为"人生有形，不离阴阳"。人的正常生命过程是阴阳二气对立统一运动的动态平衡过程。即"阴平阳秘，精神乃治"。

阴阳平衡是生命活动的根本需要。阴阳如果是平衡的，我们人体就能够健康。如果阴阳失衡，人体就会患病，就会早衰，甚至于死亡。所以养生的宗旨最重要的就是维护生命的阴阳平衡。

中医的健康观是动态的，认为健康与疾病，是经常互相转化的，绝不是一劳永逸地处于一种状态。因此中医主张未病之前，重视形体和精神调养，应当顺应四时阴阳变化，调整生活起居，还应节制情志活动等，以使人体阴阳气血保持相对协调，从而使正气充盛，防止病邪侵入，主张有病早治，无病先防，已病防变。

临床上，虽然有属于阴阳的实证和虚证，但是平素生活里，以阳虚证、阴虚证为多见。

阳实证多出现于外感病的过程之中，前面我们说的"清法"、"下法"主要针对的就是阳实证；而温法主要是针对偏于阴实的病证。此处不再重复。

什么是阳虚？阳虚就是人体全部机能低下，或者某一个脏器功能偏衰，某一个脏器的功能减退。阳气代表热力，阳热不足，就会出现寒的表现。寒的表现一个是怕冷，一个就是手脚发凉，另外少气乏力疲倦，脉搏很弱，这就是阳虚。

阳虚证产生的原因，一是先天父母遗传的禀赋不足，或者是后天过度劳累，久病伤阳，饮食不当，营养不良，服用的药物过于寒凉等，都可以损伤阳气，造成阳虚证。

阴虚证是指体内津液精血等阴液亏少而无以制阳，滋润、濡养等作用减退所表现的虚热证候。它属于虚证、热证的性质。阴虚证的临床表现，以形体消瘦，口燥咽干，潮热颧红，五心灼热，心烦失眠，手足心热，干咳少痰，痰中带血，耳鸣耳聋，腰酸遗精为主。

阴虚证多见于温热病后期，阴液耗伤；或者在内科杂病的过程之中，情志郁结，气郁化火，灼伤阴液；或因吐泻太过，伤津耗液；或过食辛辣、香燥之品，或用温燥药物太过，耗伤阴液所致。

在疾病过程中，影响疾病转归的因素很多，因此，阳证可以转化为阴证；热证可以转化为寒证；实证可以转化为虚证；表证可以转化为里证等。诊治疾病时，必须"谨察阴阳所在而调之，以平为期"。

其实，阴阳是一个很宽泛的名称，它可以概括表里、寒热、虚实、上下。

因此，全身的病证都与阴阳有关，各种正确的治疗措施也都离不开调整阴阳。解表发汗、清泄里热、和解表里、温里散寒、回阳救逆、调整气血都是调整阴阳的具体措施。

调节阴阳的治疗措施，并不限于狭义的阴虚证、阳虚证的治疗。

对于体质偏于阴虚或者阳虚的人，除了吃药调整之外，还应该重视饮食的调养。《内经》说，"五谷为养，五菜为充，五果为助"，就是说除了药物治疗的措施之外，饮食调节作为善后处理是非常重要的，不容轻视。因此，中医主张"谷肉果菜，食养尽之"。

（1）中医对于肾阴虚患者，可以通过食疗进行调养，下面介绍几个常用食疗方，提供给大家做参考。

［方一］

枸杞百合羹：枸杞子 30g，百合 60g，鸡蛋黄 2 个。将枸杞子、百合加水 1000ml 煎煮至 300ml。然后取鸡蛋黄 2 个，搅烂，倒入汤中。加冰糖适量调味，1 日分 2 次吃。适合于肺肾阴虚患者，对于咽干咳嗽、五心烦热，有一定保健作用。

［方二］

地黄枣仁粥：酸枣仁 30g 研碎，生地 30g，大米 100g，枣仁与地黄先水煎取汁 200ml，加入煮好的米粥中，日服一次，宜常服。适合于心肾阴虚患者，对于心烦失眠、口干盗汗患者，有一定的治疗作用。

［方三］

制首乌 10g，枸杞子 10g，桑椹 10g，大米 100g，红糖少许，同煮粥，早晚食用。适用于肝肾阴虚，腰膝酸软，须发早白者。

（2）对于肾阳虚患者，中医认为可以通过食疗进行调养，下面介绍两个常用食疗方，提供给大家作参考。

［方一］

仙茅仙灵脾羊肉汤：羊肉 250g，仙灵脾 15g，仙茅 10g，龙眼肉 10g。

将仙茅、仙灵脾洗净，用纱布包裹。羊肉洗净，切小块。把全部用料一起放入砂锅内，加清水适量，武火煮沸后，文火煮 3 小时，去药包，调味即可。随量饮用。对于腰膝酸软、周身乏力、手足发凉等证，有一定保健作用。

［方二］

龙眼肉 30g，生晒参 10g，黄芪 15g，酸枣仁 10g，大枣 10 枚，水煎分早中晚服用，可用于心血亏虚、健忘失眠、手足不温患者。

恢复和谐脏腑不争

根据五行学说，五脏之间互相资助、制约，构成一个整体，在生理上关系密切。人体在患病之后，脏腑之间也互相影响。比如疾病过程之中的病证转变，就可以分为相生关系的传变和相克关系的传变。

1. 疾病过程之中，脏腑之间互相影响

中医认为脏腑之间，存在着互相依存的关系，在患病之后可以出现不同形式的影响。主要有：

（1）按相生关系的传变：包括"母病及子"和"子病及母"两个方面。

母病及子：是指疾病的传变，从母脏传至子脏。即疾病的传变是按五行相生次序而传变的。

如：肝病及心（木生火）、心病及脾（火生土）、脾病及肺（土生金）、肺病及肾（金生水）、肾病及肝（水生木），一般先有"母脏"疾病，然后影响及"子脏"，出现"子脏"的症状。

子病犯母：又称"子盗母气"，是指疾病从子脏传及母脏。即疾病的传变规律，是逆着五行相生次序而传变的。一般先有"子脏"疾病，然后影响"母脏"，出现"母脏"的症状。

如：心病犯肝，肝病犯肾，肾病犯肺，脾病犯心，肺病犯脾等。

（2）按相克关系的传变：包括"相乘"和"相侮"两个方面

相乘传变：即五脏之间相克太过而发生病变，简称"过克"。即沿着相克的次序而发生病情的传变。肝病传脾（木克土）、脾病传肾（土克水）、肾病传心（水克火）、心病传肺（火克金）、肺病传肝（金克木）。

这种相乘传变有两种情况：

一是由于一方的力量过强，而致被克的一方受到过分克伐。如：肝（木）气郁滞，影响脾（土）的运化，谓之"肝木乘脾土"，也就是"过克"。

另一种是由于被克的一方本身虚弱，不能任受对方的克伐，从而也可出现克伐太过的病理现象。如：首先有脾胃虚弱，后来导致肝气乘犯，出现"土虚木乘"。

相侮传变：即五脏之间"反克"而发生病变。也就是疾病的传变是反着相克次序而逆向传变的，这就是"反克"。

如：肝病传肺（木侮金）、肺病传心（金侮火）、心病传肾（火侮水）、肾病传脾（水侮土）、脾病传肝（土侮木）。

形成相侮传变亦有两种情况：一是由于一方太盛，不仅不受克己的一方所施行的克制，而且对克己的一方进行反克。如肝木升发太过，不仅不受肺金的肃降的制约，而且会对肺金进行反克，使肺失清肃，引起咳嗽并上气，甚至"咯血"等，称之为"木火刑金"。

另一种是由于一方的虚弱，丧失克制对方的能力，反而受到被克一方的克制，而导致反克的病理现象，如：脾（土）气虚弱，不能运化（肾）水液，导致肾水泛滥，形成水反克土的病证。

总之，疾病的传变，不外乎相生和相克两个途径，也即母病及子、子病及母、相乘、相侮四种方式。

由于每一脏和其他四脏都存在生我、我生、克我、我克四方面的关系，所以每一脏的病变都有可能按五行生克关系与其他四脏相互传变。

五脏、五行之间的这种关系，是一个体系之内复杂关系的总合，是所谓"牵一发而动全身"，强调一种整体的关系，是普遍联系，这就是中医诊治疾病的特点。

中医诊断疾病，不是排他性的强调"纳入标准"，而是时刻强调疾病处于动态转化的过程之中，转化的结果也是复杂多变的，不是单一方向的因果关系。

这是中医学解决复杂临床问题的大智慧，绝不是诡辩论，不是万应眼药。中医因为有这样的理论，所以具有广泛的普适性，可以即时随机地调整诊治思路，适应瞬息万变的临床实际，使自己的理论体系永远立于不败之地。

2. 利用脏腑关系，进行调节治疗

根据母子相生和相乘、相侮的疾病传变规律，一脏受病可波及其他四脏。

因此，在治疗时除针对所病之脏进行处理外，还应调整其他脏腑，以控制其传变，这也是在"整体观"指导下的治疗思想。

（1）根据相生关系确定的治则治法，有补母和泻子两种措施，分别治疗虚证和实证两个方面。

①补母：在虚证的时候，利用脏腑之间的母子相生关系，加强其相生力量。在子脏虚弱，影响母脏（如肾水虚影响肺金亦虚）的时候；或母脏虚弱，影响子脏（如脾土虚影响肺金虚）的时候；或单纯的子脏虚弱，均可用补母之法。即所谓"虚则补其母"，补母能令子实。临床常用的治疗方法有：

滋水涵木法：即是滋肾阴（水）以养肝阳（木），涵敛肝阳的一种治疗方法。适用肾阴亏损而肝阴不足，以及肝阳偏亢之证。

益火生土法：其意本来是通过补心火，以生脾土。但由于后世命门学说的发展，认为肾中的命门火才是真阳、真火，所以"心火生脾土"的概念，在临床实际运用的时候，已为"命门火生脾土"所代替。故益火生土法，就是温肾阳而补脾阳的一种治疗方法，适用于肾阳衰微而致脾阳不振之证。

培土生金法：是通过补脾胃以补肺金之不足的一种治疗方法。适用于脾胃虚弱而致肺气不足，或肺病及脾而致脾虚之病证。

金水相生法：实际上此法属于两脏同治法，是滋养肺肾阴虚的一种治疗方法。适用于肺虚不能输布津液以滋肾，或肾阴不足不能滋养于肺，而致肺肾阴虚者。

②泻子：是用于有母子关系的脏腑，出现实证之后的一种治疗方法。

泻子可以使子气衰，则母实可平，如肝火盛，可采用泻心火有助于泻肝火。

（2）根据相克关系确定的治则治法：

抑木扶土法：是以疏肝健脾药，治疗肝旺脾虚证的一种方法。运用于肝强脾弱、肝强胃弱和肝脾不和、肝胃不和之病证。实际上包括疏肝健脾、平肝和胃、调理肝脾法。

培土制水法：是采用温运脾阳、健脾益气的治法，以制止肾水泛滥的一种治疗方法。适用于脾虚水泛、脾肾阳虚、水湿停聚等病证。

佐金平木法：是清肺气以抑制肝木的一种方法，适用于肺失清肃，不能制约肝木，以致肝火上逆等病证。

泻南补北法：又称泻火补水法，是泻心火滋肾阴的一种治疗方法。适用于肾阴不足，心火亢盛，心肾水火不济，心肾不交之证。

总之，在疾病的过程之中，除了直接治疗本脏腑的寒热虚实之外，通过五行生克乘侮的联系，治疗相关脏腑的偏盛、偏衰，可以有利于恢复本来存在的平衡制约关系，使人体由不平衡状态，转为平衡和谐的生理状态。人体也就由疾病状态，转为健康状态。

流通气血祛除痰湿

气在人体里具有非常重要的作用。具体地说，先天之气来源于父母的遗传，后天之气来源于脾胃之中水谷精微物质。后天之气，再加上吸入的自然之气，二者在胸中汇合，称为"宗气"，由肺主宰，出入升降，无处不到。气输送到皮毛，就温暖皮肤，滋润皮肤，调剂汗孔开泄，推动血液运行，也是水液分布、升降的动力。

每一项脏腑功能的发挥，都离不开气的推动作用。气的这种特殊作用，被称为"气机"。虽然"肺主气"，然而，气的升发疏泄，与肝的升发疏泄、脾的运化转输关系密切。

若脏腑受病，则容易气机郁结，或气逆不降，发为"气病"。气病涉及的范围，从广义上说，有气滞、气逆、气虚等，包括实证和虚证两个方面。而这里所指的"气病"，是从狭义上来说的，仅仅是指实证而言，气虚证我们在前边的补法里已经作过介绍。

气病实证多见气滞和气逆。气机郁结病者，须以行气剂，行气解郁结；气逆上冲者，则须用降气剂，降气以降逆平冲。

脾胃气滞，主证见有脘腹胀满，嗳气吞酸，呕吐食少，大便失常等，常以疏理脾胃气滞的药物，如陈皮、木香、川楝子、乌药、香附、厚朴、枳实、小茴香、橘核等为主，组成方剂，进行治疗。常用的方剂有木香顺气丸、胃苏冲剂等。

肝气郁滞，主证见有胸腹胁肋痛，疝气痛，妇女月经不调，痛经，乳房胀痛等，常以疏肝理气、解郁散结的药物为主，组成方剂或制剂，如柴胡舒肝丸、加味左金丸等。

肺气上逆，多见有气喘咳嗽等，常以降气平喘药物为主，组成方剂或制剂。气逆与气滞证候，常同见于临床，故常用降气和行气的药物组合成方，如苏子、杏仁、沉香等，方剂如苏子降气丸等。

胃气上逆，常见有呕吐、反胃、呃逆等，常以降逆止呕药物为主组成制剂。常用降逆和胃、止呕药组成方剂，药物如旋复花、代赭石、半夏、陈皮、丁香、柿蒂等，方剂如旋复代赭汤、小半夏加茯苓汤、气滞胃痛冲剂等。

血在身体里也具有非常重要的作用，它主要来源于饮食的水谷精微物质，经过吸收，注入心脉，在心阳的作用下，化生为血。"血主濡之"，不仅皮肤的润泽来于血液的滋润，而且肢体运动、耳听目视等都需要血的参与。

血属阴，它的运行要靠气的推动，中医说"气为血之帅，血为气之母"，说的就是两者互相依存的密切关系。

血在运行的过程之中，气滞、气虚都会引起血流不畅，形成血瘀证；血液如果受到寒邪、热邪、湿浊邪气的阻碍，也会凝涩不畅，发生血瘀。

血瘀发生之后，可以影响许多环节，发生于外的主要证候就是疼痛、肿胀，中医常说"痛则不通，通则不痛"。

血瘀时也可以伴有面色、舌色紫黯，舌有瘀斑。

治疗血瘀，以活血化瘀为主，可以兼顾理气、补气、散寒、除热，以消除造成血瘀的原因。

活血化瘀是祖国医学治疗大法之一，是血瘀证的特有治法，是我国劳动人民同疾病斗争积累的宝贵经验，已形成系统的理法方药，指导着中医辨证论治。

瘀血学说始于《内经》，其中记载了各种不同类型的血瘀证的形成原因，治疗以针刺为主，方剂还不成熟。

汉代张仲景总结前人的经验，在《伤寒论》及《金匮要略》中制订了不少活血化瘀的方剂：桃核承气汤、抵当汤治蓄血证，鳖甲煎丸治疟母，桂枝茯苓丸治妇人腹中包块，下瘀血汤治腹中干血及经水不利等。

宋代《和济局方》的失笑散治疗心腹痛。

元代李东垣《医学发明》的复元活血汤治从高处坠下，恶血留于胁下，痛不可忍。

明代《古今医鉴》消瘀饮，治瘀血腹痛；《寿世保元》活血汤，治死血腹痛，痛处不移。

清代《医宗金鉴》桃红四物汤，治血瘀所致的月经不调和痛经；陈修源《时方妙用》丹参饮，治气滞血瘀导致的心腹胃脘痛等。

尤其需要提出的是，清代王清任《医林改错》，对活血化瘀学说有重大贡献，制订了通窍活血汤、血府逐瘀汤、膈下逐瘀汤、少腹逐瘀汤等系列方药，疗效卓著，治愈了很多顽难病证。他还用补阳还五汤主治半身不遂；身痛逐瘀汤主治痹证诸痛；癫狂梦醒汤主治癫狂；下瘀血汤主治血臌，其治疗范围更加扩大。

他除了常用当归、赤芍、川芎、丹皮、桃仁、红花、蒲黄、五灵脂、没药、地龙等活血化瘀药外，还配合柴胡、玄胡、香附、枳壳、乌药、小茴香、麝香等理气通络药。这些方药都具有活血化瘀、散结通络的功效，适用于瘀血凝滞所致的各种疾病，这是《内经》"结者散之"、"留者攻之"和"血实者决之"等治则的具体运用。

现代活血化瘀研究更加深入，甚至日本等国也参加了有关领域的探索。活血化瘀的有关机理，逐步得到揭示。

2003年度国家科技奖在京隆重颁发，在获奖的项目中，医药卫生类项目共有26项。"血瘀证与活血化瘀研究"获得2003年度国家科技进步奖一等奖。这是中医药学界自1984年国家始颁科技进步奖以来，第一次获此殊荣。

痰湿是中医特有的病理概念，虽然西医也说痰，但是，西医所说的痰都是气管里的分泌物，不涉及全身影响。中医所说的"痰证"，其含义要复杂得多。

痰证是因体内水液代谢失常，而产生一系列证候的一类病证。

痰的形成，主要是来源于体内的水湿，水停下来，或者水分太多，就形成湿；湿浊聚集就形成痰，比痰清稀一点的就是饮。

历代有"痰饮"、"流饮"、"淡饮"等不同名称。一般有广义之痰和狭义之痰的区分。狭义之痰指呼吸道的分泌物，咳之可出，有形质可辨者，又称有形之痰；广义之痰，多为无形之痰，表现症状纷繁，不易被查知，故有"怪病多痰"之说。

《诸病源候论》将痰与饮分为两证，即后世所说稠浊者为痰，清稀者为饮，这种对痰饮证的分类法，影响深远。现今一般中医的教材中，均列痰饮一证。

痰证是中医领域中许多疾病的一个带有共性病机的一类证候，涉及的病种很多，故有"百病兼痰"的说法。

由于其症状纷繁庞杂，尤其是一些无形之痰，也就是没有吐痰，却停留在体内许多组织部位的痰，这样的病证辨识起来有相当的难度。症状不典型，又无明显形质可辨，有些奇病怪病又多责之于痰作祟。故痰证中有相当比例的证候确属疑难，中医说"怪病多痰"就是这个道理。

尽管如此，痰证中大多数病证还是可辨可治的，而且只要积累丰富的辨痰经验和用药经验，疗效比较理想，部分病例的疗效优于西医治疗。

由于脾主运化水湿，所以中医说"脾为生痰之源"；因为，肺和气管有病变的时候，经常可以咳出痰来，所以中医又说"肺为储痰之器"。

明代《景岳全书》说："五脏之病，虽俱能生痰，然无不由乎脾肾，盖脾主湿，湿动则为痰；肾主水，水泛亦有痰。故痰之化，无不在脾；而痰之本，无不在肾。所以凡是痰证，非此即彼，必与二脏有涉。"

临床上根据痰饮的病因、证候和部位的不同，又分为风痰、寒痰、湿痰、燥痰、热痰、虚痰、实痰、气痰等病证。

因风生痰：风为六淫之首，风邪伤人，首先犯肺，肺气失宣，清肃失司，水液不布，聚生痰浊，可见咳喘咯痰之症。如风夹痰浊，流窜经络，可见口歪眼斜，或肢体游走痹痛，麻木不仁。

因寒致痰：寒为阴邪，易伤人之阳气，寒盛阳虚，水液失于温运，凝结成痰，其证见咳喘、咯痰清稀色白、骨痹冷痛等证。

因湿生痰：湿邪重浊黏滞，如气候潮湿，坐卧卑湿，涉水淋雨，则湿邪侵犯人体，留而不去，久聚生痰；或湿郁化热，湿热相煎，炼液为痰；或湿困脾胃，脾失健运，遂成生痰之源。

因暑生痰：暑邪乃火热所化，伤人易耗津伤液，炼液为痰。且暑邪易夹湿，暑热蒸化湿浊而生痰邪。

因燥生痰：燥邪伤人，最易伤肺，致津液燥干为痰。临床见症常为干咳少痰，或胶结难咯，或痰中带血，咳而不爽。

火热生痰：六淫之火，多指直接感受的温热邪气，或由他邪郁而化火而成。温热邪气，首传肺胃，肺居上焦为贮痰之器。火为无形之气，必附于有形之痰，方能猖獗为害，轻则致肺气受阻，宣肃失司，为咳为呕，甚则痰热久滞，蒸迫心神，为蒙为瞀，扰动肝风，为闭为厥，诸症多端，皆与痰火作祟有关。

肺主一身之气，主宣发肃降，通调水道。若外邪袭肺，或肺气本虚，津液可聚而生痰。所谓"肺为贮痰之器"，此既指肺脏本身之疾致肺内生痰（如肺系疾病的咳喘多痰等有表之痰），又指肺不能输布津液，停聚变生的痰，及阴虚火旺灼液为痰，还涉及他脏之病影响肺，而产生广义之痰，如脾肾功能失常，生痰上壅于肺。

　　情志失调，可引起脏腑功能活动失调，水液代谢障碍而生痰。且痰之为病，又常引起情志异常，如痫证的反复发作、癫狂之失态及中风之昏迷，皆多为痰证所致。

　　饮食自倍，饮食不洁，或饮食偏嗜，皆可致脾胃运化水湿功能失常而生痰浊。饮食自倍，食物不能及时腐熟运化，食滞过久，郁而化热生痰。

　　脾为后天之本，是气血津液生化之源，主运化水湿水谷，散津于周身。若脾失健运，水谷精微转化失其正，输布失其常，则聚湿生痰。

　　肾阳虚衰，火不制水，阳不化阴，水反乘脾，脾失运化，可湿聚生痰。或肾精不足，阴虚阳偏盛而虚火内炽，灼津为痰。

　　肝主疏泄，为气机之枢，津液之输布赖肝正常疏泄，但肝气易郁、易亢、易横逆犯土。若肝气郁结，则津滞为痰；若肝阳亢逆，则阳热灼津为痰；如肝木乘土，致脾失健运，聚湿为痰。

　　心主血脉，心之阳气不能推动血液、津液运行，津血迟滞可生痰瘀之证。或由于心之气血不足，他脏之痰乘虚入心，变生痰证，如常见的痰阻心窍、痰蒙心神等证，均是心之功能失调，而痰证遂生。

　　停留在人体内的湿，其来源有天、地、人之不同。

　　暑天炎热，雨湿充沛，氤氲蒸腾，可以影响人体的水湿代谢，容易发生湿病。人们感受雾露雨淋而生病，是天之湿伤人；久居潮湿之地、江河湖海之滨或水中作业发生湿病，是地之湿伤人；暴饮无度，过食生冷，素嗜浓茶，或饥饱失常，过食肥甘厚味，伤及脾气，造成脾失健运、水湿内停的病证，是人体自感之湿证。

　　天地之湿伤人，常在脾气不足之时；而伤于饮食的内湿，又多有脾虚。因而，脾虚湿盛是发生湿浊为患的主要原因，脾胃功能的强弱与湿阻证的疗效、预后、转归有密切关系。

　　"五脏六腑皆禀气于胃"，脾胃为后天之本。湿邪既是病理产物，又可成为病因，一旦停留于体内，不仅阻碍气血运行和津液的输布；同时，又可使脾胃进一步受损，影响气血的化生。

　　如果年老体衰，消化转运功能日渐衰退，易受环境、饮食、情绪等因素的影响，损伤脾阳，致脾失健运，湿邪停聚，化源不足，是容易发生湿阻证的根本原因。湿阻证大多脾胃虚弱，所以健脾利湿起着重要作用。

　　一般说来，外湿侵袭，邪在肌表、肺卫，需要芳香化湿，可使用藿香正气散治疗；中焦脾胃的湿阻证，多见呕吐腹泻，应当健脾利湿，可以使用参苓白术散、泻心汤等加减治疗；湿浊停聚下焦，小便不利，大便不爽，肢体重着，应当淡渗利湿，可以使用六一散、五苓散加减治疗。

总起来看，中医所说的气滞、血瘀、痰饮、湿浊，它们的形成都是因为脏腑功能失调，使本来属于生理精微物质的东西，转化为了病理产物。

它们都是因为流动性不够，而形成停滞的病理物质。中医治疗这些病证的目的，就是要转化这些病理物质，使它们活化起来，重新回到生理状态，变为有用的精微物质，供给生命代谢需要。停滞的水湿，可以通过"利湿"的措施，逐渐活化，形成流动的水液，重新成为升降出入的生命物质；停滞的血液，经过活血化瘀治疗之后，"瘀"化了，血活了，又流动起来。

影响气机运行，阻碍新陈代谢的"邪气"，在中医的手里，竟然又成了生命活动不可或缺的基本物质。这是多么美妙的战略！

化饮利水，健脾利湿，消食导滞，升清降浊，育阴散热，回阳救逆等等，都与活血化瘀一样，体现出中医的大智慧。

组方选药如同调兵选将

中药虽然大多属于植物药，历代的中药著作也称为《本草》，中药还是不能等同于植物药，这并不是说中药之中还有动物药、矿物药，而是说中药是古人经过大量实践发现、用中医理论总结概括出来的药物。我们说附子、干姜热，黄连、知母寒，但是，你用它们把自己埋起来也觉不出附子干姜的热，也观察不到黄连知母的寒。这种药性的寒与热，是作用于有病的人体之后显现出来的，属于中医的"研究成果"，是中医几千年不断实践总结出来，符合其理论体系、用其特定语言表达的经验结晶。

使用中药的时候，虽然有单用一味药应用的情况，但是更多的时候是多味中药联合使用。多味中药联合起来，组成一个方剂使用，就应该遵循中医的理论，使方药与病证紧密契合起来，才能取得好的疗效。

《周礼·医师章》就说："医师掌医之政令，聚毒药以供医事。"《内经》也说："大毒治病，十去其六。"

也就是说，在传统的中医理论之中，药与毒不分，药就是毒，毒就是偏性。医生用药之偏性，纠正、弥补病人的偏性，以达到平衡，恢复健康。

正因为中医心里经常存有"毒"的观念，所以才讲究道地药材、讲究配伍、讲求炮制、讲求辨证论治、讲求治与养结合。

因此，中医能够变毒为药，化害为利，变废为宝。

甚者独行单方一味

神农尝百草的传说，从一个侧面反映了中药起源的过程是很艰难的，需要经过人们不断的探索分析，经历千万年的反复验证、总结，才认识了具有治疗作用的药物。

古代很多中药学著作都称为《本草》，在这样的著作之中，都是记载单味中药具有什么治疗作用的，而不是记载方剂的作用，有的书把方剂附载于药物的后边。李时珍的《本草纲目》就附有大量方剂。

《论语》里曾经记载说，季康子送药给孔子。孔子说自己对于药物的知识了解不多，不敢轻易服用。这既反映出孔夫子谨慎求实的态度，也说明当时药物知识不够普及，被少数官医垄断着。

《左传》曾经记载，公元前630年，卫成公到晋国去访问。由于卫成公犯了一个错误，得罪了晋侯。晋侯想治卫侯死罪，而实际上卫侯的错误比较轻微，"罪不及死"不能处死卫侯。晋侯翻来覆去地动脑筋，要想办法杀死卫成公。于是就命令他的御医，一个叫医衍官医，借给卫侯治病的机会下毒药，毒死到晋国访问的卫侯。

在这件事情之中，晋国的官医医衍很是无奈，他必须奉君命行事，因为他吃的是官府的俸禄；但是，借救人的机会害人，是严重违背一个医生职责的行为，他很为难。卫成公的臣子宁俞知道了这件事情的线索，就借机劝说医衍，天地良心地晓以大义，并送给医衍厚重的礼金。经过他们两个人的秘密协商，终于达成一个瞒天过海的协议：以少量的鸩毒给卫侯服药。这件事做得天衣无缝，既以服从命令瞒过了晋侯，也没有毒死卫侯；医衍既收了厚礼，也没有因此而获欺君之罪。竟然以两全其美，取得了让后人称赞的效果。

今天，透过历史的重重迷雾，我们可以舍去其中的道德伦理的恩恩怨怨，剩下的医学史实向我们表明，医衍已经完全掌握了鸩毒的中毒和安全使用的用量问题。

《尚书》之中说，治疗四肢发凉疼痛的病证，吃药之后如果没有达到头晕目眩的程度，这种病就不会治愈。这种记载，今天看来仍然是有事实依据的。

最早的药物学著作《神农本草经》，约成书于汉代，书里收载了365味中药，分成上、中、下三品。上品 120 种，主要是一些无毒药，以滋补营养为主，既能祛病又可长服强身延年；中品 120 种，一般无毒或有小毒，多数具补养和祛疾的双重功效，但不须久服；下品 125 种，是以祛除病邪为主的药物，多数有毒或药性峻猛，容易克伐人体正气，使用时一般中病即止，不可过量使用。全书共记载了 365 种药物，而这种分类方法也是最原始的药物分类法，便于选择和使用可以轻身延年及养生保健的药品，同时提供了治疗疾病的安全有效的药物范围。但是，这种分类方法并不能明确分出药性和主治病证的特点，不太方便于从医者的学习和整理，现在已不常用了。

《本草经集注》（约 480～498）是南北朝梁代陶弘景所编著。陶氏认为《神农本草经》自魏晋以后，经过不少医家的增损，存在许多品种混乱的问题，于是进行整理、注解。又从《名医别录》中选取 365 种药与《本草经》合编在一起，名之为《本草经集注》。本书共 7 卷，载药 730 种，分玉石、草木、虫兽、果、菜、米食、有名未用 7 类，这是药物分类的一个进步，但每类之中仍分三品。

《本草经集注》经历了 100 多年，有一些论述需要更改和修订。同时，随着医生临证经验的不断增加和中外医药交流的进展，在中药谱上，又增加了许多新药和海外来药，需要对于药物学的书籍进行一定的补充。另外，陶弘景生活在南北朝对峙的南方，对北方的药物无法全面地了解，难免会有遗漏。因此，重新编写一部新的本草书，在当时的条件下是非常必要的。于是，苏敬的这个请求很快就被批准了。

《新修本草》是在公元 659 年由唐代苏敬等 20 余人编写的中国政府颁行的第一部药典，共收载药物 850 种。它比欧洲最早的《佛罗伦萨药典》（1498）早 839 年，比 1535 年颁发的世界医学史上有名的《纽伦堡药典》早 876 年，比俄国第一部国家药典（1778 年颁行）早 1119 年，所以《新修本草》有世界第一部药典之称。

宋代开宝年间（973～974，宋开宝六年至七年）对于唐代的《新修本草》进一步修订，收载新旧药物 983 种，共 21 卷。名曰《开宝重定本草》。大观二年（1108），又修订成了《大观本草》。宋代还有一本唐慎微个人著成的《经史证类备急本草》，对于后世影响也很大。

明代的《本草纲目》是伟大的医药学家李时珍（1518～1593），以毕生精力，亲历实践，广收博采，实地考察，对本草学进行了全面的整理总结，历时 27 年编成。全书 52 卷，约 200 万言，收药 1892 种（新增 374 种），附

图 1100 多幅，附方 11000 余首，是集我国 16 世纪以前药学成就之大成，在训诂、语言文字、历史、地理、植物、动物、矿物、冶金等方面也有突出成就。本书 17 世纪末即传播世界，先后有多种文字的译本，对世界自然科学也有举世公认的卓越贡献，被称为中国古代的《百科全书》。

《神农本草经》里记载的黄连治利、麻黄平喘、常山截疟等，都是记载单味药的作用，大多是一味中药治疗几种病，这样的特点一直影响了后代的药物学著作。现代临床上，仍然有用一味药治疗疾病的现象，甚至可以有"单方一味，气死名医"的现象。

当然，名医使用一味单个中药治疗急症大证，这样的例子也是很多的。比如用一味大黄研粉之后吞服，治疗胃出血，其效果是很好的。当遇到失血性休克、腹泻虚脱的时候，用一味独参汤治疗，也可以起到急救的作用。

当代名医章次公治疗林伯渠的顽固性呃逆，曾引起周恩来总理的高度评价①，今天看来仍然意味无穷。

林伯渠先生因患尿毒症而呃逆，而且时间长，病情重，不能进食，不能睡眠，久治未效。会诊时，章次公经过细致观察、分析，陈述了自己的意见，主张使用一味大剂量野山参进行治疗。

周总理听过汇报，指定章次公为抢救小组组长，负责救治。

章次公开出方子之后，就守候在病床边。参汤煎好之后，林伯渠却不能口服，口服则呕吐，林老滴水不进已经多日了。

章次公就让人用棉球蘸上参汤，然后对着林伯渠的嘴挤，一滴一滴地喂，喂喂停停；他又嘱咐用新米煨稀粥。

人们都感到奇怪，这样不吃不喝已经多日的老年垂危病人，难道还可以喝粥吗？然而，随着时间的慢慢推移，一滴一滴的参汤进到林老的嘴里，呃逆逐渐减轻。林老长出了一口气，说了一声："好饿啊！"章次公让人赶紧把新米粥拿来，一小勺、一小勺地给他喂了新米汤。

参汤、米汤交替着喂下去，林伯渠渐渐地睡着了，呃逆停止了。

消息传到了周总理的耳朵里，他认为这个救治过程的确不一般，指示要召开一个病例讨论会，总结一下经验。

总结会议如期进行，会议的结论却难得出一致看法。中医的专家按着中医的道理，什么元气、胃气，先天、后天，正气、邪气地讲了一通；西医的

①　朱良春，著. 医学微言（第 1 版）[M]. 北京：人民卫生出版社，1996：9.

专家表示不服，他们说如果没有西医输液，怎么会支持那么久？不过是一个偶然病例，算不得什么经验，更难说是普遍规律。

双方争执不下，都是"御医大夫"，谁也不服谁。主持会议的人收不了场，就去请教周总理。

周总理尽管日理万机，本来不需要过问一个医学病例的讨论情况，然而，事情是他布置的，而且对于将来的领导同志救治工作还有借鉴意义。因此，他放下手边的工作，来到了病例讨论会场。总理来参加会议，人们屏声静气，鸦雀无声了。双方简单地汇报了看法，周总理半天没有说话。他环视会议现场，目光扫过每一个人的表情，然后语重心长地说："中医好！"

这时参加会议的中医们虽然没有说话，然而一阵喜悦的笑容浮现在脸上。

周总理稍作停顿，又说话了："西医也好！"

参加会议的西医们，顿时脸上有了春天花开的表情。

不料，周总理紧接着又说出来第三句话："中西医结合更好！"

周总理走了，去忙他的事情去了。然而，他留下的话是语重心长的。

组合方剂必有主辅

处方用药是中医临床治病的重要环节，既具有原则性，又有灵活性。

临证处方是中医临床医生经过辨证之后，出具方药的最后环节。医生处方的来源，一般包括选择前人成方、化裁变化成方和因证遣药组方三种基本形式。三种形式虽有区别，但更有联系，且多以运用古方为基础。当今在临床上，不经任何变化地直接使用成方的机会不多，但无任何方药背景经验、完全意义上的自己选药组方也较为少见，较多的是化裁变化运用成方。

清代名医徐灵胎曾说："欲用古方，必先审病者所患之症，悉与古方所陈列之症皆合，更验方中所用之药，无一不与所现之症相合，然后施用；否则必须加减；无可加减，则另择一方。"（《医学源流论》）因为古方是前人经验的结晶，往往经过长时间的实践检验，可重复性强，疗效比较好，所以很多中医医生应用前人的方药，往往会"得心应手"，遇有病情变化，只要加减原方的药味就可以了。这个加减变化，也是有原则的，不能随心所欲。

复方中药配伍之后的互相作用，被前人概括为药物的"七情"。也就是单行、相须、相使、相畏、相杀、相恶、相反。

除"单行"是指单味药物的应用外，其余六方面都是指药物与药物之间的配伍关系。这种学说最早见于《神农本草经》，说明在汉代就已经有了比较系统的中药配伍理论，今天依然有很大的指导意义。

药物配伍的"七情"说起来复杂，其实并不难以理解，就好像人与人之间的组合一样。因为每一个人都有不同的脾气秉性，不同的人组合起来，有的是"二人同心其利断金"、"三个臭皮匠合成一个诸葛亮"，是相加的协同作用；也有的组合是"不共戴天"、"三个和尚没水吃"，是互相制约的关系。

中药之间的配伍关系，前人总结出来的"七情"，可以供我们参考。这不是不变的，人们的认识将会随着实践的深入而不断发展。

"相须"是指药物之间有协同作用，配伍在一起应用可以加强治疗的作用。

"相使"的意义有两项：一是协助君药治疗兼证，使整个方剂治疗作用包容的范围更全面；二是使药有的时候可以抵消、减轻君药的毒副作用，使中药方剂的治疗更安全，更容易被患者接受。

"相畏"指的是两个药物之间互相克制，在一起配伍应用，可以降低治疗作用，因此，应当避免在一起应用。相畏也可以是一种药物的毒性或副作用，能被另一种药物减轻或消除。

"相恶"是指两种药物能互相作用而抵消、削弱原有功效，应避免在一起配伍应用。

"相反"是指两种药物在一起能产生毒性反应或副作用，与组方目的背道而驰，原则上需避免应用。

人们的认识是随着实践的深入而发展的，对于药物的了解也是不断深化的。对于古代认为可能会产生不良反应的药物，经过实践检验，有些也是可以在一起配伍应用的。如《伤寒论》之小柴胡汤中之生姜配黄芩，生姜虽恶黄芩，这只是生姜的温肺、温胃功效，与黄芩的清肺、清胃功效互相牵制而疗效降低。但是，这样以来恰好抵消了生姜的温和黄芩的寒，而且在该方中黄芩清泄少阳以除热邪，与柴胡相须为用为臣药；生姜和中开胃治不欲饮食喜呕之证，以佐助之用。可见二者在这些方面不一定相恶。

"相反"虽属配伍禁忌，如十八反、十九畏，这样的药物应尽量避免一起应用。但是亦有人认为并非绝对，甚至认为，相反之用，能以毒攻毒，相反相成，产生较强的功效，若运用得当，可愈沉疴痼疾。如《兰台轨范》之大活络丹，乌头与犀角同用，治疗中风瘫痪、痿痹痰厥、阴疽流注、跌打损伤等。

几种作用不同的药物在方剂里的作用，有主角配角之分，不是一律平等。《内经》用君、臣、佐、使的关系，说明方剂中药物配伍的主次关系和用药原则。也就是"主病之谓君，佐君之谓臣，应臣之谓使"。有人说这是封建思想作怪，并根据这一点把中医说成是封建医，主张在社会主义社会消灭中医，这是其中一个所谓的"根据"。这是完全不了解中医而产生的错误观点，把中药的作用比喻为君、臣、佐、使，这只是比喻而不是"实际任职"，中药方不是封建社会的"上层建筑"。

"君药"是方剂里针对主病、主证，起主要治疗作用的药物，是方剂组成中不可缺少的物。李东垣在《脾胃论》中说："君药分量最多，臣药次之，佐药又次之，不可令臣过于君，君臣有序，相互宣摄，则可以御邪除病矣。"

值得提出来的是，方剂里的君药可以是一味药，也可以是两三味药。如《温病条辨》三仁汤主治湿温初起，湿重于热。因为湿热之邪，弥漫三焦，阻遏气机，故方中用杏仁苦平宣通上焦肺气；白蔻仁苦温芳香畅中，化湿醒脾；薏苡仁甘淡渗利湿热，三药同时分消上、中、下三焦湿热之邪共为君药。此时无论单用其中某一味药为君均有失偏颇，只有三味共同协力才能切中病机。当然君药在方中一般仍较臣药为少，以使该方的针对性强，主次分明，重点突出。如上方（三仁汤）臣佐以半夏、厚朴、通草、滑石、竹叶，行气消痞利湿，协助三仁，增强其宣上、畅中、渗下之功。

"臣药"就是"辅君药"，是方剂里协助君药治疗主病和主证的药物。即选用与君药性能功效相类似的药物，以增强其原有疗效。也就是利用药物之间"相须"的特点，两种以上功效类似的药物配合应用，以明显增强其原有疗效。

如发汗解表的代表方麻黄汤之中，麻黄（君）与桂枝（臣）相须；

和解少阳的名方小柴胡汤中，柴胡（君）与黄芩（臣）相须；

清解里热的名方白虎汤中，石膏（君）与知母（臣）相须；

攻下里实热证的代表方大承气汤中，大黄（君）与芒硝（臣）相须。

上述经典方剂里臣药与君药的关系，就是"相须"的关系。

另外，君药与臣药亦可为相使的关系。如《素问病机气宜保命集》之金铃子散，方用苦寒之金铃子行气疏肝、清泄肝火为主为君，臣为苦辛温之延胡索行气活血，增其君药止痛之功；再如据阴阳气血、脏腑相关治法理论的相使配伍，如"益气生血"法之当归补血汤重用黄芪大补脾肺之气，以资气血生化之源为君，使以当归养血和营。

佐药的意义有三：佐助药，佐制药，反佐药。

佐助药的作用可以用来治疗次要症状，就可选用一味或几味药直接治之。如《此事难知》九味羌活汤主治风寒湿表证兼内有蕴热。方中用羌活祛风散寒、除湿止痛为君，配防风、苍术相须以为臣，加强祛风除湿作用；配细辛、川芎、白芷相使为佐助，以增强君臣药之功；又配黄芩、生地清泄里热，直接治疗次要症状为佐；最后使以甘草。诸药合用，祛风除湿解表，兼清里热。

佐制药是用以消除或减弱君、臣药的毒性，或能制约君、臣药峻烈之性的药物。如《伤寒论》麻黄汤中，佐制药是炙甘草，能制约麻、桂相须后的发汗力峻猛、容易伤正的弊病。就麻、桂而言，它们畏炙甘草；就炙甘草而言，它杀麻、桂相合发汗力峻猛的特性，二者之间既是相杀，又体现了相畏的配伍关系。

反佐药是病重邪甚的时候，可能发生"拒药"现象，也就是呕吐不能服用，配用与君药性味相反而又能在治疗中起相成作用的药物。如《丹溪心法》左金丸治肝火犯胃之胁痛吞酸呕吐。方中重用苦寒之黄连清热止呕为君，反佐少量辛热之吴茱萸既疏肝止痛、制酸止呕助君之功，又以辛热之性制黄连过于寒凉，防热证与寒药相拒而不纳药。

事实上，现代认为反佐药的涵义较广，如补泻并施，升降相配，散收并用，刚柔相济，通涩并用，皆属反佐之意。

所谓"使药"，既有信使的作用，也有引经药的含义。信使药就是酸味药容易入肝，咸味药容易入肾，甘味药容易入脾，辛味药容易入肺，苦味药容易入心等等，所以，许多中药在使用的时候要进行炮制处理，如醋柴胡、盐茯苓、炙甘草、姜半夏、焦栀子等等，都与相使有关。

使药也是针对兼病或兼证起治疗作用的药物。如《金匮要略》大柴胡汤，方中用柴胡和解少阳为主为君，其臣药一为黄芩，与君药柴胡相须增强和解清热之功，即辅君药；一为相使药对：大黄、枳实相配。枳实破气除痞，消积导滞，与大黄相配，增强大黄的泻热通便之功，合用以泻阳明热结，治疗其邪入阳明化热成实之兼证，故为兼治药。

相使的另一层含义是"引经报使"，比如说羌活善于入太阳经，葛根善于入阳明经，柴胡善于入少阳经，在方剂里使用这些药物，又可能增加方剂针对某一经的"专门导向"作用，因此，叫"引经药"。

古方中使用引经药的目的在于引导方中药力，更好地集中作用于相关病位而增加疗效。如治疗脾胃病常稍加大枣、生姜。

补中益气汤健脾益气，另用归脾、胃、大肠经，味薄气清的升麻、柴胡为使，升阳举陷。

参苓白术散补脾胃之气，促中焦运化，上下气机贯通，同时用归手太阴肺经、质轻上浮、升提肺气的桔梗为引经药，如舟楫载药上行，达于上焦以益肺。

龙胆泻肝汤中，柴胡能引诸药入肝胆发挥作用。

综上所述，药物七情与方剂组成原则的关系甚为密切。方剂的组成，是针对病证、病机等多方面因素，综合运用七情的相互协同、相互制约的配伍关系，按君、臣、佐、使的主次关系，使群药组成为一个有序的、严密的有机整体，最终形成方剂。

从药物七情到方剂的组成原则，是药物配伍的一个质的飞跃，通过如此配伍，才能主次分明，扬长避短，调偏制毒，增强或改变其原有作用，消除或缓解其对病人机体、疾病的不利影响，充分而完备地发挥其治疗作用，从而达到治愈各种复杂疾病的理想境界。

在历代中医人的实践中，每一个中医都有自己的用药经验，创造了大量的经验良方，需要我们加以研究，以便更好地服务于患者，造福于人类。

遵古炮制减毒增效

中药炮制是根据中医临床用药理论和药物配制的需要，将药材进一步加工的传统工艺。

炮制是药物在应用前，或制成各种剂型以前必要的加工过程，包括对原药材进行一般修治整理和部分药材的特殊处理，后者也称为"炮炙"。

由于中药材大都是生药，其中不少药材必须经过特定的炮炙处理，才能更符合治疗需要，充分发挥药效。因此，按照不同的药性和治疗要求而有多种炮制方法。有些药材的炮制还要加用适宜的辅料，并且注意操作技术和讲究火候，正如前人所说："不及则功效难求，太过则性味反失。"

炮制是否得当，直接关系到药效，而少数毒性药和烈性药的合理炮制，更是确保用药安全的重要措施。药物炮制法的应用与发展，已有很悠久的历史，方法多样，内容丰富。

炮制的目的，大致可以归纳为以下几点：

（1）消除或降低药物的毒性、烈性或副作用。如川乌、草乌生用内服易于中毒，需炮制后用；巴豆、续随子泻下作用剧烈，宜去油取霜用；常山用酒炒，可减轻其催吐的副作用等。

（2）改变药物的性能，使之更能适合病情需要。如地黄生用凉血，若制成熟地黄则性转微温而以补血见长；生姜煨熟，则能减缓其发散力，而增强温中之效；何首乌生用能泻下通便，制熟后则失去泻下作用而专补肝肾等等。

（3）便于制剂和贮藏。如一般饮片的切片；矿物、动物甲壳、贝壳及某些种类药物的粉碎处理，能使有效成分易于溶出，并便于制成各种剂型；有些药物在贮藏前要进行烘焙、炒干等干燥处理，使其不易霉变、腐烂等。

（4）除去杂质和非药用部分，使药物纯净，才能用量准确，或利于服用。如一般植物药的根和根茎当洗去泥沙，拣去杂质；枇杷叶要刷去毛；远志去心；蝉蜕去头足；而海藻、肉苁蓉当漂去咸味腥味，以利于服用等。

中药具体的炮炙方法很多，可分为炒（清炒与加辅料炒）、炙（酒炙、醋炙、盐炙、姜汁炙、蜜炙、油炙）、煅（明煅、煅淬、暗煅）、蒸、煮、复制法、发酵法、发芽法、制霜法、其他制法等。

通过炮制可以增加疗效，使有效物质易于溶出或利于保存，并调整其药性，发挥各自的擅长。如三子养亲汤中的紫苏子、白芥子、莱菔子均需炒爆。中医认为，治痰以顺气治标，健脾燥湿治本；但气实而喘者，以顺气降逆治本，治痰为标。三子养亲汤的适应证恰好是气实而喘，痰盛懒食，故本方的功效是降气平喘，化痰消食。紫苏子炒后辛散之性减弱，而温肺降气作用增强，其降气化痰、温肺平喘之功明显；白芥子炒后过于辛散耗气的作用有所缓和，温肺化痰作用增强；莱菔子炒后由升转降，功效由涌吐风痰而变为降气化痰，消食除胀。方药均与病证相符，可使全方降气平喘、化痰消食作用增强。

芍药甘草汤有柔肝解痉、缓急止痛的功效，常用于肝阴不足、肝木乘脾所致之腹中拘急疼痛，或筋脉失养、手足拘挛等证。原方是白芍、甘草等量，说明甘草在缓解挛急和止痛方面与白芍具有并驾齐驱的作用，并非是用来调和药性。甘草要求炙用，是因为甘草蜜炙后甘温，一方面与白芍伍用可以酸甘化阴，另一方面又能增强补脾缓急的作用，二药合用，使柔肝缓急、解痉止痛之功更佳。

为了使药物集中在病变部位发挥疗效，常常加入辅料炮制，使其对病变部位的作用增强，而对无关部位的作用减弱。这样既能突出方剂对主脏主腑的治疗作用，又不至于影响其他无关的脏腑。

消除药物本身不利于治疗的因素：有的药物在治病的同时，也会因药物某一作用与证不符，给治疗带来不利影响。因此，需要通过炮制，调整药效，趋利避害，或扬长避短。

如干姜，其性辛热而燥，长于温中回阳，温肺化饮。在四逆汤中用干姜生品，取其能守能走，力猛而速，功专温脾阳而散里寒，助附子破阴回阳，以迅速挽救衰微的肾阳。

在小青龙汤中，用干姜生品，是取其温肺化饮，且能温中燥湿，使脾能散精，以杜饮邪之源。

在生化汤中则需用炮姜，这是因为生化汤主要用于产后受寒，恶露不行，小腹冷痛等。因产后失血，血气大虚，炮姜微辛而苦温，既无辛散耗气、燥湿伤阴之弊，又善于温中止痛，且能入营血助当归、炙甘草通脉生新，佐川芎、桃仁化瘀除旧，臻其全方生化之妙；若用生品，则因辛燥，耗气伤阴，于病不利。

为了趋利避害，组方时就在方中加入某种辅助药物，但它并不直接起明显的治疗作用，而是制约主药的不良反应。

如调胃承气汤，为治热结阳明的缓下剂，然而芒硝、大黄均系大寒之品，易伤脾阳；又因二物下行甚速，足以泄热，方中用甘草不是泻火解毒，是为了缓其大黄、芒硝速下之性，兼顾脾胃，所以甘草原方要求炙用，取其甘温，善于缓急益脾。

传统认为，陈皮和脾理胃不去皮内的白丝，理肺气则去白。在补中益气汤中，陈皮原方注明不去白，其目的是为了更好地发挥它利气醒脾的作用，使方中补气药补中而无滞气之弊。

满足药方的剂型要求，保证临床安全有效，每个药方都要做成制剂才能供病人应用，而每一个制剂又都属于某一剂型。由于剂型不同，其制备方法也不同，故对药物的炮制要求亦异。

汤剂通常都是用炮制后的饮片配方。有些药物如黄芪、延胡索等，在汤剂中多要求蜜炙和醋制，若制备黄芪注射液、延胡索乙素片等，则可直接用洁净的生品提出某种成分。川乌、附片等在汤剂或浸膏片中，因要经过加热煎煮，故可直接用制川乌、附片配方；但用于丸剂，因是连渣服用，又不再加热，故需将制川乌、附片用砂烫至体泡色黄，称为炮川乌、炮附片。一方面利于粉碎，更重要的是为了进一步降低毒性，保证用药安全。

半夏在不同制剂中，炮制要求也不一样。如藿香正气散中的半夏，若作汤剂，则用常规炮制的半夏即可；若作藿香正气丸，则炮制半夏时要严格控制麻味；若作藿香正气水，则用生半夏疗效更佳。这是因为半夏的有效物质能溶于水，而有毒物质难溶于水。由于汤剂做好后通常不过滤（或一层纱布过滤），汤液中常混有少量半夏粉粒，若用生品，则可刺激咽喉。丸剂是连渣服用，若用生品，不但不能镇吐，反而有可能致吐。藿香正气水是用渗漉法制备，不会将半夏粉粒带入液体中，用生半夏不但减少了炮制工序，而且生半夏中有效物质保留更多，疗效更佳。

中药炮制技术，是中医积累的用药经验，是减毒增效的具体措施，也是国家保护的中医药知识产权。现在，一些外国企业，通过各种手段，窃取中药炮制技术的机密，应该引起我们的重视。

方随证转活法治病

中医在治疗疾病的时候，无论是外感热病还是内科杂病，都强调要辨证论治。为什么要这样做呢？这关系到中医对于人体疾病的认识。

中医认为，人所以患病是因为阴阳气血失去平衡，由健康状态转入了疾病状态。疾病过程之中，人的证候受疾病自身发展阶段的影响，以及来自治疗、体质、气候、情绪、饮食、睡眠等不同因素的影响，决定了证候是不断变化的。

中医的治疗必须针对这些变化的证候，才能帮助人体恢复健康。也就是说，证候像一个"移动靶"，如果用固定的"三点一线"瞄准目标的方法，就难以奏效。也像老鹰抓兔子，老鹰必须随着兔子的奔跑调整自己的飞行路线，才能取得预想的效果。中医治疗疾病的法则，就是方随证转的"治病活法"，是活法巧治而不是死方乱碰。

比如，中医在治疗外感热病的时候，把外感热病划分为不同的阶段，粗略地说就是三阳经（太阳、阳明、少阳）的热证、实证阶段，和三阴经（太阴、少阴、厥阴）的寒证、虚证阶段。

三阳的阶段，一般都是热病的早期阶段。从发热与怕冷（也就是"恶寒"）的有无来划分，可以分为发热与恶寒同时并见的"太阳病"阶段，也就是表证阶段；发热与恶寒交替出现（也叫寒热往来）的"少阳病"阶段，也叫半表半里阶段；只发热不恶寒的"阳明病"阶段，也叫里证阶段。

三阴的阶段，大多是后期阶段，多由三阳阶段转化而来。如以急性腹泻、不口渴为主要表现的"太阴病"阶段；或者是又泻又吐、脉搏微细、精神萎靡不振、四肢发凉的"少阴病"阶段；或者是反复发热、厥冷的"厥阴病"阶段。

病人一发病就见到三阴病的表现，而没有出现三阳病的表现，古人称"直中三阴"。

在不同的阶段里，证候表现不同，中医的治疗方法也不同。因为都是以证候为依据进行治疗，所以叫"辨证论治"。

中医所说的"病"与"证"，都是对于复杂状态的概括，是人体微观领域复杂变化的整合反应，是动态的变化过程，不是稳定存在的病灶或者病理形态。笔者把外感热病过程之中，病证与方药的有机联系，比喻成河流、小船与码头的关系："病如河流，证似舟，系列方药像码头"，病人不论是从哪里进入疾病的河流，都可以得到医学的帮助，以便尽快就近上岸，恢复健康状态。

中医把疾病看作一个不断变化的过程，不同时期病人表现不一样，治疗措施也不相同。比如，现在所说的"冠状动脉粥样硬化性心脏病"，病灶相对稳定不变，但是，病人的证候经常变化，这些变化不全是病灶决定的。证候反而可以影响病灶的稳定性，也影响治疗效果。所以不能只看病灶有无，还要看相关的证候如何变化。证候代表整体的状态，是人体自组织能力的表现形式，病灶只是局部的病理结果。很多治疗措施，就是调动病人的自组织能力，再改变局部的病灶。

因此说，"病"的变化具有阶段性的特征，"证"是人体整体在疾病过程中的瞬间状态。证因此而经常变化不定，临床上需要随时根据证的变化"随证治之"，根据变化后的证候调整处方、用药，这样就比不调整处方效果好。

当然，"病"的阶段性有长有短，阶段长的可以几天不变，几天都是"太阳病"、"气分病"；短的"病"很快就发生了变化，比如爆发型流脑，患者在就诊时还是气分病，煎好药之后可能已经入营、动血了；或者刚才还是"太阳病"的表证发热恶寒，一两个小时之后就可能变成了"但发热不恶寒"的"阳明病"。

因此说，中医治疗必须紧随证候的变化，随机应变，随证治之，把握的都是人体整体在疾病过程中的状态。而不能像现代医学一样只注重病灶的形态诊断，或者只重视病理的排他诊断，然后把病人"随机分组，千人一方；一药治到底，证变药也不能变，防止偏倚"。这不符合中医的特色。

张仲景《伤寒论》里，就介绍过根据证候调整处方的病例。

比如用"甘草干姜汤"治疗以四肢冰凉为主的一组病证，用这个方子来恢复病人的阳气。

张仲景说，若服药之后，病人的四肢逐渐温暖，不再发凉了，就再用"芍药甘草汤"治疗患者的腿抽筋的问题，一般说来，服药之后他的脚立即就能伸展。

假如，这个病人四肢虽然不凉了，脚也不抽筋了，但是还有神志不清楚，时常有说胡话的"谵语"现象。这多半是胃中有热，不能平和，因此可以使用少量的"调胃承气汤"进行治疗，这样往往就能痊愈。

清朝张卿子为《伤寒论》作注解的时候说，从张仲景这条文字，可以看出伤寒病随证用药，就好像玩推圆圈，必须随时调整处方，才能奏效。因此说，张仲景这条论述寓意深远。

当代名医章次公先生曾经是卫生部中医顾问，他见到张卿子的注解发明，深有同感，甚至拍案叫好，他说："章次公欢喜赞叹，此注石破天惊，精辟绝伦！此于仲景书深造有得者。仲景开宗明义'辨太阳病脉证'，可见'辨'之一字，乃仲景之逻辑术也，亦经方家之家法也；夫医之治病，审吉凶，决嫌疑，舍明辨之术，其道无由。证之虚实辨之既晰，宜寒宜温自然无误。其人如非粗工，决无以白虎汤治'脉微细但欲寐'者矣。"①

章次公先生主张辨证论治，认为治病应该使用什么方法，必须根据证候，而不是只知道病而不知道证。只重视病而不重视证，就会形成误治。

他说，临证治病"用药之宜寒宜温，皆术语也，符号也"。必须辨证论治，才能取得良好的效果。他反对拘泥于地域、时令、病名，而不顾证候。他说："次公临诊三十年，治时证多有开手即用温补者，证随药转，由阴转阳，立即改予犀角地黄汤、白虎汤之类；阴阳并虚者，即予全真一气汤之类。处方早晚不同，昨今各异者，不一而足。吾岂好怪嗜奇，盖有此证用此药，经方之家法，如此而已。"

章先生的"经方家法"，的确是中医学几千年的优良传统，可惜现今用

———————————

① 朱良春，主编．章次公医术经验集（第1版）［M］．长沙：湖南科学技术出版社，2002：43.

西医病的思维模式，替代了"救人活法"的辨证论治，也远离了中医学的精髓。

章次公先生阐发辨证论治的重要论述，我们应当铭记。他说："次公敢郑重为同仁告：昨日今朝，岂可等量齐观？世界事物，无一刹那静止不变者，昨日之事，已成过去，吾可不问也；明日之事，方在未来，吾亦不遑计及也；吾之汲汲焉、惶惶焉者，惟今日而已。治学做人，一以贯之，岂但治病为然？而非邃于医而深于名理者，恐其闻之而骇且惑也。"

章次公先生真可谓深思熟虑、远见卓识，不同于一般见识。他提出："故居今之世，而欲求改进中医，首当恢复辨证用药之精神，再以现代诊断方法，以济其不足，发皇中医药，其庶几焉。"

这是在1950年《新中医药》上发表的观点，与他几年之后所说"欲求西医融合，必先求我之卓然自立"的精神，是完全一致的。

难言之密在于用量

尽管中药用量没有像西药那样精细到毫克，但合理用量也是非常重要的。人们已经发现，不同中医治疗疾病时，对于中药的用量往往差异很大，并且与药典上标注的用量不一样，那是为什么呢？

各种药典上中草药的常用药量大多在10~20g之间，但治疗疾病的中药方剂中，不少药物的用量都在30g以上，甚至有人提出用高压锅煎药，以便于扩大容积。

历史上，曾经有过"煮散"的做法，把一副药轧碎，然后分次服用，显然是用很小的剂量来治疗疾病。不少人认为这种做法起源于南北朝期间，是因为长期战争造成的隔绝状态，南药不能北来，北药不能南下，逼出来少量服药的方法。其实，在汉代就有用散剂治疗疾病的做法，只是不太普遍，用的最多的是大包汤剂治病。

南北朝之后，盛行煮散，用量都比较小。清代江苏、浙江一带的医生，主张用药轻淡，用量都比较小。日本汉方药的用量，现在仍然比较小。

中药用药量的问题，现在还没有统一的看法，需要今后加大研究力度。

据说在解放以前，成都有一姓雷的中医，每每用药，以两而论（1两相当于31g），就连干姜、附片，也敢开上半斤，人称"雷胆大"。吃他开的药，要专门用一大砂锅煎熬，但看病者络绎不绝。而在近郊小镇一姓李的名医，处方中每味中药，不超过一钱（1钱相当于3.1g），一剂中药用茶盅即可熬煮。人称"胆小李",就诊者也门庭若市。

儿科的名医"小儿王",擅长用银翘散治病,子承父业,也用银翘散。一天,一位服了儿子的银翘散无效的患儿家长来求其父,小儿王拿着儿子的处方,一味药未改,只是调整了药物剂量,却立竿见影。所以有人说:"中医的不传之秘,在于药物的用量上。"

中医治病的灵魂在辨证施治,其用药剂量的大小是因人、因时、因证而定。但是,药量不同,往往它的功效也不一样。比如,龙胆草少用健胃,促进食欲,多用则清泻肝胆之火;三七小剂量止血,中剂量活血,大剂量则破血;薄荷在逍遥散中只用3g,能疏肝理气,而治风热感冒时,可用到10g,以发散风热;桂枝在桂枝汤中用9g,取其温经散寒,解肌发表,以祛除在表之风邪,而在五苓散中桂枝用量不到5g,则取其温通阳气,增加膀胱气化功能之作用。

由此可见,中药的用量非常灵活,必须根据各种不同的情况分别对待,具体确定。不同的配伍,需要不同的剂量;不同的剂量,治疗的效果不一样。

当然中药用量也有其一定的原则。凡有毒的、峻烈的药物,用量宜小。如前人就有"细辛不过钱"的告诫。特别是有毒之品,使用更要慎重,以免中毒或耗伤正气;凡属花、叶等轻宣发散、芳香走窜的药物,用量亦不宜过大。而有些药物则非用重剂不可,如药力平缓的玉竹,质重的石膏以及金、石、贝类之属的药剂都使用重剂;一般一味药单用,用量宜重,而复方配伍,用量宜轻。汤剂用量宜重,丸剂、散剂用量宜轻;小儿和老人用药量应低于成年人,体弱患者用药量可轻于体质壮实者,妇女用药量应轻于男子;同样是风寒感冒,在寒冷的季节或北方,要用发散重剂才有效。而在炎热的夏季或南方,则不宜过于发散,以防汗出过多,变生他证。

总之,中医临床用药剂量的轻重,对治疗效果常常有决定性的影响。使用药量的大小,应以中医理论为依据,在辨证论治的原则指导下立法用药,才可能提高疗效。

根据资料介绍,一些药物不同用量,会产生不同作用,仅举例介绍如下,以供参考。

(1)艾叶　常用量能温经止血,大剂量可使肝细胞损害,出现中毒性肝炎。3~5g可开胃,8g左右温经止血、止痛,大量则引起胃肠道炎症。

(2)槟榔　用以消积、行气、利水,常用剂量为6~15g;而用以杀姜片虫、绦虫时，即须用到 60 ~ 120g。

（3）白果 定喘汤白果用量在 21 枚（约为 25g 左右），动物实验证实，定喘汤中白果重用的定喘效果优于常规剂量。

（4）浙贝母 用 9 ~ 15g，有清肺热、润肺躁、清热化痰之功。用于外感及内热咳嗽。18 ~ 30g 有解毒散结之功，用于治疗肺痈、乳痈、瘰疬、发背及一切痈疡肿毒。

（5）半夏 止呕、除湿。10 ~ 15g 开胃，15 ~ 30g 安神。

（6）薄荷 在逍遥散中仅用 3g，以疏达肝木；而在苍耳子散中就重用至 15g，以发散风热，清利头目。

（7）白术 常用量能健脾止泻，大剂量用至 30 ~ 60g，则能益气通便，可通泻。

（8）川芎 外感头痛，用量宜轻，多不超过 4g；高血压肝阳头痛，用量宜重，一般用 9 ~ 12g；瘀血头痛，宜重剂量，可用至 30 ~ 40g。历代认为川芎是治疗头痛之要药，前人有谓"头痛必用川芎"。然头痛一症，病因殊多，川芎性味辛温，功能活血行气、祛风止痛，临床常用以治疗血瘀头痛。

（9）蝉蜕 常用量为 5 ~ 6g，治破伤风时需用 25 ~ 30g。

（10）柴胡 多用解表，少用疏肝。2 ~ 5g 用于升举阳气，适用于清阳不升、浊阴不降或中气下陷之病证；5 ~ 10g 用于疏肝解郁，如情志不畅、肝气郁滞所致的胸胁胀痛等症；10 ~ 30g，主要用于解肌退热，临床用于治疗外感六淫之邪而致的发热恶寒、周身疼痛等症。

（11）当归 功能补血活血，适用于血虚血瘀诸证，然而当归在复方中，小剂量应用则补血，大剂量应用则活血。如当归补血汤即由黄芪 30g、当归 6g 组成。而具有清热解毒、活血止痛作用治疗脱疽的四妙勇安汤，当归的用量竟达 60g，主要是取其活血止痛；治妇女产后瘀血内阻的恶露不行、小腹疼痛的生化汤，当归的用量为 24g，也取其活血止痛、祛瘀生新之效能。

（12）茯苓 研究发现，在 25g 以下无明显利尿作用，至少达 30g 才有利尿作用，认为 100g 时利尿作用最强。

（13）黄芪 常用量为 9 ~ 15g，在王清任的补阳还五汤中重用至 120g。10g 以下升压，15 ~ 30g 降压，40g 以上调节血压的动态平衡。

（14）肉苁蓉 6 ~ 12g，有补肾助阳、益精血之功。适用于阳痿不孕、腰膝冷痛、筋骨无力等证。15 ~ 18g 有润肠通便之功，用于肠燥津枯之大便秘结之证。本品助阳而不燥，滑而不寒，是一味既补阳又益阴的药物。

（15）升麻 少用（6g 以下）有清热解毒之功；多用（10g 以上）有升阳举陷之效。3～10g，有发表透疹、升阳举陷之功。用于风热头痛、中气下陷、斑疹不出等。

（16）白芍 6～30g，有养血敛阴、柔肝止痛、平抑肝阳之功效。30～45g 有利尿作用，用于热病后期，阴液耗损，小便不利等症。白芍长于养血敛阴，虽有利尿作用而不伤阴。用量若在 30g 以上，对大量吐血的确有较好的止血效果（见《岳美中医话集》）。大量治疗腹痛也很好，芍药甘草汤的芍药用量要大。

（17）桑白皮 6～9g 有退热作用，10～12g 有祛痰镇咳之功，15g 有利尿及轻泻作用。

（18）水蛭 1.5g 研末吞服，1 日 2 次，主治肺心病；5～10g 治疗急性支气管炎、高血压所致头晕；12～15g，治疗脑溢血后遗症、原因不明的癥瘕痞块，本品破瘀血而不伤新血。

（19）石菖蒲 1.5～3g 作药引，有明目、开音之功。用于治疗角膜溃疡、声音嘶哑等。4.5～7.5g 用于开窍，治疗湿温病之湿浊蒙蔽清窍者，以及狂躁型精神分裂症。9～12g 有通利小便之功能，可用于治石淋或热淋。

（20）三棱 常用剂量的上限为 9g，但临床上以该药配合其他中药主治各类晚期恶性肿瘤病时，其每日用量达到 45～75g，相当于权威规定剂量上限的 5～8 倍。

（21）山茱萸 常用量为 5～10g，急救固脱时用至 25～30g。

（22）玄参 9～12g，有滋阴降火、清热润肺之功效。可用于治疗虚火上炎所致的咽喉肿痛、牙痛，以及肺热咳嗽等。18～30g 有祛虚热、除烦躁之功，用于热病伤阴、阴虚火盛出现的烦躁不安者。30～90g 有软坚散结的作用，用于治疗瘰疬、脉管炎等。玄参苦甘而咸寒，用于热证有清热滋阴、消炎解毒作用。虚热实热均可应用，但以滋阴见长。

（23）夏枯草 常用剂量上限是 15g，而临床以该药治疗病程较长的甲状腺瘤时，用量一般都超过 30g。

（24）郁金 3～10g，有疏肝解郁止痛的作用，用于慢性肝炎和肝硬变所致的肝区痛、泌尿系疾患引起的肾区痛、妇科血瘀痛经等。10～15g 有行气利胆的作用，用于治疗传染性肝炎，能升高血清蛋白，促进胆汁分泌和排泄，增进病人食欲。30～60g 有较好的排石作用，可用于治疗各种结石。本品入气分以行气解郁，入血分以凉血破瘀，善治肝胆病，善行下焦。

（25）枳壳　3～12g，有行气宽中、除胀之功效。用于脾胃功能失调所致气滞诸证。15～30g 可用于子宫脱垂，或久泻脱肛等脏器下垂证。药理研究证实，枳壳对胃肠、子宫有兴奋作用，能使肠蠕动增强，子宫收缩。

（26）炙甘草　1～2g 有调和药性的作用，5～10g 温肾养心，30g 以上有类似激素样作用。

（27）泽泻　治眩晕非 30g 不为功。6～10g 治疗黄疸型肝炎、急性肠炎（暴泻）、自主神经功能失调所致的多汗；15～20g，可治疗乳汁不通、急慢性湿疹；25～30g，治疗梅尼埃氏综合征、高血压、低血糖所致的眩晕等。

（28）黄连、龙胆草　用 1～2g 能健胃，增进食欲，3～6g 可燥湿泻火解毒，大量则会刺激胃壁引起恶心、呕吐。

很多中药的用量，都是中医在实践之中摸索出来的，充满了惊险与曲折。下面我们就介绍一个真实的例子。

70 多岁的李可先生，山西灵石人，自学中医成才，以敢于用大剂"破格救心汤"救治大量垂危病患而闻名当代。很多地方是急救找西医，慢病找中医。而在灵石县，曾经发生过西医有急症治不好，就找中医李可先生的大量事例。后来，李可因此由民间行医，转而成为第一任灵石县中医院院长。

但是，他近年因为给 90 岁的名医江苏南通朱良春先生开药方，而引出一段佳话。李可自称是朱良春先生的学生，因为早在多年之前他就从杂志上学习朱老虫类药的用药经验，想拜师而没有机缘。有一年，在广州带学生的时候，90 岁的朱老与 70 多岁的李可先生聊天，他们都到广州带学生。

朱老告诉李可先生，自己有一个多年下肢冷的毛病，每到冬季就加重，冷从骨头里发出来，很是痛苦。

李可先生稍事谦虚之后，为朱老诊脉，说属于肾经有寒，真阳亏虚，应当使用大剂附子治疗。附子是有毒的中药，人们都知道不能用大量，一般都在 10g 以下。

朱老说，他自己用过附子，用 15g 没有问题，并且配伍当归、黄芪、丹参等温阳通脉。附子最大剂量不能超过 18g，超过了就头晕、血压升高。朱老平素血压不高，而药后血压曾经达到 170/105mmHg，很不舒服。

李可先生说 18g 用量不够。附子小量可以升压，大剂量就不升压。他答应为朱老处方。他经过慎重考虑，前后思索了 2 个小时，开出来一个处方：

制附子 180g，干姜 50g，细辛 30g，桂枝 40g，白芍 50g，炙甘草 30g，红参 30g，加适量蜂蜜、童便共煎。

行医 70 年，当时已经 90 岁的朱良春先生接过李可先生的处方，赞扬说："很了不起，你能经过深思熟虑，尽管开这么大的剂量，我敢吃！"他马上吩咐他带的两个学生去抓药，并且到幼儿园，用糖块儿哄着小男孩儿，取了童便，煎了 3 个小时。

朱良春先生按要求只服头煎，每 3 个小时服 1 次，共服了 4 次。

这是又一次"神农尝百草"式的当代实验研究，服药做试验的老人是行医七十年的当代名医朱良春先生。朱老服了头煎之后，量了几次血压，没有升高；又服第二次、第三次、第四次，都没有使血压升高。

朱老在广州服了两副药，回到南通之后，又服了一副。到第四副，就不能再服了，口干上火，血压升高了。但是，多年的腿冷，从此之后减少了一大半，效果还是不错。

90 岁的朱良春先生，身为名老中医，敢于"以身试药"，亲身践行"神农尝百草"之教的精神可嘉；李可先生辨证论治精审独到，技艺超群更是难能可贵。

这种探索精神，是我们很多人所不具备的，也是不能盲目追求的，必须有深厚的理论素养和严谨的学术造诣。

第四章　世人应该重新认识中医

围绕中医问题，世人有过各种各样的观点，也经过反反复复的争鸣进行讨论。在回顾了这些争鸣与中医、西医的发展史之后，在努力探索了中西医学术体系的不同之后，我们对待中医应该持什么态度呢？笔者通过多年的认真研究，提出下面一些看法，供大家参考。

首先是政治，然后才是学术

纵观中医问题的始终，都没有离开政治。建国前，余云岫要消灭中医，从学术的角度首先进攻，他写了一系列的文章、著作，都难以奏效，因此，在 1929 年南京政府第一次卫生工作会议上，就以提案的形式，希望借助于政府的行政力量取消中医。他多次阻挠中医教育列入国家教育系列，反对成立国医馆、反对《中医条例》通过，也都运用政治手段。中医斗争的集会、罢市、请愿、提案，也都是政治行为。

建国后，余云岫等企图消灭中医的势力，一直使用的利器，还是政治措施，而不是学术为主。学术论争在建国前后，始终居于配角的从属地位。建国后中医的发展道路，中医政策的确定过程，以及中西医结合事业从无到有，从不成熟到逐渐被人民大众和学术界重视，无一不是党和政府政治推动的结果。

所谓政治，就是国家大事，是一个时期内国家各项政策和经济总体状况的整体反应。学术的新旧更替，曲折演进，往往与政治交织在一起，尤其是关系到一个行业存亡的时候，学术的力量就显得软弱了。中医学在还原论一统天下的时候，在机械化被大家一致推崇的时代背景下，必然会走向衰落，也可能会导致彻底消亡。好在随着国力的增强，新兴的系统科学、复杂性科学的逐渐崛起，中医学的复兴又有了理论基础。但是，其复兴的道路必然是曲折而漫长的。

在 1950 年召开的第一届全国卫生工作会议上，毛泽东主席为会议题词："团结新老中西医各部分医药卫生工作人员，组成巩固的统一战线，为开展伟大的人民卫生工作而奋斗。"这一批示首先是从政治的高度，决定中西医之间要团结共事，不能互相斗争，更不能排挤、打击一方。但是，第一届全国卫生工作会议没有深刻领会这个指示的深刻内涵，在关于中医问题的座谈会上，很多代表有意无意地瞧不起中医学术，提出了以"中医科学化"为主旨的具体行动方略。此后，开展中医进修教育，培训西医知识，不谈中医学术，不培养新中医，而且通过考试甄别，让 90% 的中医从业人员"不合格"，中医事业的衰落到了"史无前例"的程度。

1953 年的一封检举信送到了毛泽东的手里，在反官僚主义强大政治攻势的浪潮里，一封告状信反映到毛泽东的案头。在"三反五反"的"反官僚主义"斗争中，毛泽东主席看了白学光写的一篇反映军委卫生部官僚主义作风问题的报告后，联想到其他政府部门或许也有类似的情形，于是，毛泽东于 1953 年 4 月 3 日就在白学光的报告上写了如下批示：

"周恩来、习仲勋、胡乔木、彭德怀、黄克诚、贺成各同志：白学光同志这个报告，深刻地揭露了军委卫生部的领导方面所犯的极端严重的官僚主义，根据白学光的报告看来，军委卫生部对全军卫生工作可以说是根本没有什么领导，这是完全不能容忍的，必须立刻着手解决，提议（1）请彭、黄主持，在军例会上讨论一次，邀军委卫生部部长、副部长及白学光同志到会，决定解决方案，付诸施行。（2）政府卫生部与军委卫生部的部长、副部长不要兼任，另物色适宜的同志充任军委卫生部的部长、副部长。以上请彭、黄酌办。因为白学光的揭露，使我想到政府卫生部的领导工作是否和军委卫生部的领导工作有多大差别，我怀疑政府卫生部的领导工作可能和军委卫生部的领导工作同样是一塌糊涂，既看不到政治领导，也看不见认真的业务和技术领导，只是没有白学光这样一个人做出这样有条有理有根据的揭露，所以我们还不知道。请习、乔参考白学光的报告，严肃地检查一次政府卫生部的工作，看和军委卫生部好得多少？并对存在的问题决定方案，付诸施行。无领导，无政治，也不认真管业务的部门——专门吃饭、做官、当老爷的官僚衙门，除军委卫生部外，可能还有别的部门，请你们在此次反官僚主义斗争中，撕破面皮，将这些彻底整垮，改换面目，建立真正能工作的机关。毛泽东。1953 年 4 月 3 日。"①

中央文委根据毛泽东的指示检查了卫生部的工作，发现了经过考试严格甄别中医，使 90% 的中医因为不合格而被淘汰的严重问题。

---

① 天津医科大学马列主义教研室编．毛泽东同志论医药卫生工作（内部发行）．1960：16－17．

毛泽东听了中央文委的汇报后，对卫生部门歧视、限制中医的错误给予了严厉的斥责，指出这是一种"极端卑鄙的、恶劣的资产阶级思想的表现"。1954年春天开始在全国范围内纠正卫生部门的错误。1954年6月毛泽东指示："即时成立中医研究机构，罗致好的中医进行研究，派好的西医学习中医，共同参加研究工作。"中医界听到毛泽东的指示极为兴奋，他们联想到蒋介石当年对于请愿的中医代表，多次耍两面派，忽明忽暗地支持取消中医，从来没有认真考虑过中医的命运。而现在却完全不同了，国家最高领导毛泽东不但亲自过问中医问题，而且对于阻碍中医事业的错误政策，大刀阔斧地予以割除。因此大家额手相庆，高兴地说："现在中医可真正得到解放了。"纷纷表示，一定响应毛主席的号召，好好地为人民服务。

卫生部出现这样严重的中医政策失误，使毛泽东极为愤慨，他狠下决心撤消了两位功勋卓著的副部长。尽管他们两人都是长征之前参加革命的功臣，是党和政府重要的卫生干部，日后都被授予了将军的军衔。这件事，我们称之为毛泽东版的"挥泪斩马谡"也不为过。两位副部长之所以被撤职，绝不是因为犯了刘青山、张子善那样的罪过，而是因为在制定卫生政策的时候，对于中医采取了歧视、限制的错误政策。

为了纠正这个错误，毛泽东指示要采取一系列积极措施挽救中医事业，比如让西医学习中医，中医进医院，成立中医研究院、筹建中医学院等，有些内容是中医界此前所不敢奢求的。因为，自西学东渐以来，西医普遍认为中医不科学，中医界自身也认为"需要科学化"。谁能让被当作"科学医"的西医，大批地离职、在职地去学习"不科学"的中医？假如没有强大的政治推动，这样的群众运动式的"学术互渗"是不可能出现的。因为这个学习活动，不可能是广大西医人员发自内心的自觉自愿的行动。那么，在毛泽东的心里，中医学是先进的医学知识吗？也未必如此。

从1954年毛泽东的指示里，我们也可以推想他对中医的认识。"即时成立中医研究机构，罗致好的中医进行研究，派好的西医学习中医，共同参加研究工作"。所谓"即时"，就是刻不容缓地去办。在当时，抗美援朝的硝烟还未散去，全国经济建设百废待兴，毛泽东下这样的决心，也是迫不得已的。所谓"研究"，也就是要对中医学术加以整理提高，为国家将来的决策提供依据。"罗致好的中医进行研究"这一提议一直没有成为主流做法，只是做到了由"好的中医"参与其间，配合由学了中医知识的西医进行研究，这是半个世纪前的历史事实。尽管这种研究深受还原论思想方法的影响，未能尽如人意地结出丰硕的理论之果，但是很多临床成就"功不可没"。

政府政策、舆论的推动力量是非常巨大的，1954 年 10 月 20 日《人民日报》发表题为"贯彻对待中医的正确政策"的社论，"号召和组织西医学习、研究中医学的必要性是毋庸置疑的。"在当年很多人的思想里，只要是党的号召就会坚决执行。因此，西医学习中医的工作在全国迅速开展起来。中华医学会这个早年被余云岫当作取消中医的"工具"来使用的群众组织，带头号召它的会员们学习中医。各种脱产、半脱产、在职的西医学习中班如暴风骤雨，席卷全国，蔚成风气。

毛泽东对中医学的看法，可以从他于 1956 年 8 月 24 日同音乐工作者的谈话中得到启示。他说："要向外国学习科学的原理。学了这些原理，要用来研究中国的东西。我们要西医学中医，道理也就是这样。自然科学、社会科学的一般道理都要学。水是怎么构成的，人是猿变的，世界各国都是相同的。艺术又怎么样呢？中国的音乐、舞蹈、绘画是有道理的，问题是讲不大出来，因为没有多研究。应该学外国的近代的东西，学了以后来研究中国的东西，如果先学了西医，先学了解剖学、药物学等等，再来研究中医、中药，是可以快一点把中国的东西搞好的。马克思讲过，首先研究近代社会，就容易理解古代社会。这是倒行的，却要快些。"用西医的解剖学、药物学来研究中医，这是一个相当长的阶段里的通行做法，这个做法不仅没有阐明中医学的原理，更没有推动中医事业快速发展，反而使中医丧失信心，导致了中医事业事与愿违的衰落。因为用芭蕾舞的标准，无法阐明京剧如何优秀。

毛泽东把在座的学习西洋乐的人员，比喻成"西医"，并说："要依靠你们。请吹鼓手来办音乐专门学校是不行的，这些事还是要靠你们办。"中医学院的办学过程，虽然主要讲述中医传统学术，西医的基础课、临床课也占了相当的比重，而且有逐渐加强的趋势。为什么这样做呢？毛泽东说："要把根本道理讲清楚，基本原理，西洋的也要学。解剖刀一定要用中国式的，讲不通。就医学来说，要以西方的近代科学来研究中国的传统医学的规律，发展中国的新医学。音乐的基本原理各国是一样的，但运用起来不同，表现形式应该是各种各样的。比如写游记，我们一起去游香山，游的地方虽然一样，但是每个人写出来的就不一样。"

中医学院的课程安排里，也贯彻了这种兼学中西医知识的观点。毛泽东说："要把外国的好东西都学到。比如学医，细菌学、生物化学、解剖学、病理学，这些都要学。也要把中国的好东西都学到。要重视中国的东西，否则很多研究就没有对象了。中国历史上有好多东西没有传下来。唐明皇不会做皇帝，前半辈会做，后半辈不会做。他是懂艺术的，他是导演，也会打鼓，但是没有把东西传下来。还要靠你们。你们是'西医'，但是要中国化，要学到一套以后来研究中国的东西，把学的东西中国化。学了外国的，就对中国的没有信心，那不好。但不是说不要学外国。近代文化，外国比我们高，要承认这一点。艺术是不是这样呢？中国某一点上有独特之处，在另一点上外国比我们高明。小说，外国是后起之秀，我们落后了。鲁迅对于外国的东西和中国的东西都懂，但他不轻视中国的。只在中医和京剧方面他的看法不大正确。中医医死了他的父亲。他对地方戏还是喜欢的。"

从毛泽东对音乐工作者的谈话里，我们看到了他倡导西医学习中医的用意。1958 年他对卫生部《关于西医学习中医离职班情况成绩和经验给中央的报告》，作了一个非常著名的批示："中国医药学是一个伟大的宝库，应当努力发掘，加以提高。"并指示要以中央文件的形式发下去，大力推动西学中工作的开展。所谓"伟大的宝库"，也是需要发掘和提高的宝库。用什么来发掘和提高？在当时的情况下，只能是当代科技和西医知识。尽管这种方法有一定的局限性，但是如果像秦皇陵、兵马俑发掘那样小心翼翼地进行，而不是像王道士对待敦煌遗书那样随意贱卖，中医学就会在保护之中得到继承，而不至于被当作封建糟粕轻易遗弃。这是毛泽东对于中华民族和世界卫生事业的伟大贡献。

中医学院讲述西医知识之后，就改变了中西医学术争鸣的局面。原来是中西医知识分别掌握在不同的人手里，其学术争鸣表现为两大阵营之间的互相斗争，此后，一个人同时灌输两种医学知识，中西医人员之间的差异逐渐淡化，转化为团结合作，其学术争鸣也由外部的斗争转化为一个人思想方法上的矛盾。也就是面对同一个病人的时候，是选择中医的方法，还是西医的方法，或者两种方法同时使用？中西医两种学术之间的交叉与互渗，在中医学者内心里是经常进行的，反复出现的，这也改变了建国初期中西医之间团结合作的面貌。

尽管中西医之间的矛盾，主要地转化为中医学者个人思想的矛盾，但是，仍然存在中医阵营与西医阵营的矛盾与交流，所以"中西医团结合作"的基本方针仍然是必要的，中西医之间的技术配合、理论结合，也仍然需要两大阵营之间不断地进行。

2009 年 4 月 20 日国务院发布的《关于扶持和促进中医药事业发展的若干意见》（22 号文件）指出："坚持中西医并重，把中医药与西医药摆在同等重要的位置；坚持继承与创新的辩证统一，既要保持特色优势又要积极利用现代科技；坚持中医与西医相互取长补短、发挥各自优势，促进中西医结合；坚持统筹兼顾，推进中医药医疗、保健、科研、教育、产业、文化全面发展；坚持发挥政府扶持作用，动员各方面力量共同促进中医药事业发展。"中西医长期并存是一项国策，中西医结合是"基本原则"之一。

由此可见，保存和发展中医，中西医结合是国家卫生政策、方针之一。中医问题首先是政治问题，然后才是学术问题。对于研究中医的技术、理论，研究中西医结合的学术问题，都是在保存和发展中医的政治架构之下去做的具体事情，而不是大政方针。国家的根本大法，是发展中医，而不是废除中医，也不是"废医验药"。尽管中医的复兴、中西医之间的理论结合，有可能要经历很长的历史过程，但那是一个需要许多人为之奋斗的美好理想，不能因为目前的困难，以及此前方法的不得当，就轻易放弃发展中医的根本方针和进行中西医结合的努力。

中医的指南针不在西医手里

《科学新闻》杂志 2010 年前后有两篇文章议论中医问题，一篇是"抗击甲流，'金花'裸奔"，另一篇叫"中医发展需要指南针"，也许其关心中医发展的初衷是为了中医学术进步，但是其倡导的发展道路却是行不通的。

可以毫不夸张地说，中医学术的成长过程就是伴随着抗击传染病而发展的，《内经》之中的"热论"、"评热论"、"刺热论"、"热病篇"，《难经》的"伤寒有五"，张仲景的《伤寒杂病论》，唐宋以降众多的伤寒学家，明清的瘟疫、温病学派，真是数不胜数，蔚为大观。这些辉煌的成就的取得，都是从临床实践开始，然后上升到医学理论，再回到临床实践之中去检验，不断提高，不断进步，其间并没有经过实验室动物实验的检测。

当然，中医药没有经过实验室检验，有受时代限制的因素，更有研究思路、研究方法的不同。西药的研究、制造，起源于染料化学工业产品，其对人体往往有大毒、大危害，所以在应用到人体之前，必须做大量的实验，以证明其安全性；中药的发明，多起源于古人的采集食物，虽然有时中毒，却已经过几千年临床检验，并且有了互相配伍减毒增效的一系列措施，历代医家把用药安全时刻放在心上，积累了丰富的实践经验。

在"甲流"疫情于世界范围内大规模爆发的时候，疫苗生产供不应求，抗"甲流"西药储备不足而有耐药现象出现的重要关头，中医界奋起研发针对性强的"莲花清感"颗粒，无疑具有十分重要的现实意义。"废医验药论"者把中医研究新药的方法视为"裸奔"，这正像鲁迅先生所讽刺的那样，有人见到露出来的胳膊，就想到了全裸体，这只是思想者臆造的问题。他们打算让中药按照西药的规矩走，必须先实验室后临床，不仅混淆了中西药的区别，而且把这种方法"推而广之"严格执行下去，就会造成中医临床使用中药汤剂的不合法。如果必须拿出数据来才能开汤药，这就是"用制度遏制中医"，不是"废医验药"，而是先"废药"，再"废医"。因此，"废医验药"的提法，不仅严重违反《宪法》关于"发展传统医药"的基本精神，也与国务院在 2009 年发布的《关于扶持和促进中医药事业发展的若干意见》（22 号文件）精神背道而驰。22 号文件说："中医药（民族医药）是我国各族人民在几千年生产生活实践和与疾病作斗争中逐步形成并不断丰富发展的医学科学，为中华民族繁衍昌盛作出了重要贡献，对世界文明进步产生了积极影响。"

"废医验药论"却说，"中医要发展，就必须抛弃其错误的以'阴阳五行'为基础的理论，而用科学来规范它；其疗效也必须接受现代医学的检验（即'废医验药'），不能停留在寻找成功个案、'感觉有效'、'就是相信它有效'这样的阶段。""废医验药论"严重破坏中医药的生存环境，阻碍中医药的发展、进步，这种噪声正在干扰人们对于中医的正确认识，我们必须认清它的危害。

"废医验药论"者，以化学分析的方法研究中药，其目的不是为了让中医药更安全，而是借口"验药"，把中药新药完全扼杀。比如，按照所谓化学分析，他们宣布大量的中药不安全，从而牵扯到很多中成药的使用。即使是被中医称为"和中之国老"的甘草，也被他们罗织了很多罪名，什么"大剂量服用甘草的危害，国内外医学界早已知道，中外文献上有大量的报道，对此没有什么异议"云云，实在是骇人听闻。众所周知，一味中药里有大量的化学成分，中医使用中药不是按成分用药，而是组合起来发挥"和实生物"、"和而不同"的作用。

"废医验药论"者对中药的复杂成分置之不顾，紧紧抓住其中一个成分说话，把本来不会产生毒副作用的良药，说成为不安全药物；并且只要方剂里包含这味药物，那么整个方剂也就不安全。他们希望用这种"株连九族"的研究方法，"打倒"所有的中药。因此，他们就能"顺理成章"地把中医药治病的过程，歪曲成"推行毒物、污物入药，坑害患者"的"欺骗"行为。

"废医验药论"者，煞有介事地抬出孙中山先生来，把80年前他的一段话经过添油加醋，就变成了"中医就如同没有指南针的船"，他们宣称，"有人要用指南针来指引、帮助中医这条船到达目的地，但这上面的船长（一些政府决策者）、水手（中医师）和很大一部分乘客（病人、中医拥护者）仍然心存芥蒂，甚至拒绝！"

我们必须正告那些自以为有指南针的人：你们手里从来不曾有中医发展的指南针。你们所有的"利器"无非是解剖刀、显微镜、玻璃试管，你们面对病人的时候也不需要指南针。假如你们见到了指南针，就会把它当作异物、新生物而将其切掉了。中医这条大船，已经驶向世界的主要大港，她的发展需要的是全球定位的卫星导航系统，而不再是你们刻意兜售的所谓指南针。"究天人之际，通古今之变，成一家之言"，才是中医展现个性，大步向前的阳光大道。

《易经》说"服牛乘马，引重致远，以利天下"，又说"舟楫之利，以济不通，致远以利天下"。"以利天下"是中国古代人民高尚的胸怀，这与近代资本阴谋在全球扩张的历史恰成鲜明对照。近代医药专利产品的产业链很长，可以毫不夸张地说，中国人吃药、看病的同时，西方企业资本家在实现自己的利益。中国社会科学院陈其广研究员说："科学无国界，利益有主体。"中医药在近代所遭遇的种种挫折，其背后就站着东西方资本的身影。新中国成立后，经过党和政府大力扶持、保存中医药、发展中医药的不懈努力，使之在改革开放之前就跨出了国门。"针灸热"成为中美建交之际，与"乒乓外交"一样的推动力量，成为人们津津乐道的美谈。现在，中医药不仅在乙脑防治、甲肝合并乙肝救治、艾滋病救治、抗击流行性出血热、抗击SARS、抗击甲流、防治太空病等领域大显身手，而且以独特的理论体系，以极为经济的简便廉技术特色走向了世界，大受欢迎，其养生治病的先进思想将影响未来医学的走势，即将"大惠天下斯民"，有人却对中医药左看右看都不顺眼，急急乎献上自己的所谓指南针，可谓投错了门楣。

中医药在国内的现实困难，一方面是因为不规范的医疗市场所造成的，中医药正因为"太廉价"而被当作"无大用"，不能"来大钱"而被放弃了。中医药处境的困难，还因为一些"叫倒好"的忽悠者，促使人民大众远离中医药，使中医药断了"地气"，也就逐渐没了"底气"。

当我们走进农村的时候，当年曾经辉煌一时乡村中医的身影消失了，满村飘着药香的场景也不见了踪影，很多乡村医生都当起了"打针输液"的西医，要找一个中医看病，必须进城寻找。但是，进城找中医的过程，经常遭遇虚假广告、医托的误导，进一步败坏了中医的声誉。

西医院"以药养医"，盖起来一座座大楼；中医院则不得不"以西养中"，以求生存。面对这样的结果，持有"指南针"人不加反思，却依然操着80多年之前的老调子，道说中医不进步，像一个九斤老太那样，这也看不惯，那也不顺眼，实在是不能"与时俱进"的表现。

谁是健康的主宰？①

在没有医学的情况下，人类的脚步在大地上奔走了几百万年，尽管生活质量不高，却一直是不断进化的历史过程。在医学的呵护下，人类的生活质量和健康状态，得到了很大的提升。当然，物质生活的提高，工作和劳动条件的改善，也是健康状态提升的重要因素。

当代科学技术飞速发展，有赖于还原论指导下的分析与实证技术的进步，西医对于人类健康的贡献，也随着其对现代技术的应用而不断进步，其对人类健康的贡献度也因此而加大。但是，"真理多走一小步就是谬误"，在健康的领域里，很多人把当代科学技术的作用"扩大化"、"最大化"，说什么"科学成就健康"，把主宰健康的权力交给科学，把人异化为科学改造的对象，使人体对于健康的主宰权被边缘化，甚至把人的健康权隶属于技术的权威之下，这实在是一个谬误。

传统的中医学历来主张："病为本，工为标，标本不得，其气不服。"在医生与患者的关系里，病人是健康的主体，医生是为病人健康服务的工具。一切的治疗措施，都是为了恢复患者的正气，恢复患者的自组织能力，而不是"越俎代庖"，让患者听命于医生，受制于技术手段。

在还原论指导下的西医，重视还原分析，重视局部表现，以为用局部的

---

① 笔者写的这篇《谁是健康的主宰？——切勿以科学的名义"绑架"患者》被《科学时报·科学与健康》全文发表于2010年1月15日的第123期。人民网在去掉副标题之后，也转载了全文。

病理改变就可以说明人体的健康状况，微观的病理改变就是疾病的本质，因此，检查越来越细微，项目越来越繁琐，对抗或者补充的治疗药物也越来越丰富，几乎是日新月异，叹为观止。

这种只见局部、不见整体的健康观，严重背离了"人是健康主宰"的原则，背离了自组织原则，看不到人体自修复、自调节的巨大潜在能力，不仅浪费了大量的医药资源，而且加重了看病难、看病贵，甚至于成了患者恢复健康的巨大障碍。

比如，现代西医分科越来越细，几乎是按病种分科挂号，很多患者到了医院里，就像走迷宫一样不知道该投奔哪门是好。当然，一个"人到老年"的人，可能有很多不适，也许从头到脚都有症状，是否需要各个科室都走一遍？或者就像某院士所说："我在美国看西医，人家会'从头到脚'地用现代科技手段给你仔细检查一遍。怎么能说西医没有整体思维！"这样的整体思维，不是从整体上思维，而是把人体分解之后再组合起来的思维。这样的思维正危害着医学的救助对象，不仅中国经济落后学不起，就是经济发达的美国也身在"劫持"，难以自拔。

试想，一个"从头到脚"全毛病的老人，在各个专家的诊室里走一遍，他就会被一大摞检查单据弄得头昏脑胀，而且会为各位专家以科学的名义开出来的各种药物所吓倒。这许多的药物，即使有经济实力可以购买，也没有那么大的胃口可以消化。人体承受这许多的科学药物，生命的健康可能求不到，也许会因为药物的副作用和化学污染而毙命。假如把这些药物"都吃"不可取，那么"都不吃"可以吗？"随意吃"可以吗？如果都"不可以"，那么，所接受的"'从头到脚'地用现代科技手段给你仔细检查一遍"，看专家的意义何在？

在现实生活里，很多老人每天"照单吃药"成了生活的一部分，每天十余种药按时服用，并且被"一个不能少"的医嘱吓住了，几乎是"在劫难逃"。这样的病人，往往在"照单吃药"的过程之中还会不断出现新的健康问题，还需要不断地向专家请教如何增减药物。专家也会经常头疼，因为这许多药物之间到底如何互相影响，谁也没有把握说清楚。所有的西药都是一个一个分别研究出来的，量效关系、构效关系、吸收代谢过程都是一个一个说的时候很清晰，几种药物合在一起说的时候很模糊，甚至根本没有没有这样的研究方法。毫无疑问，"在肚子里开西药铺"，比在中药铺里抓大包草药更没有把握，因为中药的配伍问题被研究了几千年以上，西药相互之间的作用问题至今没有提到日程上，还原论不允许"相互干扰"，必须"一药一针管"才符合要求。

因此，以西医还原论的目光看中药，不仅永远看不懂，而且会对其科学性产生怀疑，或者干脆进行否定。

中医治疗疾病的时候，不仅使用"成分复杂"、"配伍灵活（不符合质量可控要求）"的中药复方，而且还可以通过针灸、按摩、饮食养生、气功锻炼、心神调养而帮助患者恢复健康，所有这些措施可以单独使用，也可以协同起来"各显其能"，共奏治病养生之效。尽管这样的方法应用了几千年，安全而有效，但是在还原论看来，"存在严重的偏倚"、"质量不可控"、"安全无保障"，简直一无是处，"根本没有学习的必要，更没有推广价值"。

"科学成就健康"论者，把很多中药或者中药复方，都当作"问题药品"，就是用还原论的目光看问题，抽提中药的某些成分，把其危害"放大化"、"最大化"，认为即使中医使用了几千年，但是当时没有分析化学，其所含的某种成分对于肝脏不好，某种成分对于肾脏有害，有的影响造血，有的可疑致癌，问题一大堆，因此要"废医验药"。废中医，是因为还原论认为"中医不科学"；验中药，是其恐怕"中药不安全"。因此，还原论者一边以健康的名义"绑架"患者，一边以"废医验药"的口号危害中医药事业，他们所举的旗帜就是"科学成就健康"。

普朗克说："科学是内在的整体，它被分解为单独的整体不是取决于事物的本质，而是取决于人类认识能力的局限性。"由此看来，"通学"是人类智慧的表现，而"科学"是被迫不得已采取的权宜之计。因此，切不要站在一己"狭隘的科学观"的立场上，对于自己无法解释的大千世界，乱扣"不科学"的帽子，更不能用还原论化学分析、定量表述的标尺衡量一切。因为如果要厨师必须具备营养师知识结构，炒菜时必须炒出多少克的三大营养、多少毫克的维生素、微量元素来，中华美食的各大菜系就不会继续存在了，剩下的只有一堆一堆的化学元素了。西餐的"展现个性"，与中餐的"配伍调和"；西方的分析还原与中华文化的"和而不同"，在新世纪里完全可以"和平共处"，一起发展，为我所用。我们为什么不取"兼容并包"的大智慧，一定要争个你死我活呢！

中医在健康问题上，与西医不同。中医的健康观念是动态的，健康的决定权在每个人自己的手里，你可以选择各种养生方式，也可以"逆于生乐，以妄为常"。在中医的观念里，没有绝对的毒，也没有绝对的药。对身体有利，就是药；对身体有害，就是毒。化毒为药，变废为宝，是中医的大智慧。以这个观点来看，阳光、空气、水液是生命所不可缺的基本物质，是生命赖以生存的"好东西"，但是"过其度"就是邪，就是毒，就是危害生命的因素。中医倡导的"升降出入"，远远超过"新陈代谢"对生命的概括。因为"出入"是从生命的主体立论，不限于"新陈代谢"；"升降"是从动态着眼，不限于细胞结构。

"升降出入"各有标准，太过、不及都是病态，停止、消失生命也就不复存在。"升降出入"不仅概括了物质代谢，而且人体精神状态也须"升降出入"。喜怒哀乐"动而中节"，就是健康状态，该怒不怒，该乐不乐，或者"反其道而行之"，就是病态；或者"久而久之"，必成病态。

中医学几千年来一直"没有质变"，这不是"不进步"，更不是"没有找到进步的方法"，而是其具有"广泛普适性"的表现。SARS突袭地球，"甲流"第一次光临世界，宇航员初上太空，中医药不仅能够"与时俱进"地当观众，而且都能"参与其中"有不凡表现。邓铁涛先生说"根基牢固，才能千年不倒"，一门学科能够延续几千年而不衰，足见其具有旺盛的生命力。

我们可以自豪地说："千年医学，万年药"的中医学，是一个成熟的医学，稳定的医学，是中华民族智慧树上亮丽的果实，可以走进千家万户，可以关爱每个人一生。人类健康事业，离不开中医药的关爱。

包容疾病才能获得健康

过去我们一直认为健康与疾病是完全对立的两个概念，健康的人不会有病，有病的人就不健康，其实，这是一个错误的观念。

医学进步到现在，已经可以通过各种精细检查，发现很多原来看不到的疾病，找出很多"隐性患者"。皮肤上有瘊子（疣）是病，牙上有龋齿是病，肚子里有蛔虫也是病，脱发、瘙痒、干燥、近视、远视、抑郁、失眠都是病。这样算下来，世界上没有病的人的确是很少很少了，几乎是难以找到一个没有病的人。疾病不仅广泛存在于每个人的身体上，而且很多人不止有一个病。人体的很多疾病也不容易去掉，比如高血压、糖尿病、骨质增生、动脉硬化等等，将会陪伴很多人的后半生。因此，带病生存不仅是必要的，而且是必需的。

既然"带病生存"是一种普遍现象，那么，带病生存与健康之间是什么关系呢？难道说只要有病就是不健康吗？

现实生活里并不是这样判断健康的，西医的健康体检结论"健康"，就是没有发现肝肾心肺重要脏器的器质性病变，就可以下一个结论："健康"。这个结果，并不关心被检查者是否有无疣病，有无龋齿，有无脱发，有无蛔虫。可见这个"健康"结论，是一个大致的概念，既不精细，也不准确。但是，很多获得"健康"结论的人，心里得到一种安慰，快乐地继续工作、生活去了。很多被查出疾病来的人，或者尽管没有确诊为"某病"，而被检查出"高血脂"、"高血压"、"高血糖"的"三高"病人，也就开始了"降脂"、"降压"、"降血糖"的治疗，甚至要终身服药，不可轻易停药。看来大众普遍体检的功能之一，就是发现一些"现病人"和未来的"预备役病人"。医药所要关心的人群，随着体检活动的开展，而不断增大，这样的举措连美国那样富裕的国家，也备感压力，叫苦连连。

中医学是怎样看待健康与疾病的关系的呢？

在《史记·扁鹊列传》里，司马迁转述扁鹊的观点说："人之病，病疾多；医之病，病道少。"其中所说的"病"都是指担心、忧虑。金世明先生说"病"字在造字上，虽然是形声字，"疒"内的"丙"不仅仅表声，而且也表意。在 10 个"天干"里，丙丁属火，通于心气，而心主神明。因此，"病"字首先是指神明所苦。再看"患者"的患字，也是心理上有一连串苦恼的意思。在中医的概念里，"病患"首先是心理问题，躯体病变引起心理的忧虑、焦急，才能称为疾病。而心理的焦虑、痛苦，显然是整体状态的反应，而不仅仅是躯体的疾病。中医所说的疾病往往是指心身俱病，这正是中医"形神一体"的体现。很多年轻人，即使躯体没有毛病，却对自己的肤色、身高、鼻子、胸部，甚至性别等"天然"状态不满意，而陷入深深的苦恼之中，有的人因此而轻生，也有的人而做了多次手术，难道这不是有病吗？"心病甚于癌"，这绝非刻意夸张。

中医对于健康的理解，也是首先重视精神健旺。"天行健，君子自强不息"，强调的"健"是靠自强不息来体现的。很多形体不适，甚至有病患的人，也可以达到自强不息的境界，这也是身残志坚者所追求目标。"康"也是心态的坦然，康宁、康泰、康庄大道、小康生活，首先是一个"幸福指数"，不是一个占有多少财富的绝对数值。由此可见，在中医的观念里，"健康"主要是心身和谐的一种状态，即使是形体稍有不正常，也不能就认为属于不健康，肢体残疾的人，甚至残疾人也有追求健康、过健康生活的可能。

因此，可以说"健康"是一个大概念，完全可以包容疾病，甚至可包容很多同时存在的疾病，健康地生活。

维持健康，恢复健康，不仅可以利用药物，更应该想到身心的调整，许多中医的养生健身方法，比如按摩、气功、导引、针灸、拔罐、足疗、药浴、食疗，都可以选用，并且可能达到药物治疗所没有的效果，可以避免药物治疗的毒副作用。

"人体观"决定中医特色

我们常说中医特色、中医优势，一般都是从中医养生治病的具体环节说起。其实，中医学作为一个独立的学术体系，其"人体观"的特色才是最根本的，是其世界观的直接反应。中医学的健康观、疾病观、治疗观，都是在中医人体观指导下，进一步形成的具体学术理论。

中医人体观的创立，是在一定世界观的指导下，如何认识人体的具体体现。在中医学理论形成的初期，精气学说、阴阳学说、五行学说都对中医产生了深远的影响，为中医构建独特的人体观，提供了坚实的理论基础。细说起来，中医的人体观可能涉及很多内容，但是概括起来看，笔者认为主要有三个方面。

一、人是"天地所生之人"

人是从哪里来的？尽管东方与西方的古老神话里有不同的传说，但是作为严肃的科学问题，《内经》作者以自然生成的观点，阐述了人生于天地之间，存在着与大自然息息相关的紧密联系。

《素问·宝命全形论》说："天覆地载，万物悉备，莫贵于人。人以天地之气生，四时之法成。"又说："人生于地，悬命于天；天地合气，命之曰人。人能应四时者，天地为之父母。知万物者，谓之天子。"人生于天地之间，是一个自然生成的过程，而且人体生成之后，也必须依赖于天地阴阳的变化，要靠天地四时之气充养身体，才能维持生命。

人对于天地自然的依赖，不是孤立的现象，而是所有生命的共同特点。所以《素问·阴阳应象大论》说："阴阳者，天地之道也，万物之纲纪，变化之父母，生杀之本始，神明之府也。治病必求于本。"

古人善于求本，一切学问的根基都要从根本做起，"君子务本，本立而道生。"《素问·生气通天论》说："夫自古通天者，生之本，本于阴阳。"

所谓"生气通天"的思想，就是天人一体，或者叫"天人合一"。1929 年，余云岫提出废止中医案，罗列中医的所谓"罪状"，其中最主要的一条就是中医"提倡天地通，阻碍科学化"。在他看来，努力割断人与天地的联系，是科学发展的必然。余云岫说："人类文化之演进，以绝天地通为最大关键，考之历史，彰彰可按。"他把中医主张"天地通"等同于"巫"文化，把中医学术视为巫蛊迷信。这是余云岫思想深处的一个症结，具有他这样思想的人，也将会妨碍其进入中医思维领域，很容易加入反中医的合唱阵营。而有这样思维的人，在那个时代，甚至在现代，也绝非个别现象。

中医主张人与天地通，是要靠这种思想来构建整个学术体系，它是一个不可或缺的基础支撑。《素问·六节藏象论》说："天食人以五气，地食人以五味。五气入鼻，藏于心肺，上使五色修明，音声能彰；五味入口，藏于肠胃，味有所藏，以养五气。气和而生，津液相成，神乃自生。"假如隔绝了人与天地的联系，也就隔绝了中医学的"地气"，使中医学术变成无本之木，无源之水。

中医基于人与天地四时相通的观点，所以才说肝通于春气，配东方，其色青，其味酸，属木。如果割断了人与天地的联系，中医的藏象学说就无理可讲，变成了毫无根基的浮泛浅论。因此，中医把"人与天地通"看得非常重要，把这种思想贯彻到诊治活动的整个过程之中。

"人与天地通"不仅可以使人体获益，也可以使人体受伤害。所以《素问·四气调神大论》说："四时之气，更伤五藏。阴之所生，本在五味；阴之五宫，伤在五味。"中医治疗疾病的药物，其温热寒凉"四气"与辛酸甘苦咸"五味"，都来源于天地自然之气。

二、人是"形神一体之人"

中医在强调人体的自然属性的时候，既看重天地之气的决定作用，也重视父母的遗传作用。《灵枢·天年》在讨论"人体何以生，何以死"的重大问题时，提出了"以母为基，以父为楯；失神者死，得神者生"的命题。

人体降生的时候，不仅接受了父母遗传的身体发肤，而且还拥有父精母血升华而成的神。在精神与形体的关系之中，精神是主宰，处于主导地位，形体只是"生化之宇"。"血气已和，营卫已通，五藏已成，神气舍心，魂魄毕具，乃成为人。"中医认为，只有形体而没有精神，不能称作人，只有形神兼备才是完整的人。

天地之间"莫贵于人"，人之所以可贵，也在于人体是形神统一的整体。《灵枢·本神》说："生之来谓之精，两精相搏谓之神。"父精母血结合在一起，形成人体雏形的时候，就产生了形神一体的人。在中医的认识里，精神对形体的主宰作用，不是在出生之后，而是在胚胎形成的早期就已经如此。胚胎也是一个完整的生命，有神气的主宰存在。

在关于"心主神明"还是"脑主神明"的论争中，许多人认为中医对于脑与神明关系的认识，形成的时代比较晚，出现在李时珍主张的"脑为元神之腑"之后，其实这是一个误解。《灵枢·经脉》说："人始生，先成精，精成而脑髓生，骨为干，脉为营，筋为刚，肉为墙，皮肤坚而毛发长，谷入于胃，脉道以通，血气乃行。"

在《内经》作者的心目之中，头（包含脑）的五官，是感受外界变化、反映人体精神状态、表达情绪意志的最主要的器官。因此，肾精、脑髓与神明的关系，是比较清楚的。但是，为什么古人不说脑主神明，而主张"心主神明"呢？因为在中医学里，五脏是人体的核心，脑不是"最高司令部"。

中医主张心主神明，不是说精神思维活动只与心有关，而是认为在心的主宰下，五脏分别与不同的精神思维活动有联系，是一个"整体参与"的过程。也就是说，无论是在生理状态之下，还是在病理过程之中，都离不开精神对于形体的控制，也就离不开五脏的整体参与。

儒家经典《中庸》说："喜怒哀乐之未发谓之中，发而皆中节谓之和。中也者，天下之大本也；和也者，天下之达道也。致中和，天地位焉，万物育焉。"把人体的喜怒哀乐的变化，看成有关天下的"大本"、"达道"，可见人体的精神状态，对于整个世界和谐与繁荣是至关重要的。喜怒哀乐的情绪变化，也受"升降出入"规律的支配。喜怒哀乐只要是"适中"地发放，就是生命和谐的音符，是一个人正常生理的表现。假如喜怒哀乐不加节制，或者不适当地发放，这个人的神智就出了问题，健康也就会受影响。假如世人都能够喜怒哀乐"发而中节"，这个世界就美好、和谐；如果世人的喜怒哀乐不是"发而中节"，而是随意地释放，整个世界就会一片混乱。

由此可见，"心主神明"与"五神脏"一起构建的"形神一体"观，有着极为重要的意义。

三、人是"五脏和谐之人"

西医重视物质实体，所以崇尚物质一元，或者讲求矛盾二元，但是中医学主张人体的"多元共存"，三阴三阳是多元，五脏六腑更是多元。多元共存不是简单的静态存在，而是通过生克制化的动态变化，达到脏腑功能的和谐适中，使生命的基本物质气血津液达到流通顺畅，升降出入发挥各自的重要作用。

中医所说的脏腑，既有不可变更的空间位置，也有严格的时间先后顺序，是一个时空一体的脏腑概念。心肺居上焦，肺为华盖，主气，属金，通于秋气，因此而能"朝百脉，行津液"。心如艳阳当空照，因此属火，主神明，通于夏气。心肺的位置与所主时令，是不能互换更替的。中医关于腹部脏腑的位置，不是按实际的解剖位置规定的，而是出于理论学说的需要而构建的"理想模型"。在腹部的实际解剖关系里，肝肾所在的空间地位，并不比脾胃低，甚至可能肝肾高于脾胃，但是，中医学"硬性规定"肝肾居下焦，脾胃在中焦，它们不能互换和调整位置。因为，不这样做就不能建立脏腑之间升降出入的理想模型，就不会有"先天生后天，后天养先天"的理论存在。

中医构建理想化的"脏腑时空图"，就是为了把人与天地相参的概念贯彻到底，作为其学说的根基而不容动摇。脏腑在各自的位置上，生克制化，其作用既不能太过，也不能不及，储存阴精，化生气血，输布津液，制衡着喜怒哀乐，沟通四肢、九窍，外联天地阴阳、四时五味。

即使在西医手术切除了病人的脾脏之后，中医辨证的时候依然会坚持脾的存在，这种"切不掉的脾"，就是理想化脏腑模型的脾。

四、人是"变动不居之人"

人体观直接为中医治疗奠立基础理论，才能做到理论指导实践。

中医认为人既有生长壮老已的总规律，也有年、月、日、时的变化，人的脉搏、呼吸、气血运行、津液输布、饮食消化，每时每刻都处于不停的变化之中，并且是互相配合、互相制约，"升降出入"整体和谐地变化不停。比如，一呼一吸脉行几寸，呼吸的频率与脉行的速度是否成比例，春秋末期的医学家扁鹊就认真地推算过，他精细的计算方法被司马迁称为"守数精明"，以至于后世医家普遍遵循他的法则，而难于超越。

中医学除了重视生理状态的把握之外，在辨证治疗的时候，也是动态把握疾病的变化过程。张仲景《伤寒论》创立的"观其脉证，随证治之"的辨证论治方法，也就是根据病人证候变化，即时随机地进行调整治疗，使病人由疾病状态转为健康状态。

笔者认为，全面理解中医人体观，是彰显中医学术个性，发挥中医特色优势的前提，应该引起大家的重视。

中医体现了"时空整体观"

"万里长城今犹在，不见当年秦始皇。"一切物质的存在形式，都离不开时间与空间。一块岩石即使有几亿年的历史，也有放射性元素的衰变加以证明，生命之短暂，更需要以时空为坐标，加以解说和证明。生命的鲜活与生动，也只有在一定的时空里，才能见到其丰富多彩，而不能仅仅以空间结构的物质形式说明生命。因为一旦离开了时间，就无法知道生命的结构是从哪里来的，又将到哪里去。

秦始皇只能是公元前几百年的秦始皇，他不会是恐龙时代的生命，不是火星和月球上的人。同样，埃及法老的木乃伊，长沙马王堆鲜活女尸，即使是在今天出土，也不是我们这个时代的人，无论他（她）的尸体保护得多么鲜活，空间结构如何完整，都不现代意义上的生命。因此，中医说的"人以天地之气生，四时之法成"，是一个时空整体观的真理性认识。人们即使是生活在太空空间站里，也必须模拟地球的生活环境，必须"升降出入"地与环境交换物质。一旦停止升降出入，生命就会完结。

过去人们都习惯于靠生理病理解剖了解人体，其实那些知识都是关于生命的"虚拟数字"，没有一个人完全等于课本上的"标准描述"。所有统计学处理过的医学数据，都是抽象过的概率，而不是具体鲜活的生命。中医藏象理论尽管也是抽象的虚拟化研究方法，但是它把人体的各个部分，与周围的时空紧密联系起来考虑，认为五脏通于四时之气，合于五味、五方、五声，而不把对人体的认识局限在脏器的包膜里，只考虑其局部结构；也不把人体局限在皮肤之内的"小整体"里进行研究，而是把人体放在地球的生物圈里、宇宙的大环境里进行研究，是以"时空整体观"为指导的研究方法，这是正确的世界观。

一切生命都是"整体生成"的，而不是局部组合起来的。所有人体的生理、病理的结构，都是在时间的长河里积累出来的，是靠功能积累而后出现的有机结构。既然每个个体，都是功能积累的结果，也就决定了每个个体必将随着功能的丧失，其结构也逐渐消失在时间历史的长河里。中医的经典著作对于人体男女生长发育规律的揭示，就是以时间为坐标的空间描述方法。

疾病的出现，也是随着时间的推移而逐渐积累出来的。疾病的出现，既不是外来的某一因素决定的（外伤和感染也是借助于人体才形成的），也不是某一时刻突然出现了具有"纳入诊断标准"空间结构的病灶。中医诊断疾病注重证候变化，就是看重人体疾病必将随着时间的变化而逐渐演化。辨证论治是从人体的整体反应性出发，来推求疾病的变化的原因，帮助患病的机体向着有利的方面转化。

所有疾病的治疗过程，都必须建立在人体自组织机能的基础上。离开人体自组织能力，任何治疗都不会产生效果。中医"扶正祛邪"、"病为本，医为标"的基本法则，就是对人体自组织能力的尊重。

中医的指导理论阴阳学说、五行学说，都符合时空整体观的基本原则。

阴阳之中，既有空间结构的定位原则，也有年时间节律、四季时间节律、日时间节律的划分，药物的四性也是按照时间气候的节律划分的。所以说，人体结构、生理状态、病理变化、药物治疗的时空整体观，都与阴阳学说并行不悖。

五行学说包含着时空整体论的基本要素，并且与阴阳学说不同，它不限于阴阳属性的两两相对，而是构成一个"多元并存、整体和谐"的复杂体系。古人用五行来说明一切物质要素，它们在时空整体的演变转化过程，都可以归结为互相资助、互相制约的相互关系，五行学说的"生克制化"思想，就体现了物质世界这一规律。因此，可以说阴阳是关于时空整体划分两大对立因素的学说，而五行学说则包容了整个物质世界万物之间相互关系的最基本的特征。"跳出三界外，不在五行中"是一种遐想，是古人脱离太阳系的一个理想化的寓言。

时空整体观之所以先进，是它还可以包容现代还原论。以往的还原论世界观有其局限性，它只注意了物质实体，由宏观到微观探索物质的空间结构，希望用最基本的物质组成说明世界的本源。而物理学的发展证明，世界起源于大爆炸，随着时间的推移，才产生了各种元素，后来逐渐有了各个星球。也就是说，宇宙是"整体生成"的，不是分部合成的。人生活在地球的生物圈里，是个特殊的案例，而不是各个星球都可以有生命产生，也不是地球一诞生就有了生命。

人类出现在地球上，是时空转化的过程中才出现的，经历了漫长的历史过程。人体的微观世界是一个庞大的复杂体系，各种生理调节严格地按照自组织规律进行，其中参与调节的因素，即使从分子水平来说也是海量数据，更不用说具体到基本粒子阶段的复杂性了。

　　每一个炎症病灶的形成，每一个癌症患者的出现，每一个自身免疫疾病的发生，都不是单一因素所决定的，其中已经被认识到的基因组学、蛋白组学、细胞因子网络、微观代谢环境、神经调节、免疫监视等等，都是人体自组织能力的一个部分，都是在时间的长河里，由功能积累出来的空间结构，是时空一体的整体，不是哪一个因素在决定人体的命运。"基因"所以要"组学"，蛋白也要用"组学"来说事，就是单一的"基因"与单一的蛋白，很难决定某一个性状，因此才要组合起来"共同作用"。这就从根本上动摇了"还原论"的根基，不是一个东西在控制人体，也不是一个东西在控制疾病。"组学"尽管离着"时空整体观"还很遥远，但是，可以肯定地说"组学"的出现，就是由还原论向着时空整体观的回归。当然，这个回归不是简单地回归阴阳五行，而是在阴阳五行指导下的更深刻的认识。阴阳五行的指导，也不是具体术语的运用，而是它们体现出来的时空整体观的指导，是科学理论、科学方法的指导。

　　证候不是肤浅的主观感觉，也不是病灶直接决定证候表现。证候是人体复杂微观变化的整体涌现性。人体既有整体大于部分之和的情况，也普遍存在着"整体压制部分"，阻止部分功能最大化的调整作用。

　　人体是一个多元并存、整体协和的复杂巨系统，对其自组织能力的了解，都必须在时空整体观的指导下进行，否则就是片面的认识。

　　医生治疗疾病的过程，属于"他组织作用"，"他组织"需要通过"自组织"而起作用。医生的"他组织作用"，往往是使人体自组织中被压制的"部分潜能"进行释放的过程，也可以说是解除整体对于部分功能压制的过程。在正常的状态下，很多器官的生理功能都不是"满负荷"运转的，因此才可以有部分肺切除、肝切除、脾切除、肾移植手术的可能性。

　　当然，这种解除整体压制的过程，是一种有序的过程，也是整体可控的过程，所以是有益的治疗措施，否则出现无序和失控，就是"医源性损伤"。中医针灸、按摩、气功、导引、养生食疗，甚至药物治疗的作用原理，很有可能就属于有序解除整体压制的作用，这与中医的扶正固本的原理是并行不悖的。

发展中医药需破解理论难题

　　国务院《关于扶持和促进中医药事业发展的若干意见》（22号文件），大政方针是"遵循中医药发展规律，保持和发扬中医药特色优势，推动继承与创新，丰富和发展中医药理论与实践"，具体做法上"既要保持特色优势又要积极利用现代科技"。

全国人大常委洪虎先生在"中医影响世界论坛"上说，这个文件通篇没有再提"中医现代化"，是因为"中医现代化"在提法上有问题，不利于中医药的发展。"积极利用现代科技"不仅是中医的任务，也是当代西医发展的必然趋向。中医与西医都应该"积极利用现代科技"发展自身，这才是把中医与西医真正摆在"同等地位"的体现。"坚持中医与西医相互取长补短、发挥各自优势，促进中西医结合"，是对《宪法》规定的中西医并重精神在新时期的具体解释。在中国境内，中医不是补充与替代医学，而是与西医一样属于"主流医学"。目前中医处于薄弱地位，不利于我国在医学领域里的原始创新，所以国务院才有这个22号文件的出台。如果用"中医是主流医学"的目光，审视我国中医目前的状况，分析中医界的处境，可以看出存在着很多问题。落实国务院的战略部署，不仅需要政策倾斜、资金扶持，尤其需要用科学发展观作指导，解决一系列困扰中医药发展的问题。我们所要做的工作和努力，是非常艰巨而紧迫的。

建国60年的中医发展道路，中西医结合50多年的历程，展示的临床成就硕果累累，而理论成就相对较少。尽管目前有关探索正逐渐展开，尚有待向纵深领域逐步迈进。因为，还原论的研究方法还处于"主流地位"，"研究中医"还没有变成"中医研究"，中医界在科研领域的"主体缺失"，非常不利于中医学术的继承与创新，国家扶持、支持中医药发展的宏伟决心，无法得到应有的"成果回报"，这是大家所不希望看到"怪现象"。为了使国家扶持中医药发展的政策、措施落到实处，有必要重新审视影响中医药科研的思路与方法。只有破解了理论难题，才可以有效地突破中医药发展的瓶颈，迎来中医药事业的快速复兴和繁荣。

历史上，"学"与"术"的发展，经常是不平衡的，但二者可以互相促进。理论探索可以引领技术进步，技术进步也可促使理论延伸。中医、中西医结合理论研究的滞后，不仅拖累了临床探索的进一步开展，而且影响到人们对于中医科学性的正确认识，影响到中医走向世界的进程，也在一定程度上制约了中医学的发展。

在西医发展的历史上，解剖分析的还原论方法一直处于主导地位。因此派生了"结构决定功能"的研究方法，并且把结构看成是"物质第一性"的决定作用。近代中医曾经得出结论说："西医长于解剖，中医重在气化。"

但是，在"解剖为实，气化为虚"的观念里，中医的学术就难以找到"脚踏实地"的基础，也成了屡屡被当作"不科学"的依据。

时过境迁，"结构决定功能"的研究方法，出现了难以自圆其说的问题。因为它"只看到了鸡生蛋，看不到蛋生鸡"。尽管细胞分化是人体不同功能的基础，但是所有不同的组织细胞，其细胞核都含有相同的 DNA。因此，细胞功能的差异性就不能用结构决定功能来解释了。而且，克隆技术也证明了不同的体细胞，都可以成功地克隆出同样完整的生命。再进一步说，人体的生理、病理结构的形成，都是功能积累的结果。结构与功能是一系列的因果链条关系，不是简单的"结构决定功能"线性关系。人体的五脏六腑，都是从单细胞孕卵分化之后形成的。也就是说，一方面人体结构来源于功能的积累，另一方面形体结构的维持还需要功能的维护。离开功能支持，生命结构就会消失，变为一堆"泥土"。人体结构的修复，也需要功能的作用，否则再无菌的手术也不会成功，再好的药物也不会发挥作用。因此，我们不能把"结构决定功能"当成绝对的信条，结构与功能在生命领域有其特殊性，不能机械地一概而论。

既然结构与功能是一系列因果相连的链条，我们研究生命规律的时候，必须具有"时空整体观"。

根据宋安群《新生物进化论》的观点，任何整体的功能只能用这个整体来解释，而不能用其组成部分来解释。比如，水的特性不能用其组成成分氢原子和氧原子来解释，因为两者不具备水的特性，两者简单相加就会爆炸，水的柔顺与滋润特性无法从它们身上推测出来。碳和氧是燃烧过程的重要物质，然而它们两者组合起来的二氧化碳，不仅不能燃烧，而且阻止燃烧。因此，二氧化碳的特性，也不能用其组成成分加以说明。

这种局部没有而整体所具有的特性，系统科学称之为"涌现"。中医认为经脉、络脉属络于脏腑，运行气血，沟通内外表里上下，传导生理病理信息，其作用的发挥，就是依托身体的神经、血管、骨骼、肌腱、筋肉各层结构，在大脑皮层的信息整合之后才能实现其作用，是整体涌现出来的生命现象。没有哪个单一特殊组织结构，可以具有经络学说所概括的全部作用。所以可以认为"经络是整体涌现的生命现象"。

中西医对于疾病的认识各有特色，也各有优缺点。比如，"冠状动脉粥样硬化性心脏病"与"胸痹"的不同名称，大约是中西医对于同一个疾病的不同称谓，其命名方法各有侧重。西医看重的是疾病的病理结构，强调具有纳入标准、排除标准的硬指标。中医则从生成论出发，强调患者原来气血畅通的胸部，因为各种原因发生了闭阻（痹阻）。无论是由于气虚、血瘀，还是因为痰阻造成的闭塞，只要通过辨证治疗，开瘀通闭，就可以转危为安。也就是说，西医冠心病的诊断，强调的是疾病在形态方面的排他性、永久性，而中医胸痹的病名，强调的是疾病在状态方面的可转化性、暂时性。西医的诊断很过硬，但是在没有确诊之前，就不能做针对性治疗，距离"治未病"比较远；中医的诊断依靠证候，虽然不一定得到仪器检查的认可，但却是"防患于未然"更高层次的医学追求，有深刻的临床意义，正是"治疗关口前移"的需要。

我们必须看到，随着形态研究的逐步深入，"状态疾病观"正在超越、包容"形态疾病观"。"冠状动脉粥样硬化性心脏病"的病理诊断，只是一个"宏观的病灶"，它在指导临床治疗过程之中的引领价值，也在逐渐衰减。当代西医在临床上，已经不再用冠心病这个宏观病灶作为药物治疗的靶点了，而必须把药物的作用以"分子水平"进行解释才算"合格"。因此，西药的说明书，一定要阐明所使用的药物，是否属于钙离子拮抗剂、血管紧张素转换酶抑制剂、β受体阻滞剂等分子靶点的药物，这才达到了还原论观点的基本要求。而这些针对靶点的分子药物，都是通过改变生理状态而起作用的药物，而不是直接针对具体病灶形态的药物。也就是说，在西医不断向微观领域发展的时候，状态的疾病观逐渐超越、包容了形态的疾病观。

一个病人在疾病过程里呈现的症状，不是病灶直接决定的。比如，一个冠心病患者，有的时候症状十分突出，有的时候什么痛苦也没有，我们不能说这个患者的病灶一会儿有，一会儿没有；也不能说病人的病灶一会儿大，一会儿小。可见病灶只是影响人体状态的重要因素，而不是决定因素，症状的出现既有更微观的原因，也关系到整个生命有机体的各个部分、各种理化因素，是整个生命状态在那个时刻的整体涌现。因此证候的出现，反映了机体的整个状态，它包容了散在于身体里的"各种病灶"。在很多情况下，按照西医精密仪器的检查结果，按照各种"诊疗指南"的诊断标准，一个人从头到脚可能同时存在很多病灶、病变、病理综合征，每个人都很难成为仅仅是"单个疾病载体"的理想模型。由此可见，反映了整体状态的证候，比病灶更能反映疾病本质。因为任何局部的疾病，都是全身状态的干扰因素，也往往是全身变化的局部表现，而不是单独出现的孤立现象。

在中医、中西医结合的研究过程之中，我们必须重新审视中西医各自的学术特色，提炼其中的科学问题，比如自组织与他组织的关系、生成论与构成论、结构与功能、形态与状态、局部与整体、病灶与证候、模糊与清晰、单一分子药物与多组分复方药物、毒与药、健康与疾病、精神与肉体等未来医学所必须面对的问题，重新审视中西医各自的优缺点。只有正确回答了这些基本理论问题，才能更正确地认识中医的学术体系，告别中医从业人员之中存在着的"没落意识"，促进中医药事业健康发展，促进中医药更顺畅地走向世界。

中医的现实作用与未来价值

在人们的心目中，中医大多是慢郎中，很少有人得了急病之后，去找中医看看。很多人以为，当今社会在突发的公共卫生事件里，似乎不再需要中医了。经历了 2003 年突发的 SARS 瘟疫考验，人们的认识是否有了改变了呢？

2003 年 5 月 12 日，国家颁布的《突发公共卫生事件应急条例》，对于突发性公共卫生事件进行了界定，并且明确了各级政府和卫生力量在其中的作用。在新中国成立之后，人们应对急性传染病性疾病、自然灾难的时候，中医药发挥了无可替代的重要作用；历史事实也将继续证明，一旦发生了这样的事件，不但各级政府相关部门要一齐行动，卫生部门在治病救人，减少社会公众身心健康严重损害方面，中医具有不可替代的巨大作用。因此，中医与西医团结合作，携手共进积极应对是十分重要的。

中医对于传染病的研究，历史悠久，成就卓著，其中最值得称道的是，中医向世界贡献了免疫思想，在中医免疫思想的哺育下，诞生了可操作的免疫技术。免疫技术在世界范围内的再创新和推广，才使人类与传染病的斗争之中，取得了主动权，并最终消灭了一个传染病"天花"，而且控制了很多传染病的流行。这是了不起的成就，其中的原始创新来源于中医，但是，过去人们对于中医学的原始创新，没有给予应有的重视[①]。

如果没有中医免疫思想的引领，就不会出现"可操作的免疫技术"。欧洲为什么不先出现这个技术呢？因为他们没有中医的免疫思想。在中医的理论之中，"化毒为药"、"以毒攻毒"的克毒制胜策略，是中医发明"人痘疫苗"的思想基础。

---

① 曹东义，主编．热病新论［M］．北京：中国中医药出版社，2008：14－38.

现代医学强调杀菌消毒，主张消灭病原。中医学面对毒邪伤害的应对措施，与此有所不同。中医除了积极预防之外，就是主张转化，把有害物质的毒性降低，称为解毒。毒性降低的过程，就是转化的克制的过程。无论是"毒从外来"，还是"毒从内生"，都可以用药物制约、抵抗其毒害，也可以因势利导，把邪毒排出体外，比如使用汗法、吐法、泻法、利尿法排出毒邪。可单用一法，也可联合数法，使进入体内不同部位的毒邪，排泄出去，使其对身体造成的危害减轻，或者完全消除，这就是后人总结的排毒法。

2005 年张荣昌编译出版的《药物简史》，是德国学者恩斯特·博伊姆勒（Ernst Baumler）的著作，该书第一章"当种牛痘来到欧洲时"①，开篇就写到："一位贵夫人、一位英国乡村医生和一位法国化学家，为人类立了功。"②

作者看到了"疫苗"免疫学技术的进展，对于世界医学进步的巨大贡献，也高度赞扬了传播免疫技术的蒙塔古（M. W. Montague，1689～1762）夫人玛丽、改进种痘技术的琴纳（E. Jenner，1749～1823，也常被译为詹纳）、推广免疫技术的巴斯德。但是，对于原创于中医的种痘发明，没有给予应有的评价。

原创于中国的科技发明，就这样被淡化了，《中国青年报》在介绍"种痘"的时候，也否定种人痘对于种牛痘再创新的启示作用，说什么："琴纳的'牛痘免疫学'是独立发现并完成的科研。"并借以批评中国的人痘术不安全，甚至有中医不但无功而且有过的意味。说什么"某些中医学家或急于考辩种痘术中国第一的人们，与其争来争去，不如学习一点琴纳的科研精神，假以时日，中医或许会有更光明的前途"③。

历史果真是这样的吗？

蒙塔古夫人玛丽在土耳其时，了解到接种人痘疫苗之后，可以预防天花，希望这项技术也能在英国推广。1717 年秋，玛丽夫人依靠了解到的情况，让自己的爱子爱德华接种了人痘，获得了成功。

---

① 曹东义按：本章的题目应当是"当种痘来到欧洲"。因为当时传入欧洲的是中国发明的种人痘而不是"种牛痘"；种牛痘是欧洲引进种人痘的再创新，不是牛痘来到欧洲。

② 张荣昌，译.恩斯特·博伊姆勒，著.药物简史（第 1 版）[M] 桂林：广西师范大学出版社，2005：1.

③ 张建伟.种痘.中国青年报，2006 - 7 - 19.

1721 年，玛丽夫人回英国，希望推广接种人痘，遇到了英国医生们的坚决反对。国王拿七个死刑犯先做实验，他们种痘后都存活了下来，为种痘在英国的推广开辟了道路。

试想：当初尽管有玛丽夫人成功的"现身说法"，为什么还要用死囚进行实验呢？关键是难于接受这种把患者的脓疱疮"移植"、"嫁接"到健康人体上的做法。

在希波克拉底的《誓言》里，提到"我不把毒药给任何人，也决不授意别人使用它"①。也就是说，有毒的物品是绝对不可能施与病人的，更不可能把病人的毒疮痂"嫁接"、"移植"到没有患病的人体上。因此，在西方也就不可能出现"疫苗"接种的"原始创新"。

18 世纪，天花已成为当时英国人死亡的主要原因。发明牛痘的安特·爱德华·琴纳小的时候，也接种过人痘疫苗。他注意到：挤奶女工在接触到牛身上的疱疹时感染了牛痘，而感染过牛痘的人都不曾被传染上天花。牛痘的病情症状比天花轻得多。

1796 年 5 月 14 日，他为菲里普斯接种了牛痘，使他抵抗住了天花病毒的侵害。英国皇家学会有些科学家不相信一位乡村医生能制服天花，琴纳也遭到了教会的威胁。

在琴纳种牛痘成功之后 85 年，也就是 1880 年之后，法国的著名学者、化学家路易·巴斯德（1822～1895）把免疫的"疫苗"技术，推广、移植到鸡霍乱、牛炭疽、狂犬病等领域。后人更是不断研究，在斑疹伤寒、脊髓灰质炎、白喉等领域，推广了免疫疫苗技术。但他们都没有见到致病的微生物，更没有揭秘免疫原理的分子机制。

因此说，由中医开创的种痘免疫实用技术，是一种科技原始创新，此后的免疫技术改良、推广，都是引进、吸收人痘苗的再创新过程。

1954 年，石家庄洪水泛滥，灾后乙型脑炎暴发流行，死亡严重。在西医没有特效疗法的情况下，石家庄市卫生局紧急组织以郭可明为主治大夫的乙型脑炎科研治疗小组，小组由 7 个人组成。郭可明系统运用中医温病学理论，使用白虎汤和清瘟败毒饮、安宫牛黄丸等，重用生石膏，治疗乙型脑炎取得了令人满意的效果。1954 年，治疗小组一共收治了 31 例乙型脑炎患者，无 1 例死亡。1955 年的治疗也获得了 90% 以上的治愈率。而当时世界

---

① 赵洪钧，武鹏，翻译．希波克拉底文集（第 1 版）[M]．合肥：安徽科学技术出版社，1990：1.

医学界治疗乙脑病死率在 30% 以上，救活的患者也有很多留有残疾。卫生部推广石家庄郭可明经验，大获成功。

中医治疗阑尾炎、肠梗阻、胆石症、骨折、宫外孕等西医需要手术治疗的许多疾病，也使很多患者避免了手术之苦；中医治疗婴幼儿肺炎，挽救了许多年幼的生命；治疗血吸虫腹水，弥补了"华佗无奈小虫何"的缺憾。一个一个的事实成就，证明了毛泽东当初的决断发展中医的政策非常正确。他不仅多次自豪地说："中华民族要对世界有较大的贡献，我看中医是一项。"还说："中国医药学是一个伟大的宝库，应当努力发掘，加以提高。"

针刺麻醉获得成功，引燃了世界针灸热、中医热，也是继"乒乓外交"之后，中华文化走向世界的生力军。

"文革"之中许多行业受冲击，而中医学由于和历史文化有着千丝万缕的联系，因而备受损失，许多老中医受到不公正待遇，甚至被迫害致死；中医院校被合并，中医医院也在"中西医结合唯一道路"的不正确指引下，走向衰落，或者受到冲击。

"文革"后，中共中央发出了《关于认真贯彻党的中医政策，解决中医队伍后继乏人问题的报告》的文件，这就是改变了许多中医命运的中共中央（78）56 号文件，邓小平批示说："这个问题应该重视，特别是要为中医创造良好的发展与提高的物质条件。"

1980 年卫生部确定了中医、西医、中西医结合三支力量长期并存、共同发展的战略思想；1982 年颁布实施的《中华人民共和国宪法》规定"发展现代医药和我国传统医药"，在当年的衡阳会议上重新唱响"保持中医特色"的主旋律。1986 年国务院批准成立国家中医管理局，并划拨了专门的中医事业费，为中医的发展理顺了管理机制。

中医药治疗流行性出血热、甲肝合并乙肝、艾滋病等许多传染病方面，都有自己独特的表现，但是在 SARS 疫情突袭之前，未受到人们注目。

在世界医学还没有针对 SARS 的有效药物之时，在没有疫苗预防的紧急关头，中医药显示出令世界卫生组织专家重视的优秀特质，中医药人员在香港与西医专家同心协力战胜"非典"的表现，也令英国皇家医学会会员刮目相看。

西医只要有一个领域的进展，中医都可以同步跟进。比如，西医的免疫学说、自由基损伤、微量元素、细胞性因子网络调节，中医药都有不同的组方药物，可以作为一个有效的干预因素，取得试验证实的结果。中医不仅在慢性病、复杂疾病领域，善于解决很多棘手问题，而且神舟飞船载人上天的时候，中药"太空保心丹"就能预防太空病，保护宇航员健康出仓。

所有这些成就的取得，都说明中医药还有很多优秀的特质等待我们去发现、去发扬；它很多理论、技术与经验，都落在现代西医的目光之外。比如，中医治病方药不是单一的化学对抗，而是复杂整体的"组合效应"，这在方法论上不是现代西医的法宝"定性定量分析"所能阐明的。

在建设创新型国家，提倡科学技术原始创新的新时期，中医药蕴含着无比丰富的宝藏，等待着释放能量，为中华民族的重新崛起而走进世界千家万户，关爱天下众多的人民。

追往思今，建国60多年来，我们看到中医的沧桑巨变，也对共产党正确的中医政策所引领的未来，充满期待和信心。

中医需要更多的国医大师

惊悉国医大师任继学教授因病逝世，心中十分悲痛。两部一局评选出来的30位国医大师，不到一年已经有几位病逝，中医事业遭受巨大损失。

国医大师的评选应该是一个常态的工作，或者按30名的指标随时进行增补，或者像两院院士那样每年评选若干名，而不受指标限制。这样就可以使中医的高层次人才，源源不断地替补上来，带动中医事业不断发展。

假如国医大师的评选工作是一个常设的事情，那就应该在组织保证的同时，也应该就内涵建设提出要求，提出标准，也就是够什么条件才能评上国医大师？不久前，在一个70岁老中医专家诞辰的纪念会上，一位领导不无玩笑地说，祝愿他在80岁的时候能够评上国医大师。"行医55年以上"，才能具备国医大师的资格，这的确是一个很过硬的指标。但是，大师更应该具有大学问。国医大师的标准尽管很高，但是也不是不可探索的。以唐代著名文人韩愈对于儒学的《师说》为参照，国医大师起码应该具有如下几个方面的条件。

首先，关于传道。当今中医事业传道的困难，远远超过了儒学。中医信奉的大道，比如阴阳、五行、脏腑经络、辨证论治，不仅没有被科学共同体普遍接纳，对一般中医从业者的信受力也在下降，人民大众对于中医这些大道理，能够听懂、信服的人群也在"老龄化"。更有许多"下士闻道"，嘲笑、诋毁、歪曲的杂音不绝于耳。因此，尽管有国家的大力扶持，有不少"铁杆病友"支持中医，中医大道的传承，仍然有不少阻力和困难。"道不行，吾将乘桴浮于海！"孔夫子的儒学传向了世界各地，孔子学院在政府有关部门的支持下，正在全球不断扩张，而中医学的向世界传播，却都是单打独斗的"个人行为"，世界各地的中医诊所，大多处于自生自灭的状态。由于海外中医兵团，没有走"简便廉"的道路，因此虽然处于补充医学的地位，发展势头还算不错。

关于授业，中医的院校教育正面临着培养不出合格中医人才的困惑。教材规范化下的力气不小，本来"标准化"的结果是为了行业选拔人才，使用人才，可是我们的教材却变成了教条。比如一个腹泻的患者，标准化的教材规定脾虚型的一定要使用参苓白术散，你如果回答可以使用香砂六君子汤加减，或者健脾丸，或者补中益气丸加减，本来临床上就是这样做的，可是考试的时候这样回答就是错误的，就不能得分。必须按照单选题的要求，一个型对应一个方，不允许有丝毫的"偏差"。中医"活法巧治"，随症加减，都被当作"偏倚"的不规范行为，而且让治疗方药"一贯到底"，去统计有效性，去研究安全性，去制定质量可控的标准。这样教出来的学生，如何可以面对复杂、多变的临床病情？如何发扬中医学术？中医人才培养的困惑，完全是学习西医标准模式的结果。按照芭蕾舞的标准，希望培养出念唱作打全能的京剧人才，不亦难乎？

关于解惑，中医是什么学科？它如何认识人体？如何认识疾病？它与西医是什么关系？它的有效性、安全性如何评价？中医面临医疗纠纷的时候有发言权吗？它用的语言有法律效力吗？中医为什么有效？靠什么有效？中医的现实地位如何？未来价值如何？中医与科学的关系如何？中医与中华文化、中国哲学的关系如何？当学子们从不同侧面提出问题的时候，大师们应该如何回答呢？在西医医院普遍"以药养医"的时候，中医院不得不"以西养中"，这个惑，中医大师也难解。

毫无疑问，目前正是需要中医大师的时代。

我们应该创造怎样的机制，让这个时代不缺乏中医大师呢？

这不应该是一个轻松的话题，也不应该是一个毫无意义的话题。

"中医孔子学院"向世界展示新姿态

2010 年 6 月 20 日，国家副主席习近平在澳大利亚访问时，出席了皇家墨尔本理工大学中医孔子学院授牌仪式并发表讲话。他强调说，文化教育交流，贵在心灵沟通。中澳两国虽然历史文化不同，但多年来两国在人文领域相互借鉴和交流合作取得丰硕成果。中医药学凝聚着深邃的哲学智慧和中华民族几千年的健康养生理念及其实践经验,是中国古代科学的瑰宝,也是打开中华文明宝库的钥匙。深入研究和科学总结中医药学对丰富世界医学事业、推进生命科学研究具有积极意义。他说,中医孔子学院把传统和现代中医药科学同汉语教学相融合,必将为澳大利亚民众开启一扇了解中国文化的新的窗口,为加强两国人民心灵沟通、增进传统友好搭起一座新的桥梁。习近平勉励学院师生珍惜宝贵机会,掌握科学学习方法,不断提高汉语水平,深入了解中医学知识,争取成为博学广识的中医学专家和中澳文化交流的使者,为中澳世代友好作出贡献。相信在双方共同努力下,中医孔子学院必将越办越好,中澳友好交流和务实合作必将迈上新台阶。

据了解,截止到 2009 年 12 月,中国汉办已在全球 88 个国家和地区建立 282 所孔子学院,有不少孔子学院教授中医养生保健内容,或者与各地的中医学院在海外联合办学。

2007 年国家汉办与英国伦敦南岸大学共同签署了关于合作建设伦敦中医孔子学院的协议书,黑龙江中医药大学、哈尔滨师范大学与英国伦敦南岸大学联合承办该项目。2009 年 7 月 27 日至 8 月 2 日,"英国中医药周"在伦敦举行。"英国中医药周"由中国国家中医药管理局、中国驻英国大使馆、英国王子基金会(中国)和北京御生堂中医药博物馆等共同主办,是近年来英国举行的全面介绍中医药的大型活动之一。中医孔子学院作为五大赞助方参加了此次盛举。2010 暑假里,伦敦中医孔子学院组织了由 500 名英国中学生参加的夏令营活动。夏令营活动内容包括举办中文课堂、中国文化实践课堂、中医针灸推拿课堂、中医保健课堂等。汉语课上,孔子学院的老师从汉字的由来及演变讲起。象形文字的生动让学生们赞叹不已。老师耐心地教学生们如何握毛笔、写书法。在老师的指导下,学生们写出了自己的名字,感到十分自豪。剪纸课最受大家欢迎。老师教大家用彩纸做中国的灯笼,还为学生们介绍中国历史和地理知识。为了让课堂更加丰富多彩,老师还播放了 2008 北京奥运会的动画短片。踢毽子游戏引起了学生们极大的兴趣。令人惊叹的是,虽然是第一次踢毽子,但学生们都踢得很好,有的甚至一口气踢了十几个。中医课堂上,孔子学院课程主任 Ian Appleyard 讲解了中医的历史及针灸的穴位,使学生们对中医有了更加系统全面的了解。

有统计数据显示,目前全世界有 162 个国家有中医药以及其相关产品。使用中医药或天然药物的人群超过 40 多亿,占世界人口的 70% 左右。中医药正在世界范围内受到重视。中国中医科学院前院长曹洪欣在接受中新社记者专访时说，"希望中医院如孔子学院在世界各地绽放"，"中医药作为中国具有自主知识产权的优势领域，应该走高水平、多途径、宽领域的规划发展之路"，"若能在世界各地设立代表国家水平的'孔子中医院'、'孔子中医学院'，或'仲景医院'等，则可以以医疗服务、促进健康为主，带动中医药文化发展、科技、教育乃至产业发展。"

美国空军军医部 2008 年冬季宣布："空军军医部部长已宣布开展一项旨在训练现役军医掌握战场实用中医针灸治疗技术的试点项目，其目的是将针灸治疗与军事医学的实践在实战环境中相结合。"美国空军军医部部长办公室指出："过去数年内，在那些一线战场上遭受严重创伤的军人身上，针灸已被证实能极其有效地减轻复杂的痛性综合征。现有的研究数据已强有力地证实，使用针灸能够治疗'外伤后忧郁症'以及因持续背负至少重达 45 磅的背包所引发的'慢性腰痛'——这是两种现役军人们最常见的疾病。空军为此计划拨出专款。军医所需的针灸治疗技术，将包括如何使用针灸来治疗神经肌肉骨骼系统的疼痛以及常见的功能性与器质性疾病。"

一向以高新尖端科技为导向的美国军方，能重视传统中医技术，并在战场医护上推广实践，足以说明中医学具有不可替代的优秀特质。

中医在航天领域预防太空病，通过神舟飞船的载人飞行，也取得了很多成绩，最近被选为参加在俄罗斯举行的"火星 500 项目"之一。

由上述新进展来看，中医药在世界范围内正逐渐引起人们的重视。具有悠久历史传统的中医学，理应在人类医疗保健的卫生事业里，在追求人与环境和谐、可持续发展的新时期，作出应有的巨大贡献。

一个基本粒子的发现，一个生物大分子的被认识，都可以有足够的理由申请诺贝尔奖。假如能够创立一个不同于现代西医学的医疗保健体系，那该是对于人类多大贡献啊。

在追求学术创新，建设创新型国家的伟大历史时刻，我们有什么理由取消具有原创性知识体系的中医药学呢？

跋

　　方舟子"废医验药论"，经过书刊，如《批评中医》（中国协和医科大学出版社，2007，丛书的名字叫《中医新世纪大论战》）和杂志不断传播，在网络里（新雨丝网站有"立此存照·中医骗子"）此起彼伏多次炒作，蒙蔽了不少人，以为这就是帮助中医实现现代化的正确道路，或者是使中医进入现代社会，走向世界的必由之路，其危害性是相当巨大的。

　　"废医验药论"者方舟子主张说："医学首先应该是科学，即使不完全是科学，也应该建立在科学的基础之上，采用科学的研究方法。因此不科学的医学理论体系应该废弃。但是我们并非就因此要把中医药全盘否定。在上千年的医疗实践中，中医可能会摸索出某些安全有效的药物和疗法，值得去挖掘。但是经验虽然有时有效，却也很有限，含有许多以讹传讹和谬误，因此应该用现代医学的方法检验中药和其他中医疗法是否安全和有效。只有走'废医验药'的道路，中医中的某些合理成分才会融入现代医学之中，变成现代医学的一部分，中医的贡献才会得到认可和保存。"

　　这些被"糖衣化"了的"废医验药论"，其目的不在于"验药"，而是在于"废医"；它的危害也正是"废医"，而不是"验药"。因为，"验药"的工作，一百年以来一直在做，有很多成就，也有很多无奈和挫折。当然"验药"的途径不止一条，尽管中药化学分析、提纯、验证取得了很多成就，也产生了麻黄素、黄连素、葛根素、丹参酮、青蒿素、联苯双脂、甘草酸等许多有关的新药，但是更多的"验药"，是对于中医药临床疗效的验证，是对于中医治疗方法的验证与发展，其成就非常之多，可以说俯拾皆是、指不胜屈。比如，中医治疗乙型脑炎、甲肝合并乙肝、艾滋病、SARS瘟疫、"甲流"，以及许多慢性病、急腹症的成就，都是有目共睹的。当年毛泽东主席看到初步成果显现的时候，高兴地指出"中华民族要对世界有重大的贡献，我看中医药就是其中的一项"。并且把"中国医药学是一个伟大的宝库"的批示，写到中央的文件里，发在《人民日报》的社论里，让各级党委重视中医药的整理提高，再三嘱咐"这是一件大事，不可等闲视之"。

让人感到奇怪的是，某些对于中医药毫无研究，对于中医药成就视而不见的人，竟然由此得出了"废医"的结论，他们的主张严重地干扰中医药事业的发展，我们必须澄清其借科学之名，危害科学之实的错误言行，而不能听之任之，任其肆意传播，泛滥于民间。

方舟子说："'废医验药'的主张要比历史上有人提出过的'废医存药'的主张更准确，因为'存药'的提法会让人误以为凡是中药、传统疗法都可以不经验证地加以保留、使用。历史上虽然没有人明确地提出'废医验药'的主张，但是有类似的思想，例如出身中医世家的国学大师陈寅恪在解释自己为何不信中医时，即指出是因为'中医有见效之药，无可通之理'（《陈寅恪集·寒柳堂集·寒柳堂记梦未定稿·吾家先世中医之学》）。顺便指出，陈寅恪被誉为'中国文化的守护神'，因此不要以为不信中医、主张'废医验药'就是在反对中国文化。"为了推行"废医存药"的错误主张，方舟子除了用"狭隘科学主义"来否定中医之外，就是援引近现代一些名人对于中医的错误言论，作为他错误主张的支撑。比如俞樾的《废医论》，梁启超、严复反对五行学说，胡适不信任中医，鲁迅、丁文江谩骂中医，傅斯年贬低中医来为自己打掩护。这些近代名人，以机械唯物论为依据，受"西方文化先进论"的影响，都有过不当批评中医的错误言行，这是那个时代的通病，不是哪一个人的具体责任。毕竟那是"中国人趴在地上看世界的时代"，不值得几十年之后再以他们的错误观点作依据，更不应该别有用心地放大他们的时代局限性，利用他们的错误为自己的眼下利益作根据。笔者在最近出版的《中医近现代史话》里，对此进行了较为细致的评说。

方舟子说："'废医验药'的主张也符合国际生物医学界的主流观点。一些国际、国外权威机构，例如世界卫生组织、美国国家卫生院（NIH）、美国食品药品管理局（FDA）等，近年来都开始关注对包括中医药在内的传统医学的研究、利用，但是又都强调这类研究、利用必须在现代科学的理论和方法的指导下进行。例如，2004 年 6 月美国食品药品管理局发布的新政策允许草药制剂用于临床时，可以不必知道其具体化学成分和药理，但是必须经过临床试验证明其有效性和安全性。第一种草药制剂（用绿茶提取物制成的药膏 Veregen）在 2006 年获得 FDA 批准。"

这个主张是错误的，也是自相矛盾的。尽管一百年来，科学界、化学界、医学界"都强调这类研究、利用必须在现代科学的理论和方法的指导下进行"，但是，"现代的科学理论和方法"不应该只是"还原论"指导下的方法，定性定量的分析方法无法解释复方中药的有效与无效，更无法指导中医使用中药，所以是行不通的一条死路。因此，才有了"世界卫生组织、美国国家卫生院（NIH）、美国食品药品管理局（FDA）等，近年来都开始关注对包括中医药在内的传统医学的研究、利用"，并且他们也知道"现代科学理论和方法"还很幼稚，还解决不了这个问题，所以就进行"让步"，提出来"可以不必知道其具体化学成分和药理"。试想，如果"现代科学理论和方法"很容易就知道了中药的"具体化学成分和药理"，他们会让步吗？绝对不会。

"现代科学理论和方法"的定性、定量分析，为何可以很轻松地指导西药开发，却对中药"无能为力"呢？这与方法论有关。一定的方法论，指导一定的研究方法；一定的研究方法，解决一定的具体问题。定性定量的分析化学是研究西药的金标准，放之四海而皆准。因为西药都是单一化学成分的药物，每一味西药的分子结构、化学基团、活性物质都是结构清楚的化学物质，它们如何被人体吸收，在体内如何代谢，如何分布，半衰期多长，致死量多大，如何被人体分解、结合、排泄等，其"技术路线"都很清晰，这是西药的长处。但是，这是很不够的。首先，世界上没有绝对纯洁的单质药物。我们看到各种化学纯、分析纯的试剂，几乎都是"混合物"，除了主要成分占绝大多数之外，还含有几十种微量的其他化学物质，而不是"只此一种，别无他物"的单质。"金无足赤"是一个客观的现实，并不是形容词。所谓的纯洁，是相比较而言，很难达到单质的境界。理论上应该做的事情，现实生产过程未必能够做到。

我们知道青霉素过敏曾经让很多人丧失了生命，因此发明了过敏试验加以补救。然而临床上很多人，在做过敏试验的时候是阴性的，但是治疗的过程之中却发生了过敏。也有的人，对于这个厂家生产的某一批青霉素可以接受，而同一个厂家、同一拨工人、按照同一个标准生产的不同批次的青霉素却会发生过敏。因此，临床上只要在使用青霉素的过程之中更换药品的批次，就必须重新做皮试。也就是说，两个批次的青霉素会有物质组成上的不同。到底有多少不同？颇难说清，因为各种检测，都是检测主要成分含量达到了"质量控制标准"的要求，却不能让两个批次的青霉素完全一样，否则就用不着再做皮试了。也就是说，尽管同一个车间的同一批工人，按照同样的 GMP 标准生产同一种西药，也无法使两个批次的青霉素完全一样。这就是客观世界的复杂性。

中药成分的复杂性人所共知。尽管中医也强调地道药材的重要性，但是并不绝对地强调"丝毫不差"，中医用药有很大的"灵活性"，有的人甚至因此诟病中医"随意性极强"。即使是一种中药，其化学成分也要几十种以上。而且相同名称的一味中药，从用药植物的不同品种差异，到成色含量的影响，到不同收获季节、产地、加工炮制、调剂司药的准确性、煎煮时间的控制、文火武火的差异、不同配伍的影响等等，几乎每一个环节都存在难以控制的变数。用化学定性定量分析的方法，无法确定一碗汤药里的每一种化学成分的组成，更无法准确说清楚其含量，至于不同化学成分之间的比例，就更难说清楚了。也就说，按照分析化学的单一组成理论，中药都是不合格的药品，几乎等于垃圾。所谓的植物药研究，就是从这许多成分里抽取单质，看看哪一种单质"可能有效"。

西药走的是单一化学成分的"靶点"用药的"技术路线"，中药的技术路线却是"群体组合效应"。西药研究就像研究一个球星的进球技术动作，突出的是一个技术要素；而中药的研究是整个球队的有机配合，讲求的是群体配合的整体战略。西药讲求一对一的靶点，中药讲求药物与人体的互动配合。西药抗菌、杀病毒、阻断受体、激活受体、补充营养物质，都必须落到具体的物质结构上。中药针对的是人体的证候，是人体在疾病过程之中所出现的反应性，也就是"辨证论治"。西药的出发点是拯救机体，中药的出发点是促使机体自我调节能力的恢复。

中药发挥作用，不是医生开出处方就完成了。实际上司药抓药的过程，煎药人员煎药的过程，都是"制造药物"的后续过程，这期间要去掉"药渣"，中药饮片的绝大部分物质要被去掉，就像喝茶扔掉剩余的茶叶那样，中药饮片扔掉的比保留的物质多。当然，煎煮出来的汤药之中，很可能产生了中药饮片里所没有的新成分。到此也没有完全完成药物的最后环节，病人少喝一口，多喝一口中药汤，其在体内的化学过程就会不一样，这与病人服用西药的"整齐划一"，防止"质量偏倚"是不一样的。喝到体内的许多化学成分，有的被吸收进血液，有的在肠道继续分解，然后再吸收；也有的既不分解，也不合成，更不吸收，只是在肠道里做了一次体内旅行。值得提出的是，药物在"体内旅行"一趟，也不一定没有治疗作用。因为人体是一个极为复杂的整体，肠道里有许多寄生的、共生的微生物，每一种化学物质的短期、中期、长期存在，都改变了其生存环境，就如同化学反应的"催化剂"一样，催化剂本身不发生反应，却能影响其他化学物质的反应过程。因此，《中医发展需要指南针》所说的"中医要发展，就必须抛弃其错误的以'阴阳五行'为基础的理论，而用科学来规范它；其疗效也必须接受现代医学的检验（即'废医验药'），不能停留在寻找成功个案、'感觉有效'、'就是相信它有效'这样的阶段"严重破坏中医药的生存环境，阻碍中医药的发展、进步，这种噪声正在干扰人们对于中医的正确认识，我们必须认清它的危害。

"废医验药论"者，倡导以化学分析的方法研究中药，其目的不是为了让中医药更安全，而是借口"验药"，把中药新药完全扼杀。比如，按照所谓化学分析，他们宣布大量的中药不安全，从而牵扯到很多中成药的使用。即使是被中医称为"和中之国老"的甘草，也被他们罗织了很多罪名，什么"大剂量服用甘草的危害，国内外医学界早已知道，中外文献上有大量的报道，对此没有什么异议"云云，实在是骇人听闻。

众所周知，一味中药里有大量的化学成分，中医使用中药不是按成分用药，而是组合起来发挥"和实生物"、"和而不同"的作用。"废医验药论"者对中药的复杂成分置之不顾，紧紧抓住其中一个成分说话，把本来不会产生毒副作用的良药，说成为不安全药物；并且只要方剂里包含这味药物，那么整个方剂也就不安全。他们希望用这种"株连九族"的研究方法，"打倒"所有的中药。因此，他们就能"顺理成章"地把中医药治病的过程，歪曲成"推行毒物、污物入药，坑害患者"的"欺骗"行为。

"废医验药论"者，煞有介事地抬出孙中山先生来，把80年前他的一段话经过添油加醋，就变成了"中医就如同没有指南针的船"。他们宣称："有人要用指南针来指引、帮助中医这条船到达目的地，但这上面的船长（一些政府决策者）、水手（中医师）和很大一部分乘客（病人、中医拥护者）仍然心存芥蒂，甚至拒绝！"不拒绝"废医验药论"，中医事业将因此而蒙受严重损失，所以我们为这种拒绝而叫好。

中医药不是不发展，而是在以自己的方式不断地发展着，其在国内目前的现实困难，一方面是因为不规范的医疗市场所造成的，中医药正因为"太廉价"而被当作"无大用"，因不能"来大钱"而被放弃了。中医药处境的困难，还因为一些"叫倒好"的忽悠者，促使人民大众远离中医药，使中医药断了"地气"，也就逐渐没了"底气"。现今支撑农村医疗卫生工作的人，很多是当年培养的赤脚医生。然而，当我们走进农村的时候，曾经辉煌一时乡村中医的身影消失了，满村飘着药香场景也不见了踪影，很多乡村医生"摇身一变"当起了"打针输液"的西医，要找一个中医看病，必须进城寻找。曾经是培养名医摇篮的农村，中医人员已经变成了"稀有"。西医院"以药养医"，盖起来一座座大楼；中医院则不得不"以西养中"，以求生存。面对这样的结果，"废医验药论"的危害，是不容低估的。